Dr. J. G. Schnitzer
Mechthilde Schnitzer

Schnitzer-Intensivkost
Schnitzer-Normalkost

Schnitzer

Dr. J. G. Schnitzer
Mechthilde Schnitzer

14-Tage-Fahrplan für beide Kostformen

Schnitzer-Intensivkost
Schnitzer-Normalkost

Möchten Sie vitaler und leistungsfähiger sein, gesund und schlank werden – und dies alles auch dauernd bleiben? Dann brauchen Sie dieses Buch. Denn nichts anderes kann die Wirkungskraft natürlicher Ernährung ersetzen.

Die Schnitzer-Kost orientiert sich an den natürlichen Ernährungsformen, die seit Urzeiten die gesunde Entwicklung und Fortpflanzung des Menschen gesichert haben. Dabei ist sie selbstverständlich den Ansprüchen und Gewohnheiten des Menschen der Gegenwart vollkommen angepaßt.

Der Schnitzer-Report* hat es bewiesen – hier haben Tausende die sensationellen gesundheitsfördernden Wirkungen der Schnitzer-Kost bestätigt: Die Verhütung, Besserung oder Heilung hunderter ernährungsbedingter Leiden, Krankheiten und Gesundheitsstörungen – und eine nahezu unglaubliche, aber ebenso beweisbare Vitalitäts- und Leistungssteigerung in jedem Alter. Zugleich ist dieses Ernährungssystem – die Schnitzer-Kost – auch die natürlichste, angenehmste und zuverlässigste Methode, das Ideal-Gewicht nicht nur zu erreichen, sondern es auch dauernd zu halten.

Mit der Schnitzer-Intensivkost gesund und schlank werden, und es mit der Schnitzer-Normalkost auch auf die Dauer bleiben – diesen entscheidenden Gewinn an Lebensqualität vermittelt Ihnen unser Buch.

*Der Schnitzer-Report: Dr. J. G. Schnitzer Gesund und vital durch Schnitzer-Kost – 4702 Personen berichten über ihre Erfolge.

Schnitzer Verlag, D-7742 St. Georgen/Schwarzwald

ISBN 3-922894-95-X

12. Auflage
106.–125. Tausend 1985

Farbfotos: Fred Hugel, 7730 Villingen-Schwenningen

Farbrepros: Repro-Service Kötz, 7730 Villingen-Schwenningen

Gesamtherstellung: Reiff-Druck, 7600 Offenburg

Vorwort Seite

Sehr verehrte Leserin, sehr geehrter Leser! 15

Die gesundheitlichen Wirkungen der Schnitzer-Kost

Die gesundheitlichen Wirkungen 19

Tiefgreifende Erneuerung und konstitutionelle Gesundung des ganzen Organismus 20

Stabile, gesunde Nerven 20

Schlank werden und es auch auf Dauer bleiben 21

Vergleichen Sie Ihr augenblickliches Gewicht mit Ihrem Idealgewicht 22

Fast jeder leidet heute an chronischer Stuhlverstopfung. Schnitzer-Kost stellt in wenigen Tagen wieder die natürlichen Darmfunktionen her 23

Haupt-Todesursachen Herz-, Gefäß- und Kreislauferkrankungen – Schnitzer-Kost verhütet, bessert, heilt sie . . . 25

Leber, Galle, Magen, Darm, Bauchspeicheldrüse – Schnitzer-Kost normalisiert ihre Funktionen! 26

Schutz vor Infektionskrankheiten 28

Rheuma – Schnitzer-Kost verhütet, bessert, heilt es 29

Zahnkaries, Paradentose, Zahnfehlstellungen lassen sich verhüten und stoppen 32

Gesunde und fröhliche Kinder 33

Wenn der Stoffwechsel die richtigen Stoffe zum Wechseln bekommt 34

Neue Vitalität, Leistungsfähigkeit und Lebensfreude 35

Schönheit ist eine Frage der Gesundheit – und damit der richtigen Ernährung 37

Leichte Schwangerschaft und Geburt 38

Was ist Schnitzer-Kost?

Seite

Was ist Schnitzer-Kost? 41
Schnitzer-Kost: Vollwertige, natürliche Lebensmittel, keine Teilwertprodukte 42
Schnitzer-Kost: Lebendig, nicht hitzebehandelt 43
Schnitzer-Kost: Wenn möglich aus biologischem Anbau . . . 44
Ist Fleisch notwendig? 45
Milch und Milchprodukte 47
Schnitzer-Kost: Ausgewogene Eiweißkombination in den Mahlzeiten 49
Zu meiden sind 51
Ausnahmen bei besonderen Anlässen 54
Schnitzer-Kost: Berechnete Kalorienmengen 55

Anwendung der Schnitzer-Kost

Zur Heilung und Vitalitätssteigerung: Intensivkost 59
Nach Stabilisierung der erzielten Wirkungen: Individuelles Einpendeln zwischen Intensivkost und Normalkost 60
Auch bei Zwischenformen: Immer wieder reine Intensivkost . 61

Was Übergewichtige zusätzlich wissen müssen

Bin ich selbst übergewichtig? 65
Probleme der Übergewichtigen 65
Erhöhte Gesundheitsrisiken durch Übergewicht 66
Wo sitzt das Fett? 67
Ursache des Übergewichts: Vitalstoffmangel durch Fehlernährung 68
Zuviel Appetit: Vitalstoffhunger 68
Denaturierte Nahrung: Appetitkontrolle versagt 69
Falsche Erziehung: Sättigungsbremse außer Funktion 69

Kummerspeck: Essen als Ersatzbefriedigung 70
Die Komponenten des Übergewichts 71
Vermehrte Fettzellenzahl – auch lange nach Gewichtsabnahme 71
Nach jeder FdH-Kur: Mit immer weniger Kalorien immer dicker 72
Rauchen, um nicht zuzunehmen? 73
Dauererfolg nur mit dauernd richtiger Ernährung 74
Richtiges Wiegen 74
Beurteilung der Gewichtsschwankungen 75
Erstes Erfolgssymptom: Harndrang! 75
Verlauf der Gewichtsabnahme 75
Die wichtigste Phase beginnt, wenn das Idealgewicht erreicht ist: Stabilisierung des Erfolgs 76
Sport und körperliche Arbeit 77
Massagen während und nach der Abnahme 78
Die äußere Erscheinung nicht vergessen 79

Praktischer Teil 81
Erforderliche Küchengeräte bei Intensivkost 83
Erforderliche Küchengeräte bei Normalkost 83
Vorratshaltung bei Intensivkost 85
Vorratshaltung bei Normalkost 85
1. Praktische Tips zur Zubereitung des Schnitzer-Naturmüsles 87
2. Praktische Tips zur Zubereitung der Salat- und sonstigen Frischkostrezepte 89
3. Praktische Tips zur Zubereitung der Gewürz-Weizen- und Roggenschrote und der gekeimten Körner 90
4. Sonstige Hinweise 91

14-Tage-Fahrplan 93

Intensivkost	zusätzliche Rezepte bei **Normalkost**	Seite
Am Tag vor Beginn mit der Schnitzer-Kost Vorbereitung		95
1. Tag morgens		96+97
Naturmüsle mit Birne	Weizenvollkornbrötchen mit Butter	
1. Tag mittags		98+99
Kopfsalat Rot-Weiß-Salat Meerrettich-Weizenschrot	Kartoffeln mit Käse überbacken Erdbeer-Dessert	
1. Tag abends		100+101
Möhren-Rohkost, Sellerie-Rohkost Chinakohl, Gekeimte Körner	Eier-Kleeblatt	
2. Tag morgens		102+103
Naturmüsle mit Orangen	1 Scheibe Vollkornhefezopf	
2. Tag mittags		104+105
Bunter Endiviensalat Tomaten in Meerrettichsoße Gurkensalat Kresse-Roggenschrot	Kartoffelbrei mit Butterflocken Bananen mit Schlagsahne	
2. Tag abends		106+107
Feldsalat mit Radieschen Möhrensalat Knoblauch-Weizenschrot	Eierköpfe	
3. Tag morgens		108+109
Naturmüsle mit Mandarinen	Mohn-Vollkornbrötchen mit Butter	
3. Tag mittags		110+111
Weißkohlsalat Rote-Beete-Salat Erbsensalat Gekeimte Körner	Pellkartoffeln mit Butterflocken Johannisbeer-Birnensalat	
3. Tag abends		112+113
Kressesalat in Tomaten Rettichsalat Nuß-Weizenschrot	Tomatengervais mit Roggen-Vollkornbrot	

Intensivkost	zusätzliche Rezepte bei **Normalkost**	Seite
4. Tag morgens		114+115
Naturmüsle mit Bananen	Leinsamen-Vollkorn-Brötchen mit Butter	
4. Tag mittags		116+117
Roter Chicoree-Salat Broccoli-Salat Rote-Beete-Rohkost Pfeffer-Weizenschrot	Rosmarin-Kartoffeln Kirschen mit Sauermilch	
4. Tag abends		118+119
Griechischer Salat Gekeimte Körner	Knäcke-Rohkostbrote	
5. Tag morgens		120+121
Naturmüsle mit Aprikosen	1 Scheibe Vollkorn-Quarkstollen	
5. Tag mittags		122+123
Weißer Chicoree-Salat Gurkenwürfel mit Tomateneckchen Meerrettich-Roggenschrot	Kartoffel-Reibekuchen Orangen-Sauermilch-Dessert	
5. Tag abends		124+125
Sauerkraut-Salat Radieschensalat Kopfsalat Schnittlauch-Weizenschrot	Käsetoast	
6. Tag morgens		126+127
Naturmüsle (Hafer) mit Pflaumen	Nuß-Vollkorn-Brötchen mit Butter	
6. Tag mittags		128+129
Spinatsalat Karottensalat Blumenkohlsalat Gekeimte Körner	Rührei Sahne-Himbeeren	
6. Tag abends		130+131
Sellerie-Salat Tomatensalat Estragon-Roggenschrot	Knäckebrot mit Kräuterbutter	

Seite

7. Tag morgens .... 132+133

Naturmüsle mit Kirschen | Rosinen-Vollkornbrötchen mit Butter

7. Tag mittags .... 134+135

Rotkohlsalat, Rettichsalat, Kressesalat, Petersilien-Weizenschrot | Vollkorn-Waffeln, Trauben-Dessert

7. Tag abends .... 136+137

Rohkostplatte, Gekeimte Körner | „Fliegenpilz" und gefüllte Tomate

8. Tag morgens .... 138+139

Naturmüsle mit Erdbeeren | Weizen-Vollkorn-Brötchen mit Butter

8. Tag mittags .... 140+141

Tomatenkörbchen gefüllt mit Spargel, Endiviensalat, Gurkensalat, Dill-Roggenschrot | Vollkornpfannkuchen mit Käse überbacken, Pfirsich-Dessert

8. Tag abends .... 142+143

Orangen-Chicoree-Salat, Kohlrabisalat, Pimpernelle-Weizen-Schrot | Roggen-Rohkostbrot

9. Tag morgens .... 144+145

Naturmüsle mit Himbeeren | 1 Scheibe Vollkorn-Hefezopf

9. Tag mittags .... 146+147

Fenchelsalat, Broccoli-Salat, Gekeimte Körner | Kartoffelbrei mit Kräutern, Erdbeer-Dessert

9. Tag abends .... 148+149

Diplomatensalat, Rosenkohlsalat, Paprika-Roggenschrot | Strammer Max

Intensivkost	zusätzliche Rezepte bei **Normalkost**

Seite

10. Tag morgens .... 150+151

Intensivkost	Normalkost
Naturmüsle mit Trauben	Mohn-Vollkornbrötchen mit Butter

10. Tag mittags .... 152+153

Intensivkost	Normalkost
Sellerie-Rohkost	Kartoffel-Schnee
Paprika-Salat	Heidelbeer-Dessert
Kopfsalat	
Basilikum-Weizenschrot	

10. Tag abends .... 154+155

Intensivkost	Normalkost
Sauerkraut-Rohkost	Käse-Stapel
Rot-Weiß-Salat	
Gekeimte Körner	

11. Tag morgens .... 156+157

Intensivkost	Normalkost
Naturmüsle mit Pfirsich	Leinsamen Vollkornbrötchen mit Butter

11. Tag mittags .... 158+159

Intensivkost	Normalkost
Rosenkohlsalat	Pellkartoffeln mit Kräuterquark
Feldsalat mit Radieschen	Aus dem Obstkorb
Tomatenkörbchen mit Spargelfüllung	
Melissen-Roggenschrot	

11. Tag abends .... 160+161

Intensivkost	Normalkost
Möhren-Kohlrabisalat	Käsebrett
Orangen-Chicoree-Salat	
Liebstöckel-Weizenschrot	

12. Tag morgens .... 162+163

Intensivkost	Normalkost
Naturmüsle mit hellen Trauben	1 Scheibe Vollkorn-Quarkstollen

12. Tag mittags .... 164+165

Intensivkost	Normalkost
Rettichsalat	Kartoffel-Plätzchen
Kressesalat in Tomaten	Aus dem Obstkorb
Gurkensalat	
Gekeimte Körner	

12. Tag abends .... 166+167

Intensivkost	Normalkost
Rohkostplatte	Käsehappen
Kerbel-Roggenschrot	

Intensivkost	zusätzliche Rezepte bei Normalkost	Seite
13. Tag morgens		168+169
Naturmüsle (Hafer) mit Erdbeeren und Banane/Birne	Nuß-Vollkornbrötchen mit Butter	
13. Tag mittags		170+171
Möhrensalat Bunter Endiviensalat Rote-Beete-Salat Borretsch-Weizenschrot	Vollreis Pflaumen-Dessert	
13. Tag abends		172+173
Chinakohl mit Tomaten Radieschen-Salat Gekeimte Körner	Käse-Spießchen	
14. Tag morgens		174+175
Naturmüsle mit Heidelbeeren	Rosinen-Vollkornbrötchen mit Butter	
14. Tag mittags		176+177
Blumenkohlsalat Tomaten in Meerrettichsoße Kohlrabisalat Schnittlauch-Roggenschrot	Vollkornpfannkuchen mit Quarkfüllung Grapefruit-Dessert	
14. Tag abends		178+179
Erbsensalat Spinatsalat Gurkenwürfel mit Tomatenachteln Rosmarin-Weizenschrot	Spiegelei mit Vollkornbrot	

Rezept für ein „Bauernvollkornbrot" und „Vollkornbrötchen" . . . 181

Die Bücher des Schnitzer Verlags 183

Suchregister für den praktischen Teil 185

Sehr verehrte Leserin,
sehr geehrter Leser!

Sehr verehrte Leserin, sehr geehrter Leser!

Mit diesem Buch kommen wir einem vielfach an uns herangetragenen Wunsch nach: Eine ausführliche praktische Anleitung der Schnitzer-Kost zu schreiben.

Es ist kein Zufall, wenn gerade ein Zahnarzt sich viele Jahre lang so intensiv mit allen Einzelheiten der Ernährung und ihren Wirkungen auf den Organismus beschäftigt. Zahnärzte waren es, die als erste die Zusammenhänge zwischen Ernährungsfaktoren und dem Gesundheitszustand des Kauorgans aufzeigen und wissenschaftlich belegen konnten — zu einer Zeit, als die allgemeine Medizin noch jeden Zusammenhang zwischen Ernährung und Krankheiten leugnete. Sie entdeckten außerdem, daß von der Art der Ernährung nicht nur die Zahngesundheit, sondern auch die allgemeine Gesundheit abhängt — und daß Fehler in der Ernährung zu einer Vielzahl von Krankheiten und zur Degeneration der Nachfolgegenerationen führen. Dabei erwiesen sich die Zähne als der empfindlichste Gradmesser für die Richtigkeit der Ernährung.

Schon bisher konnten viele Menschen durch die Schrift „Wie wirtschaftet die moderne Hausfrau? Das Kursbuch der gesunden Ernährung" *) und anderer Bücher des Schnitzer Verlags die Prinzipien einer danach ausgerichteten Ernährungsweise kennenlernen. Wie breit ihr Wirkungsspektrum ist, konnte in einer Umfrage dokumentiert werden, die als Buch erschienen ist **). 4702 Personen berichten darin über sich und ihre 2700 Kinder, wie sie gesünder, leistungsfähiger, fröhlicher geworden sind. Hunderte von gebesserten oder geheilten Einzelkrankheiten mußten in diesem Report in 14 Hauptgruppen eingeteilt werden, um eine Übersicht über die vielseitigen Wirkungen zu schaffen.

In dem hier vorliegenden Buch sind viele inzwischen gewonnene Erfahrungen und neue Erkenntnisse verarbeitet. Daraus hat sich, neben geschmacklichen und praktischen Vorteilen, vor allem auch eine Wirkungssteigerung dieser Ernährungsweise ergeben. Die Vielfalt der gezeigten Gerichte ermöglicht es jeder Hausfrau, ihre Familie auf die köstlichste und abwechslungsreichste Weise gesund werden und gesund bleiben zu lassen.

*) Dr. J. G. Schnitzer „Das Kursbuch der gesunden Ernährung", Schnitzer Verlag, D-7742 St. Georgen im Schwarzwald.

**) Der „Schnitzer-Report": Dr. J. G. Schnitzer „Gesund und vital durch Schnitzer-Kost – 4702 Personen berichten über ihre Erfolge", 548 Seiten, Tabellen, grafische Darstellungen, Stichwortverzeichnis; statistische Auswertung Institut für Demoskopie Allensbach; Schnitzer Verlag, D-7742 St. Georgen im Schwarzwald.

Besonderes „Gewicht" haben wir in diesem Buch darauf gelegt, allen Übergewichtigen einen zuverlässigen und leicht gangbaren Weg aufzuzeigen, wie sie nicht nur ihr Idealgewicht erreichen, sondern es danach auch auf Dauer erhalten können. Es stellt sich immer mehr heraus, daß Übergewicht auch eine Schlüsselstellung bei anderen Krankheiten einnimmt. Sie sind dann zu heilen, wenn es gelingt, das Übergewicht dauerhaft loszuwerden.

Die Ernährung ist der wichtigste und massivste Umwelteinfluß auf den Menschen überhaupt. Deshalb hängt von der Art der Ernährung das gesundheitliche Schicksal des einzelnen und der Familien am meisten ab. Trotzdem sind die übrigen Umwelteinflüsse wie Luft, Wasser, Art der Kleidung, Wohnen, körperliche Bewegung und zum Beispiel die Art der ärztlichen Behandlung bei Unpäßlichkeiten und akuten Krankheiten von nicht zu unterschätzender Bedeutung.

Diese ganzen Zusammenhänge finden Sie in meinem Buch „Der alternative Weg zur Gesundheit" (Mosaik-Verlag, München 1982) ausführlich erläutert. Es stellt eine nützliche Erweiterung der hier vermittelten praktischen Ernährungsweise dar und geht z. B. ausführlich auf die Planung gesunder Wunschkinder, die verschiedenen medizinischen Verfahren und die möglichen Maßnahmen bei den verschiedenen chronischen Krankheiten ein.

Mit dem hier vorliegenden Buch halten Sie den Schlüssel zu Ihrer wichtigsten Gesundheitsgrundlage in der Hand: Eine aus der Urnahrung des Menschen entwickelte „Zivilisierte Urnahrung", auf welche noch heute unsere in Jahrmillionen entwickelten Verdauungssysteme programmiert sind. Dies erklärt auch die breite Normalisierungswirkung einer solchen Kost bei den vielfältigen Stoffwechselstörungen und -entgleisungen des sich bisher falsch ernährenden Zivilisationsmenschen; fast wie von selbst macht sich nach einer Kostumstellung eine immer robustere natürliche Gesundheit bemerkbar.

Wir wünschen Ihnen viel Gewinn beim Lesen, viel Spaß beim Zubereiten in der Küche, guten Appetit beim Essen und viel Erfolg in der Wirkung auf Ihre Gesundheit und Vitalität!

Dr. Johann Georg Schnitzer
Mechthilde Schnitzer

Die gesundheitlichen Wirkungen der Schnitzer-Kost

Die gesundheitlichen Wirkungen der Schnitzer-Kost

Grundsätzlich bringt Schnitzer-Kost jedermann gesundheitlichen Gewinn — ob er gesund ist, es bleiben und seine Leistungsfähigkeit steigern möchte — oder ob er einige Wehwehchen hat oder gar krank oder sogar leidend geworden ist und wieder topfit werden will. Ob er direkt ernährungsbedingte Beschwerden und Krankheiten hat, oder ob er durch die gesündestmögliche Ernährungsbasis anderweitig bedingte Belastungen wie beruflichen Stress oder unvermeidbare sonstige Umweltbelastungen leichter bewältigen will. Schon das Kind im Mutterleib hat von der Zeugung an große Vorteile, wenn sich die Mutter (und der Vater mindestens bis zur Zeugung) mit Schnitzer-Kost ernähren. Denn die vorhandenen Erbanlagen können dann vollständig verwirklicht werden, weil durch die richtige Ernährung alle „Baustoffe zur Ausführung des Architektenplanes" verfügbar sind.

Warum ist das so? Weil sich die Schnitzer-Kost sowohl an entsprechenden Forschungen, als an vielfältigen Erfahrungen am Menschen, als an den Nahrungsformen orientiert, welche die Entwicklung des Menschen überhaupt ermöglichten und ihn daher erst recht gesund erhalten und ihm gesunde Nachkommen bescheren können.

Der Mensch als höchstentwickeltes Lebewesen verfügt auch über besonders umfangreiche Regel- und Schutzmechanismen zur Erhaltung seiner Gesundheit. Es ist lediglich notwendig, die Arbeitsbedingungen herzustellen und zu erhalten, innerhalb derer diese Regelmechanismen arbeiten können. Das geschieht mit Schnitzer-Kost.

Daß heute so viele Menschen krank, leidend, deprimiert oder wenig leistungsfähig sind, liegt daran, daß aus Unkenntnis ganz allgemein bei der heute üblichen Ernährung der Toleranzbereich überschritten ist, innerhalb dessen diese Systeme noch einwandfrei arbeiten können. Wie viele Menschen dann wieder gesund werden, wenn ihre Ernährungsweise in diesen Toleranzbereich zurückgeführt wird, und welche Vielfalt von Krankheiten und Beschwerden dabei geheilt werden, das konnten wir in dem schon erwähnten Schnitzer-Report „Gesund und vital durch Schnitzer-Kost — 4702 Personen berichten über ihre Erfolge" *) dokumentieren.

In den folgenden Abschnitten werden die wesentlichen Krankheitsgruppen und Gesundheitsmerkmale und die Wirkungen der Schnitzer-Kost auf diese beschrieben. Wer hier an noch eingehenderen Informationen interessiert ist, der möge den Schnitzer-Report lesen, in welchem unter anderem das Stichwortverzeichnis etwa 400 Krankheitsbezeichnungen und Gesundheitsmerkmale enthält, zu deren Beeinflussung durch Schnitzer-Kost sich 3300 der befragten Personen in zusätzlichen Anmerkungen auf den Fragebogen geäußert haben.

**) Der „Schnitzer-Report": Dr. J. G. Schnitzer „Gesund und vital durch Schnitzer-Kost – 4702 Personen berichten über ihre Erfolge", 548 Seiten, Tabellen, grafische Darstellungen, Stichwortverzeichnis; statistische Auswertung Institut für Demoskopie Allensbach; Schnitzer Verlag, D-7742 St. Georgen im Schwarzwald.

Tiefgreifende Erneuerung und konstitutionelle Gesundung des ganzen Organismus durch Schnitzer-Kost

„Wir kennen keine Krankheiten mehr." Das ist ein wörtliches Zitat, wie es mehrfach in den Zuschriften zu dieser Umfrage zu lesen ist. Statistische Zahlen sehen so aus:

92,2% der Befragten fühlen sich leistungsfähiger als früher.

20,7% fühlen sich seit der Umstellung auf Schnitzer-Kost nie mehr müde.

45,7% geben an, daß sich ihr Allgemeinbefinden gebessert hat. Zusätzliche

49,1% schreiben „wesentlich verbessert". Diese Zahl wird immer größer, je länger die Befragten ihren Ernährungsplan schon auf Schnitzer-Kost umgestellt haben.

54,3% hatten seit der Umstellung nie mehr eine Grippe,

27,5% nie mehr einen Schnupfen.

74,4% leiden seither überhaupt nicht mehr unter Stuhlverstopfung.

36,8% haben gar keine Zahnbeschwerden mehr. Bei

24 % sind Zahnfleischbeschwerden ganz weggeblieben.

56,3% schreiben, daß sie nach der Ernährungsumstellung überhaupt keine Krankheiten anderer Art mehr hatten.

Schon diese wenigen Zahlen zeigen, daß es sich bei dieser Ernährung um eine Quelle der allgemeinen Gesundheit handelt, welche die verschiedensten Anfälligkeiten und Beschwerden wie von selbst zum Verschwinden bringt.

Stabile, gesunde Nerven mit Schnitzer-Kost

Es ist überraschend, daß eine gesunde Ernährung wie die Schnitzer-Kost auch Wirkungen auf die seelische Verfassung und die psychische Belastungsfähigkeit hat. Wir hatten selbst bei unserer Umfrage keine Fragen in dieser Richtung gestellt — aber die Leute nahmen spontan von sich aus dazu Stellung.

„Wir sind stärker im Lebenskampf" — „Leistungsfähig, nervenstärker, lebenslustiger" — „Gehobenes Lebensgefühl" — „Besseres Durchstehvermögen bei erhöhtem Leistungsdruck und Stress-Situationen" — „Bin bedeutend ruhiger geworden, nicht mehr so verkrampft" — „Festgestellt, daß sich die Ernährung auch sehr auf das seelische Gleichgewicht auswirkt — bessere seelische Widerstandskraft" — „Keine Launen mehr, weniger aggressiv, freundlicher und aktiver" — „Nervosität und Ungeduld, Reizbarkeit nehmen erfreulich ab. 11jähriger Sohn: Zunahme Lernfreudigkeit, leichter erziehbar. Wir alle sind zufrieden, glücklich, viel gelassener. Familienstreit jeglicher Form ist sehr selten geworden" — „Ich brauchte schon nach 6 Wochen keine (Nerven-) Medikamente mehr" — „Keine Depressionen, mehr Arbeits- und Lebenslust" — „Ich bin ausgeglichener und toleranter geworden" — „Keine Nervosität mehr, dafür größere Ausdauer bei wesent-

Schlank werden und es auch auf Dauer bleiben — durch Schnitzer-Kost

licher Leistungssteigerung" — ,,Konflikte und Probleme sind bei Vollwertkost leichter zu ertragen, zu verarbeiten und zu lösen. Man wird seelisch stabiler" — ,,Alle gelöster, ausgeglichener"—,,Am eindrucksvollsten war die Zunahme der nervlichen Belastbarkeit, inneren Ruhe und Ausgeglichenheit, physischen und geistigen Leistungsfreude und Leistungsfähigkeit und einer gleichmäßigen, frohgemuten und positiven Lebenseinstellung".

Diese Zitate könnten fortgesetzt werden. Aus allen geht hervor, daß eine wirklich gesunde Ernährung die beste Grundlage ist, um auch in der heutigen hektischen, stresserfüllten und sich rasch wandelnden Welt mit Freude zu leben und Probleme gelassen zu bewältigen.

Ein besonders verbreitetes Problem ist das Übergewicht. Der größere Teil aller Erwachsenen kämpft damit — meist vergeblich. Und auch die Zahl übergewichtiger Kinder nimmt immer mehr zu. Die zahlreichen empfohlenen Schlankheitsdiäten lassen sich meist nur vorübergehend ohne Schaden durchhalten und führen entsprechend nur vorübergehend zu Gewichtsverlust. Hernach werden die Leute meist noch dicker.

Daß viele der Befragten schon mit den bisher verfügbaren einfachen Ernährungsrichtlinien ihr Gewicht regulieren konnten, geht aus den entsprechenden Antworten hervor, von welchen wir nachfolgend einige zitieren.

Inzwischen konnten wir gerade das Übergewichtsproblem und die zur Abnahme und dauernden Gewichtsnormalisierung geeigneten Maßnahmen besonders gründlich bearbeiten. Deshalb ist diesen Fragen weiter unten in diesem Buch ein ganzes Hauptkapitel gewidmet.

Auf den umseitigen Tabellen können Sie zunächst schon einmal überprüfen, ob das Gewichtsproblem auch Ihr persönliches Problem ist, und wieviele Pfunde Ihres Körpergewichts nur unnötiger, unbequemer, lebensverkürzender Ballast sind. Daß man diesen durchaus auf Dauer loswerden kann, zeigen schon einige aus den vielen Antworten auf unsere Umfrage:

,,Langsame, wohltuende Gewichtsabnahme ohne Entbehrungen, 5 kg" — ,,Keine Speckpolster und kein Bierbauch mehr" — ,,Rückgang meines Körpergewichtes von 148 auf 124 Pfund, was ich ständig halten kann" — ,,Wir können uns satt essen, ohne unser Normalgewicht zu verlieren" — ,,Ohne Hungern erheblicher Rückgang des Übergewichts von 103 auf 90 kg" — ,,Körpergewicht reguliert" — ,,. . . daß ich mich sattessen kann ohne zuzunehmen" — ,,Gewichtsreduzierung von 71 auf 62 kg ohne zu hungern" — ,,In vier Jahren habe ich 20 kg Übergewicht ohne zu hungern verloren" — ,,Gewichtsregulierung von 89/90 kg auf konstante 64—66 kg" — ,,Idealgewicht erreicht, bei 166 cm Körpergröße von 90 kg auf 57 kg! Von Konfektionsgröße 50 auf 38" — ,,Einige Zeit nach Ernährungsumstellung habe ich elf Kilo an Gewicht verloren" — ,,Ohne den Appetit bremsen zu müssen, bin ich schlank geworden und geblieben" — ,,Bauchansatz ist weg" — ,,Ich habe vor allem 8 kg abgenommen" — ,,Ich habe mein ideales Körpergewicht erreicht und halte es ohne Schwierigkeiten" — ,,Bei dieser Kost kommt man ganz automatisch zu einem Gewicht, das für jede Körpergröße naturgemäß zulässig

Vergleichen Sie Ihr augenblickliches Gewicht mit Ihrem Idealgewicht

ist" — Bleibende 14pfündige Gewichtsabnahme" — usw. usw.

Daß es sich dabei nicht um eine der üblichen Reduktionsdiäten handelt, die durch Mangel an Nahrung zur Abnahme führen, sondern um eine das Gewicht regulierende vollwertige Ernährung, zeigen besonders die folgenden Mitteilungen, die bei unserer Umfrage gemacht wurden:

„Die fast krankhafte Magerkeit bei mir und den Kindern ist einem gesunden, kernigen Aussehen am ganzen Körper gewichen" — Gewicht hat sich normalisiert (von 47 auf 53 kg)" — „Gewichtszunahme bei einem ganz dünnen Kind und schöne Gewichtsabnahme bei einem aufgeschwemmten, fast dicken Kind" — „Bei 4 Übergewichtigen trat Gewichtsabnahme auf, 2 Untergewichtige nahmen etwas zu".

Männer

25 Jahre und älter, Idealgewicht in kg

Größe cm	leichter Knochenbau	mittelschwerer Knochenbau	schwerer Knochenbau
159	51,6—55,2	54,3—59,6	58,0—64,8
160	52,2—55,8	54,9—60,3	58,5—65,3
161	52,7—56,3	55,4—60,9	59,0—66,0
162	53,2—56,9	55,9—61,4	59,6—66,7
163	53,8—57,4	56,5—61,9	60,1—67,5
164	54,3—57,9	57,0—62,5	60,7—68,2
165	54,9—58,5	57,6—63,0	61,2—68,9
166	55,4—59,2	58,1—63,7	61,7—69,6
167	55,9—59,9	58,6—64,4	62,3—70,3
168	56,5—60,6	59,2—65,1	62,9—71,1
169	57,2—61,3	59,9—65,8	63,6—72,0
170	57,9—62,0	60,7—66,6	64,3—72,9
171	58,6—62,7	61,4—67,4	65,1—73,8
172	59,4—63,4	62,1—68,3	66,0—74,7
173	60,1—64,2	62,8—69,1	66,9—75,5
174	60,8—64,9	63,5—69,9	67,6—76,2
175	61,5—65,6	64,2—70,6	68,3—76,9
176	62,2—66,4	64,9—71,3	69,0—77,6
177	62,9—67,3	65,7—72,0	69,7—78,4
178	63,6—68,2	66,4—72,8	70,4—79,1
179	64,4—68,9	67,1—73,6	71,2—80,0
180	65,1—69,6	67,8—74,5	71,9—80,9
181	65,8—70,3	68,5—75,4	72,7—81,8
182	66,5—71,0	69,2—76,3	73,6—82,7
183	67,2—71,8	69,9—77,2	74,5—83,6
184	67,9—72,5	70,7—78,1	75,2—84,5
185	68,6—73,2	71,4—79,0	75,9—85,4
186	69,4—74,0	72,1—79,9	76,7—86,2
187	70,1—74,9	72,8—80,8	77,6—87,1
188	70,8—75,8	73,5—81,7	78,5—88,0
189	71,5—76,5	74,4—82,6	79,4—88,9
190	72,2—77,2	75,3—83,5	80,3—89,8
191	72,9—77,9	76,2—84,4	81,1—90,7
192	73,6—78,6	77,1—85,3	81,8—91,6
193	74,4—79,3	78,0—86,1	82,5—92,5
194	75,1—80,1	78,9—87,0	83,2—93,4
195	75,8—80,8	79,8—87,9	84,0—94,3

Die Idealgewichte erwachsener Männer (unbekleidet). Ihr Idealgewicht ist das Gewicht, mit dem Sie die höchste Lebenserwartung haben.

Fast jeder leidet heute an chronischer Stuhlverstopfung. Schnitzer-Kost stellt in wenigen Tagen wieder die natürlichen Darmfunktionen her

Frauen
25 Jahre und älter, Idealgewicht in kg

Größe cm	leichter Knochenbau	mittelschwerer Knochenbau	schwerer Knochenbau
149	42,3 – 45,4	44,1 – 49,4	47,8 – 54,9
150	42,7 – 45,9	44,5 – 50,0	48,2 – 55,4
151	43,0 – 46,4	45,1 – 50,5	48,7 – 55,9
152	43,4 – 47,0	45,6 – 51,0	49,2 – 56,5
153	43,9 – 47,5	46,1 – 51,6	49,8 – 57,0
154	44,4 – 48,0	46,7 – 52,1	50,3 – 57,6
155	44,9 – 48,6	47,2 – 52,6	50,8 – 58,1
156	45,4 – 49,1	47,7 – 53,2	51,3 – 58,6
157	46,0 – 49,6	48,2 – 53,7	51,9 – 59,1
158	46,5 – 50,2	48,8 – 54,3	52,4 – 59,7
159	47,1 – 50,7	49,3 – 54,8	53,0 – 60,2
160	47,6 – 51,2	49,9 – 55,3	53,5 – 60,8
161	48,2 – 51,8	50,4 – 56,0	54,0 – 61,5
162	48,7 – 52,3	51,0 – 56,8	54,6 – 62,2
163	49,2 – 52,9	51,5 – 57,5	55,2 – 62,9
164	49,8 – 53,4	52,0 – 58,2	55,9 – 63,7
165	50,3 – 53,9	52,6 – 58,9	56,7 – 64,4
166	50,8 – 54,6	53,3 – 59,8	57,3 – 65,1
167	51,4 – 55,3	54,0 – 60,7	58,1 – 65,8
168	52,0 – 56,0	54,7 – 61,5	58,8 – 66,5
169	52,7 – 56,8	55,4 – 62,2	59,5 – 67,2
170	53,4 – 57,5	56,1 – 62,9	60,2 – 67,9
171	54,1 – 58,2	56,8 – 63,6	60,9 – 68,6
172	54,8 – 58,9	57,5 – 64,3	61,6 – 69,3
173	55,5 – 59,6	58,3 – 65,1	62,3 – 70,1
174	56,3 – 60,3	59,0 – 65,8	63,1 – 70,8
175	57,0 – 61,0	59,7 – 66,5	63,8 – 71,5
176	57,7 – 61,9	60,4 – 67,2	64,5 – 72,3
177	58,4 – 62,8	61,1 – 67,8	65,2 – 73,2
178	59,1 – 63,6	61,8 – 68,6	65,9 – 74,1
179	59,8 – 64,4	62,5 – 69,3	66,6 – 75,0
180	60,5 – 65,1	63,3 – 70,1	67,3 – 75,9
181	61,3 – 65,8	64,0 – 70,8	68,1 – 76,8
182	62,0 – 66,5	64,7 – 71,5	68,8 – 77,7
183	62,7 – 67,2	65,4 – 72,2	69,5 – 78,6
184	63,4 – 67,9	66,1 – 72,9	70,2 – 79,5
185	64,1 – 68,6	66,8 – 73,6	70,9 – 80,4

Die Idealgewichte erwachsener Frauen (unbekleidet). Ihr Idealgewicht ist das Gewicht, mit dem Sie die höchste Lebenserwartung haben.

„Wir leben im Zeitalter der Verstopfung" sagte schon vor einigen Jahren der Ernährungsforscher Prof. Dr. W. Kollath. Heute leidet der überwiegende Teil aller Erwachsenen an Verstopfung, viele seit Jahren und Jahrzehnten. Auch bei den Kindern nimmt dieses Leiden immer mehr zu. Diese Erscheinung ist durchaus ernst zu nehmen. Nicht nur, daß die dann eingenommenen Abführmittel durch Gewöhnung an Wirkung verlieren und die Dosis immer mehr gesteigert werden muß. Manche haben sich auch als gefährlich herausgestellt; so die von Hunderttausenden eingenommenen Wismutverbindungen. 1974 entdeckten australische Ärzte, daß häufige Müdigkeit, unterbrochen von ängstlichen Erregungszuständen und Schlaflosigkeit, Kopfschmerzen und manchmal auch Schwindelzustände häufig auf wismuthaltige Abführmittel zurückzuführen sind, und sie berichteten darüber im British Medical Journal.

Vor allem aber entstehen bei verlangsamtem Durchgang der Nahrung durch den Darm giftige Stoffwechselprodukte, in welchen der Arzt und Forscher Dr. Burkitt unter anderem eine Ursache des Darmkrebses sieht. Wenn man weiß, daß bei den meisten Zivilisationsmenschen die Nahrung mehrere Tage braucht, bis sie den Darm passiert hat, kann sich auch der Laie vorstellen, daß die hierbei entstehenden Zersetzungsprodukte alles andere als vorteilhaft für die Gesundheit sind. Besonders ungünstig wirkt sich dabei aus, daß die im letzten Darmabschnitt vom Körper aufgenommenen Gifte nicht einmal mehr über den Leberkreislauf entgiftet werden können, sondern direkt in den Blutkreislauf übergehen.

Bei Schnitzer-Kost dauert die Darmpassage der Nahrung nur etwa 24 Stunden — das ist etwa der gleiche Zeitraum, den Dr. Burkitt bei wild lebenden, natürlich ernährten Afrikanern auch festgestellt hat.

Das Problem der Stuhlverstopfung löst sich von selbst, wenn die richtige Ernährung angewendet wird. Daß damit nicht nur ein lästiges Übel verschwunden ist, sondern gleichzeitig zahlreiche Folgekrankheiten der Stuhlverstopfung verhütet werden, leuchtet bei solchen Zusammenhängen ein.

Unsere Umfrage bei Personen, die sich nach unseren Empfehlungen ernähren, ergab bei 4702 Antworten, daß seit der Ernährungsumstellung von den

Frauen 26,1% seltener,
68,7% nie mehr Stuhlverstopfung, von den
Männern 16,2% seltener,
78,9% nie mehr Stuhlverstopfung hatten.

Aus den hunderten von Anmerkungen auf den Fragebogen speziell zu diesem Thema sind hier einige zur Verdeutlichung zitiert:

,,Ich wollte von Abführmitteln freiwerden und bin es auch geworden" — ,,Ich litt an starker Übersäuerung des Magens und hatte seit 15 Jahren Stuhlverstopfung. Beides wurde sehr schnell geheilt. Trotz langer ärztlicher Behandlung hatte ich vorher keinerlei Besserung" — ,,Die großen Schwierigkeiten mit dem Stuhlgang sind vollständig behoben" — ,,Meine über 10 Jahre dauernde Stuhlverstopfung ist behoben! Innerhalb von 3 Tagen" — ,,Stuhl reguliert" — ,,Meine Mutter (gestorben mit 88 Jahren) hat ihre lebenslange Stuhlverstopfung und ebenfalls ihren Bluthochdruck verloren, als sie mit 84 Jahren anfing, Frischkornbrei und bisweilen Rohkostbeilagen zu essen" — ,,Keine Stuhlschwierigkeiten mehr" — ,,Ich hatte 40 Jahre lang hartnäckige Stuhlverstopfung. Seit der Umstellung habe ich völlig ohne Abführmittel mehrmals täglich Stuhlgang" — ,,Vorher: Keine Darmentleerung bis zu 7 Tagen. Nachher: 1—2mal Darmentleerung täglich" — ,,Eine 25jährige chronische Stuhlverstopfung ist verschwunden" — ,,Ich habe 2 Darmschlußoperationen durchgemacht. Jahrzehntelang abhängig von Stuhlhilfen. Hatte immer bis an Schmerzgrenze Druckgefühl im Leib. Seit Umstellung fühle ich mich frei von alledem, und zwar ohne jede weitere Stuhlhilfe" — usw. usw.

Haupt-Todesursachen Herz-, Gefäß- und Kreislauferkrankungen – Schnitzer-Kost verhütet, bessert, heilt sie

600 000 Herzinfarkte jährlich allein in der Bundesrepublik Deutschland verdeutlichen das erhebliche Risiko, in dem auch Sie, die Sie diese Zeilen lesen, ganz persönlich stehen. Allerdings sind Sie auch schon auf dem Wege, es weitgehend auszuschalten — dann nämlich, wenn Sie das in diesem Buch vermittelte Wissen praktisch anwenden werden.

Besonders heimtückisch ist an dieser Gruppe von Erkrankungen, daß ihr Entstehen kaum bemerkt wird; gerade der Herzinfarkt tritt „aus heiterem Himmel" ein. Vorangegangen sind im statistischen Durchschnitt 20 Jahre falscher Ernährung, die zu einer allmählichen, unregelmäßigen Verdickung der Innenwand der Blutgefäße und anderen gefährlichen Veränderungen am Herzmuskel selbst führen. Daß der Herzinfarkt gerade 1969, 20 Jahre nach der Währungsreform mit ihren nachteiligen Änderungen der Ernährungsgewohnheiten, in der Bundesrepublik zur Haupttodesursache aufrückte, ist ein eindrucksvoller Beweis für die von den englischen Forschern Cleave und Campbell entdeckte „Regel der 20 Jahre". Dieser Regel unterliegt eine ganze Reihe weiterer ernährungsbedingter Zivilisationskrankheiten. Die lange zeitliche Verzögerung zwischen Ursache und Wirkung erklärt auch, warum die Zusammenhänge so lange nicht erkannt wurden.

Insbesondere die isolierten Kohlenhydrate, das sind die verschiedenen Industriezuckerarten und die Auszugsmehle, sind durch ihren Mangel an lebensnotwendigen Vitalstoffen die Ursachen der Gefäßveränderungen. Sie werden durch den allmählich entgleisenden Stoffwechsel zum Teil in einfache Fettstoffe umgewandelt, die sich an die Innenwand der Blutgefäße anlagern. Da diese Innenwand aber auf die Sauerstoffversorgung direkt aus dem strömenden Blut angewiesen ist, „erstickt" sie unter dem Fettfilm und wird dicker und uneben. Auf diese Weise wird der Gefäßdurchmesser immer kleiner; das Herz muß mit einer Erhöhung des Blutdrucks reagieren, um noch einigermaßen die benötigten Blutmengen hindurchpumpen zu können. Gleichzeitig aber bilden sich an rauhen Gefäßstellen viel leichter Blutgerinnsel; ist doch der Gerinnungsmechanismus direkt darauf angelegt, rauhe, nämlich durch Verletzung angerissene Blutgefäße durch einen Gerinnungspfropf zu schließen. Das erklärt, warum bei solchermaßen arteriosklerotisch (gefäßverhärtend) veränderten Blutbahnen die Gefahr von plötzlichem Versorgungsausfall (Embolie) und Herzinfarkt so groß ist.

Schnitzer-Kost enthält keine isolierten Kohlenhydrate. Vielmehr wirkt sie durch ihren Gehalt an hochungesättigten Fettsäuren, z.B. in den lebendfrischen Getreidekeimen im Schnitzer-Naturmüsle und in den angegebenen Salatölen, auf einen Abbau der abgelagerten einfachen Fette hin. Diese hochungesättigten Fettsäuren wirken außerdem selbst an der Gefäßwand als Sauerstoffüberträger, der den Sauerstoff von den roten Blutkörperchen an die Gefäßwand übermittelt. Die Vitamine des B-Komplexes aus dem frischgemahlenen Vollgetreide normalisieren den Stoffwechsel so, daß die ebenfalls von den Vollgetreiden angelieferten Kohlenhydrate nicht mehr in Fette umgewandelt und abgelagert, sondern vollkommen zu Kohlendioxid (das ausgeatmet wird) und Wasser abgebaut werden.

Nach neuen Forschungen (Prof. Dr. L. Wendt) spielt die Einlagerung von überschüssigem Eiweiß in die Basalmembran der Blutgefäße eine entscheidende Rolle bei der Entstehung der Blutgefäßerkrankungen. Dazu kann es kommen, wenn bei an sich reichlicher Ernährung tierisches Eiweiß (Fleisch, Fisch, Ei, Käse, Milch) zugeführt wird.

Schnitzer-Kost sichert eine vollwertige Eiweißversorgung auf pflanzlicher Grundlage — bei welcher eine Eiweißüberversorgung unmöglich ist, weil vorher Sättigung eintritt. Hierdurch werden die Eiweißspeicherkrankheiten (Wendt) nicht nur sicher verhütet, sondern sogar überwiegend völlig ausgeheilt.

Der Schnitzer-Report enthält eindrucksvolle Aussagen darüber, wie günstig Herz-, Gefäß- und Kreislauferkrankungen durch die Ernährungsumstellung beeinflußt worden sind. Einige davon seien hier zitiert:

,,Der früher sehr labile Kreislauf ist stabiler geworden. Die starken Migräneanfälle sind erheblich schwächer geworden'' — ,,Mein Kreislauf ist besser geworden'' — ,,Meine Kopfschmerzen sind verschwunden'' — ,,Keine Hämorrhoiden und Senkung des Blutdrucks'' — ,,Mein Hausarzt hat ein EKG gemacht. Seine Äußerung dazu: Sie haben das Herz eines 25jährigen, obwohl Sie in Wirklichkeit 75 sind'' — ,,Ich litt 35 Jahre an schweren Migräneanfällen (3—4 Tage anhaltend), die durch keine Medikamente zu lindern waren. Nach der Ernährungsumstellung ist das Leiden vollständig verschwunden'' — ,,Keine Neigung mehr zu Ohnmachtsanfällen'' — ,,Die Umstellung vor 2 Jahren hat mir wahrscheinlich das Leben gerettet. Hatte schlimmste Kreislaufstörung, Schwindelgefühl, konnte kaum noch arbeiten. — Heute alles ohne Medizin behoben und voll arbeitsfähig'' — ,,allmählich besserer Kreislauf, so daß seit einem Jahr Leistungssport möglich'' — ,,Mein Herz muckt nicht mehr. Bin leistungsfähiger, jünger geworden'' — ,,Herz, Kreislauf, Schilddrüsendruck saniert'' — ,,Herzattacken gehören der Vergangenheit an'' — ,,Ich möchte den Vorgang als eine Erneuerung des ganzen Körpers bezeichnen. Migräne, Kreislaufstörungen usw. samt allen Anzeichen der Wechseljahre kenne ich nicht mehr — ich bin gesund und glücklich'' — und weiter: ,,Bessere Durchblutung der Füße (früher immer kalt)'' — ,,Zustand von Herz und Kreislauf ausgezeichnet'' — ,,Habe Unternehmungslust und Lebensbejahung, keine Kreislaufstörungen und Depressionen mehr'' — ,,Völlig normalisierten Blutdruck trotz linkem Herzschenkelblock'' — ,,Völlig normalisierter Blutdruck (früher zu niedrig)!'' — ,,Vor 6 Jahren Thrombose und Embolie, seit einem halben Jahr nicht mehr auf Stützstrümpfe angewiesen'' — ,,Ich habe vor der Ernährungsumstellung innerhalb eines Jahres 2 Herzinfarkte erlitten. Sie sind jetzt nicht einmal mehr im EKG nachweisbar'' — ,,Habe stressbedingten AV-Block III überwunden. Verkrafte mit 64 viele Kilometer lange Geländeläufe, ebenso scharfes Bergsteigen, auch über 2000 m'' — ,,Absinken des zu hohen Cholesterinspiegels'' — usw. usw.

Leber, Galle, Magen, Darm, Bauchspeicheldrüse – Schnitzer-Kost normalisiert ihre Funktionen!

Diese Organe haben die Aufgabe, die aufgenommene Nahrung zu verarbeiten und sie für den Gesamtorganismus nutzbar zu machen. Es ist leicht zu verstehen, daß sie diese Arbeit nur dan einwandfrei verrichten können, wenn ihnen die Nahrungsmittel zugeführt werden, für deren Verdauung sie von der Natur entwickelt wurden. Das ist bei wesentlichen Bestandteilen der heute üblichen Zivilisationskost nicht mehr der Fall — und so ist es kein Wunder, wenn diese Organe allmählich ihren Dienst versagen.

Schnitzer-Kost besteht aus den ursprünglichen natürlichen Lebensmitteln, für welche die Natur die Verdauungsorgane des Menschen eingerichtet hat. Deshalb ist es eigentlich auch gar nichts besonderes, wenn diese Organe nach Umstellung auf Schnitzer-Kost ihre Funktion wieder erfüllen können, auch wenn sie vorher jahrelang erkrankt waren — wenn dies auch für die gesundeten Patienten oft als ein Wunder erscheint. Gelten die Erkrankungen dieser Organe doch zum Teil als chronisch und unheilbar.

Ein besonders interessanter neuer Aspekt hat sich durch Forschungen der jüngsten Zeit bei der Zuckerkrankheit ergeben: Gelingt es dem Patienten, sein Übergewicht loszuwerden und sein Idealgewicht zu erreichen, dann braucht er meist auch keine Medikamente für seinen Diabetes mehr. Einige Mitteilungen von Befragten im Schnitzer-Report haben die Überwindung der Medikamentenabhängigkeit von Diabetikern ergeben, schon bevor diese Forschungen bekannt wurden. Da Schnitzer-Kost auch das Körpergewicht normalisiert, ist dieser für Diabetiker sehr erfreuliche Effekt noch mehr erklärbar geworden.

Schnitzer-Kost macht auch jede Spezial-Diät überflüssig, wie sie von vielen Leber-, Galle-, Magen-, Darm- und Bauchspeicheldrüsenkranken oft seit Jahren angewendet werden mußte. Denn Schnitzer-Kost wird von allen diesen Erkrankten problemlos vertragen — unter einer Voraussetzung: Daß sie ausschließlich angewendet und nicht etwa mit vorher gewohnten oder sonstigen fremden Kostbestandteilen vermischt wird; das könnte zur Unverträglichkeit führen.

Einige der vielen zusätzlichen Mitteilungen zu diesem Thema auf den Fragebogen des Schnitzer-Reports seien hier zitiert, um die Wirkungsweise zu verdeutlichen:

„Vor und nach Gallenblasenoperation 1965 jahrelang Schwierigkeiten mit Leber und Gallengängen (lt. Elektrophorese 1970 ‚entzündliche degenerative Prozesse'). Letzter Lebertest vor vier Wochen fiel völlig normal aus" — „Ich litt an starker Übersäurung des Magens und hatte seit mindestens 15 Jahren Stuhlverstopfung. Beides wurde sehr schnell geheilt; trotz langer ärztlicher Behandlung hatte ich vorher keinerlei Besserung" — „Meine Magen- und Darmerkrankung ist dadurch auch ganz beseitigt" — „Meine Magenerkrankung ist beseitigt" — „Kein Völlegefühl und Sodbrennen mehr" — „Rückgang der Blähungen" — „Besserung meiner chronischen Colitis" — „Zwölffingerdarmgeschwüre, die mich jahrelang geplagt haben, und Verdauungsbeschwerden sind völlig verschwunden" — „Das Essen hält länger vor, ohne zu belasten und müde zu stimmen" — „Da ich Fermentschwäche habe, bekommt mir das Essen durch die Rohkost viel besser" — „Seit 25 Jahren bestehende und durch kein Mittel zu beseitigende lästige Beschwerden wie Übelkeit und ‚Blähungen' sind verschwunden" — „Heilung einer colitis ulcerosa durch Heilfasten und Ernährungsumstellung — war schulmedizinisch ein chirurgischer Fall" — „10jährige Magenbeschwerden beseitigt" — „Vom Arzt vorgeschlagene Gallenblasenoperation wurde vermieden, jahrelange Kopfschmerzen, Leibschmerzen und Stuhlverstopfung verschwanden" — „Seit der Umstellung überhaupt keine Magenbeschwerden mehr (vorher ständig beim Internisten)" — „Eine sehr häufig auftretende Gastritis ist völlig verschwunden" — „Ich lebe seit 3½ Jahren mit ‚künstlicher Niere'. Diese Ernährung ist gegen meine Vorschriften. Chronischer Mangel an Magensäure und Ferment der Bauchspeicheldrüse wurde behoben. Blutwerte sind gut" — „Seit etwa einem Jahr benötige ich keine Magen-Präparate (Säure und Enzyme) mehr. Obwohl mein früherer Arzt mir erklärte, ohne käme ich nie mehr aus. Dem vorausgegangen war eine eingehende Magen-Darmuntersuchung vom Spezialisten sehr bekannten Namens" — „Nehme (nach 10 Jahren) keine Salzsäure-Präparate mehr und habe erkannt, wenn ich mich schon früher mit Vollwertkost ernährt hätte, hätte ich auch keine gebraucht" — „Meine Bauchspeicheldrüse sowie mein Zwölffingerdarm machen mir keine Beschwerden mehr" — „Zuckerkrankheit und Hüftgelenkbeschwerden sind besser geworden" — „Seit ich den Industriezucker meide, geht es mir ausgezeichnet! (Vor 1 Jahr wurde bei mir eine Leberentzündung, Bauchspeicheldrüseninsuffizienz, Stoffwechselstörung und Dickdarmschleimhautentzündung festgestellt.)" — „Bin seit 30 Jahren Diabetiker; seit der Umstellung auf Vollwert-Ernährung konnte ich meine abendliche Spritze von acht Einheiten weglassen" — „Tablettenverbrauch für Diabetes auf die

Hälfte reduziert" — „Blutzucker wieder normal, Cholesteringehalt wieder normal" — „Mein Alterszucker ist von 180 auf 90 zurückgegangen, also normal" — usw. usw.

Ein wichtiger Hinweis für alle, die an chronischen Magen- und Darmerkrankungen, vor allem an der als unheilbar geltenden chronischen Dickdarmentzündung (Colitis ulcerosa) und an den zahlreichen dadurch bedingten Folgekrankheiten leiden:

Obwohl diese Erkrankungen durch Ernährungsfehler entstanden sind, lassen sie sich nicht immer allein durch Umstellung auf gesunde Ernährung vollständig ausheilen. Dr. med. Karl Stephan hat in jahrzehntelanger Praxistätigkeit eine besondere Methode entwickelt, die mittels eines milden Heilfastens und zusätzlicher Hilfsmaßnahmen auch solche Fälle zur echten Ausheilung und die Folgekrankheiten damit zum Verschwinden bringt. Dies geht besonders leicht, wenn vorher schon einige Monate Schnitzer-Intensivkost gegessen wurde.

Da gerade die chronische Colitis ulcerosa oft unerkannt bleibt, sollte jeder, der nach längerer Zeit gesunder Ernährung noch Beschwerden im Verdauungskanal oder sonstwo verspürt, das Buch von Dr. Stephan lesen, um die Möglichkeit eines solchen Zusammenhangs bei seinen Beschwerden abzuklären *).

*) Dr. med. Karl Stephan „Heilung über Magen und Darm", Schnitzer Verlag, D-7742 St. Georgen im Schwarzwald.

Schutz vor Infektionskrankheiten durch Schnitzer-Kost

Der menschliche Organismus verfügt über ein ausgezeichnetes Abwehrsystem gegen Infektionskrankheiten. Beim gesunden Menschen werden die meisten der häufigen Infektionen mit Viren und Bakterien unbemerkt, ohne Beeinträchtigung des Wohlbefindens, abgewehrt, schon bevor sich die Krankheitskeime in großer Zahl vermehren können. Und wenn zur vollen Abwehr des Angriffs eine Erhöhung der Körpertemperatur notwendig wird (Fieber), so geschieht dies kurz und kräftig.

Nur dann, wenn durch falsche Ernährung das Stoffwechselgleichgewicht gestört ist und durch einen Mangel an Vitalstoffen das Abwehrsystem nicht funktionsfähig ist, dann gleicht es einer Feuerwehr ohne Treibstoff und Löschwasser — der Brand kann sich ungehindert ausbreiten und schwelt noch lange dahin.

Bei richtiger, natürlicher Ernährung — mit der in diesem Buch beschriebenen Schnitzer-Kost — funktionieren auch die Abwehrsysteme einwandfrei. Die Abwehrkraft des Organismus gegen Infektionskrankheiten ist ein direkter Gradmesser für den Grad seiner Gesundheit, ja ein wesentlicher Bestandteil der Gesundheit selbst.

Da der Schnitzer-Report Fragen zur Infektionsanfälligkeit enthielt, konnten hierzu interessante Zahlen gewonnen werden:

Nach Kostumstellung hatten von den Erwachsenen
65,6% seltener Schnupfen,
27,5% nie mehr Schnupfen.

Von den Kindern hatten
74,5% seltener,
11,9% nie mehr Schnupfen.

Grippe hatten von den Erwachsenen nach der Kostumstellung
39,1% seltener,
54,3% nie mehr.

Bei den Kindern trat Grippe bei
38,8% seltener, bei
50,3% nie mehr auf.

Eitrige Mandelentzündungen traten bei den Kindern nach Kostumstellung bei 22,8% seltener, bei 60,8% nie mehr auf. Man bedenke, wieviel Unbill diesen Kindern damit erspart bleibt!

In Familien, die sich mit Schnitzer-Kost ernähren, blieben auch in einem ganz erstaunlich hohen Prozentsatz die typischen Kinderkrankheiten aus. Die Basis der Auswertung waren 1978 Familien mit insgesamt 2700 Kindern:

Scharlach blieb bei 96,8% der Kinder aus;
Röteln blieb 89,7% der Kinder erspart;
85 % bekamen keine Windpocken,
81,7% keine Masern,
69,8% überhaupt keine Kinderkrankheiten.

Einige Zitate aus den zusätzlichen Anmerkungen der Befragten beleben diese an sich schon eindrucksvollen Zahlen:

„Nicht mehr anfällig gegen sogenannte Infekte" — „Die Anfälligkeit gegenüber Infekten ist völlig zurückgegangen" — „Ich habe früher sehr unter Grippeanfälligkeit gelitten und bin glücklich, daß das vorbei ist. Die Heilung unseres Enkelkindes von seinem quälenden chronischen Krampfhusten erschien uns wie ein Wunder" — „Schwere chronische spastische Bronchitis völlig ausgeheilt; kein Rückfall" — „Früher sehr oft aufgetretene Erkältungen blieben aus" — „Ich bin der einzige in der Familie, der sich weitgehendst daran hält, und bin kaum nennenswert erkrankt, während die anderen ihre Erkältungskrankheiten noch regelmäßig bekommen" — „Kaum noch infektanfällig, trotz täglicher intensiver Berührung mit solchen in ärztlicher Praxis" — „Nie mehr Verschleimung, Husten, Mandelbeschwerden" — „Chronisch ‚vereiterte' Mandeln ausgeheilt" — „Weniger kälteempfindlich" — „Verschwinden jeglicher Anfälligkeit für Erkältungskrankheiten" — „Trotz häufigen Kontaktes mit vielen Menschen und ständiger Infektionsgefahr traten im Vergleich zu früher keine Infektionen mehr auf" — „Mein Junge war von Geburt an mit Bronchitis und Husten belastet, wir kamen mit ihm nicht vom Arzt weg. Seit der Umstellung ist alles weg" — „Beeindruckt hat mich das fast schlagartige Aufhören der früher häufigen Erkältungen" — „Die früher alljährliche Grippe ist nicht mehr aufgetreten" — „Schlagartiges Verschwinden von vergrößerten Mandeln" — usw. usw.

Rheuma – Schnitzer-Kost verhütet, bessert, heilt es

Mindestens jeder fünfte Mensch leidet heute in der Bundesrepublik Deutschland an Erkrankungen des sogenannten Bewegungsapparates — der aus Knochen, Gelenken, Sehnen, Bändern, Knorpeln, Muskeln besteht. Ischias, Arthritis, Arthrosen, Gicht, Bandscheibenbeschwerden, Fußdeformationen und Muskelrheumatismus sind die häufigsten Gründe für vorzeitige Invalidisierung und die Ursache von mehreren Millionen Krankheitstagen pro Jahr. Alle diese Krankheiten sind ein wesentlicher Grund, warum die Beiträge zur Sozialversicherung — also die Abzüge vom Lohn und die zusätzlichen Abgaben der Unternehmer in gleicher Höhe — so hoch sind und immer noch weiter steigen.

Alle diese rheumatischen Erkrankungen sind ernährungsbedingt. Entweder indirekt — wenn Knochen und Gelenke durch ernährungsbedingtes Übergewicht überlastet werden, oder wenn durch falsche Ernährung erworbene Herde, z. B. wurzeltote Zähne, durch Fernwirkungen rheumatische Erkrankungen induzieren. Oder direkt — weil gerade Knochen, Gelenke, Knorpel, Sehnen, Bänder und Muskeln in ihrer Funktionstüchtigkeit ganz besonders von der Art der Ernährung abhängig sind.

Im gesunden Knochen findet ein ständiger Umbau statt. An den tragenden Knochenbälkchen sind ständig Knochenzellen mit Abbau- und Aufbauarbeiten beschäftigt. Dabei sind beim Erwachsenen Abbau und Aufbau im Gleichgewicht, das heißt, Stärke und Belastungsfähigkeit des Knochens bleiben gleich. Beim heranwachsenden Menschen überwiegt der Aufbau — die Knochen wachsen und werden stärker. Dieses schöne Gleichgewicht herrscht allerdings nur bei natürlicher, gesunder Ernährung — bei Schnitzer-Kost.

Bei der heute üblichen falschen Ernährung mit ihrem Mangel an Vitalstoffen und dem Überangebot an isolierten Kohlenhydraten (Industriezucker und Auszugsmehle) bleibt zwar die Abbautätigkeit der Knochenzellen gleich — aber der Aufbau verlangsamt sich durch den Mangel an Aufbauvitaminen. Dadurch kommt es bei Kindern zu ungenügender, oft verformter Knochenentwicklung. Vielfach werden die langen Röhrenknochen zu lang und zu dünn, und die Kiefer zu eng, so daß die Zähne keinen Platz darin finden. Beim Erwachsenen entsteht Osteoporose, die Knochenstruktur ist nicht mehr dicht und fest, sondern großporig und locker und entsprechend geschwächt.

Ähnlich verhält es sich mit den Knorpeln, Sehnen, Bändern und dem ganzen Bindegewebe, die alle in ihrem Aufbau chemisch eine sehr ähnliche Struktur haben (Hyaluronsäuren). Ist die Ernährung falsch, so werden sie zu weich und zu nachgiebig, wie Gummi, der seine Elastizität verliert. Stimmt die Ernährung, so sind sie fest, zäh, widerstandsfähig und elastisch, und sie erneuern sich laufend, so daß kein sogenannter „Verschleiß" eintreten kann.

Auch Muskelrheumatismus kann sich nur bei falscher Ernährung entwickeln, durch welche sich z. B. — eine Begleiterscheinung des Übergewichts — Fett auch zwischen alle Muskelfasern einlagert. Die Bindegewebsfasern, welche die Muskelfasern umkleiden und in den Sehnen zusammenlaufen, werden nachgiebig. Auch die Muskelfasern selbst verlieren an Zähigkeit, so daß es dann bei dem Versuch, Sport zu treiben, zu Muskel- und Sehnenrissen kommen kann.

Eine besondere Spielart des rheumatischen Formenkreises ist die Gicht. Sie entsteht, wenn die Nahrung zu viel Eiweiß enthält. Ein wesentliches Abbauprodukt des Nahrungseiweißes ist Harnsäure, die durch die Nieren ausgeschieden werden muß. Fällt zuviel Harnsäure an und sind vielleicht die Nieren außerdem durch die falsche Ernährung nicht voll funktionsfähig, so wird die Harnsäure in den Geweben abgelagert — z. B. in den typischen Gichtknoten an den Gelenken der Finger und Fußzehen. Die Haupteiweißquelle der Gichtkranken ist meistens Fleischnahrung; aber manche schaffen es aus Unwissenheit auch, mit einseitiger Quark-Ernährung oder durch übermäßigen Milchkonsum (z. B. 1—2 l täglich) Gicht zu bekommen.

Schnitzer-Kost ist in ihrer Zusammensetzung so ausgewogen, daß es zu keinem Überangebot an Eiweiß kommen kann — gleichzeitig ist aber eine ausreichende Eiweißversorgung vollkommen gesichert. Sie enthält außerdem im Schnitzer-Naturmüsle und in den anderen Vollkorngerichten reichlich Vitamine des Aufbaustoffwechsels, vor allem die des B-Komplexes. Insgesamt wirkt sie so günstig auf den Bewegungsapparat und ganz besonders auf die Knochenstruktur, daß sogar manche Invalide ihre Gehfähigkeit zurückgewinnen konnten — und daß mit der hier beschriebenen Schnitzer-Intensivkost die als unheilbar geltende Osteogenesis imperfecta in wenigen Monaten geheilt werden kann. Es handelt sich dabei um eine extreme Brüchigkeit der Knochen, die schon bei ganz kleinen Kindern auftreten kann und der man bislang nur durch das Einoperieren von Nägeln in die langen Röhrenknochen und künstliche Außenskelette begegnen konnte. Mehrere dieser bedauernswerten Kinder wurden durch die Anwendung dieser Kostform in kurzer Zeit gesund. Letzteres ist eine Praxiserfahrung, die nicht im Schnitzer-Report dokumentiert ist.

Bei unserer Umfrage enthielten die Fragebogen nichts zum Thema „Rheuma"; umso eindrucksvoller ist es, daß etwa 150 der befragten Personen als besonders eindrucksvolle Beobachtung die Besserung oder Heilung teils schwerer rheumatischer Erkrankungen schilderten. Die nachfolgenden Zitate geben einen Eindruck von diesen Wirkungen der Schnitzer-Kost:

„Schwere Arthrose am rechten Schultergelenk mit Periarthritis im Arm und der Schulter, die 20 Jahre trotz aller erdenklichen Behandlungen durch Schulmediziner sehr schmerzhaft war, wurde nach Ernährungsumstellung innerhalb eines Jahres völlig schmerzfrei" — „Rheuma, Bandscheibenschmerzen, Hexenschuß sind verschwunden. Ich bin leistungsfähiger" — „Eine schwere Gelenkentzündung mit hohem Fieber wurde ohne Medikamente völlig ausgeheilt" — „Rheuma nach Kostumstellung völlig verschwunden" — „Ein seit 1945 zweimal jährlich wiederkehrendes Ischiasleiden (jedes mal etwa 6 Wochen bettlägerig) ist nicht mehr vorhanden" — „Früher gehabte Krankheiten wie Rheuma sind weggeblieben" — „Ich hatte jahrelang mit starken rheumatischen Beschwerden im Rücken zu kämpfen, wobei meine Leistungsfähigkeit stark beeinträchtigt war. Seit der Ernährungsumstellung gingen die Beschwerden zügig zurück" — „Arthritische Beschwerden in den Beinen sind verschwunden" — „Ich hatte sehr viele Krankheiten (z. B. Osteogenesis imperfecta); bis auf Bandscheibenschmerzen sind alle Krankheiten mit der besseren Ernährung weg" — „Durch die Ernährungsumstellung habe ich mein Rheuma wegbekommen" — „Ich litt früher öfter unter Hexenschuß — jetzt nicht mehr!" — „Nachdem ich sehr viel leistungsfähiger bin als früher, keine Arthrosen mehr und sehr gut zu Fuß, hat sich mein Mann dieser Ernährung teilweise angeschlossen" — „Völlige Rückbildung einer Sehnenerkrankung, die medizinisch nur symptomatisch behandelt werden kann" — „Durch Umstellung auf Vollwertkost habe ich alle meine Krankheiten überwunden. Ich stand vor der Wahl, entweder den Beruf aufgeben oder Kostumstellung. Rheuma, Ischias, Bandscheibenvorfall gehören der Vergangenheit an. Mein Arbeitstag = 14 Stunden" — „Kein Rheuma mehr, vorher trotz Bestrahlung und Medikamenten nicht geheilt" — „Eine 7jährige Gelenkentzündung im linken Mittelfinger, die durch nichts wegzubringen war, verschwand innerhalb von 2 Wochen" — „Rheuma in Schulter- und Kniegelenk völlig geheilt" — „Vor vier Jahren war ich durch schwere Hüftgelenkabnutzung und Ischias gehunfähig, ärztliche Behandlung war ohne Erfolg. Durch Umstellung auf Vitalkost und Gymnastik hatte ich vollen Erfolg und gehe heute wieder Klettern bis V, Skifahren und Bergsteigen — selbst Westalpentouren" — usw. usw.

Zahnkaries, Paradentose, Zahnfehlstellungen lassen sich mit Schnitzer-Kost verhüten und stoppen

Erkrankungen am Kauorgan zeigen an, daß mit der Ernährung etwas nicht stimmt. Und durch die richtige natürliche Ernährung — Schnitzer-Kost — lassen sie sich auch verhüten oder stoppen, wenn sie bereits eingetreten sind. Schon vorhandene Schäden an den Zähnen müssen allerdings gleichzeitig sorgfältig saniert werden, und bei Paradentose sind zusätzliche tägliche Pflegemaßnahmen notwendig, um diese bisher als unheilbar angesehene Krankheit, die im Regelfall zum völligen Zahnverlust führt, wirksam zu stoppen. Ausführlich sind diese Zusammenhänge und die notwendigen Maßnahmen in dem Schnitzer-Buch „Nie mehr Zahnweh!"*) erläutert. Wer schon Zahnschäden erlitten hat, sollte sich darin genau informieren, wie er den weiteren allmählichen Verfall seiner Zähne zum Stillstand bringen kann.

Zu den Auswirkungen der empfohlenen Ernährung auf die Zahngesundheit waren auf den Fragebogen des Schnitzer-Reports Fragen gestellt — die u. a. nachfolgende Zahlen ergeben haben:

Nach der Kostumstellung hatten von 4702 Personen

49,7% weniger Zahnkaries,

36,8% überhaupt keine Zahnkaries mehr.

39,2% berichten über Besserung von Zahnfleischbeschwerden;

33,2% haben überhaupt keine Zahnfleischbeschwerden mehr.

Von den 2700 Kindern der Befragten traten bei 77,9% seltener oder nie mehr Zahnkrankheiten auf.

Aus den vielen zusätzlichen Anmerkungen nur einige wenige typische Zitate:

„Das Zahnfleischbluten hat aufgehört" — „Unser einziger Sohn wurde nach der Ernährungsumstellung geboren. Jetzt, mit 9½ Jahren, hat er ein völlig kariesfreies Gebiß" — „Ganz besonders erfreut bin ich über die Tatsache, daß mein Zahnfleischschwund zum Stillstand gekommen ist" — „Ich selbst war seit der Ernährungsumstellung von Stund an frei von jeglichen Zahnbeschwerden, obwohl sie bis dahin zum Tagesablauf gehörten!" — „Früher Dauerpatient beim Zahnarzt, seit ca. 2 Jahren garnicht mehr" — „Seit 4 Jahren findet der Zahnarzt keine schadhaften Stellen an meinem Gebiß" — „Ganze Familie seit 10 Jahren ohne (neue) Zahnfäule" — „Mein Zahnarzt sagt ich sei jetzt kariesresistent" — „Trotz dem vorhandenen Zahnfleischschwund sitzen die Zähne fester als vorher" — „Die Paradentose wurde gestoppt" — „Daß sie (Kinder) im Vergleich zu anderen Kindern ein schönes und gesundes Gebiß haben (Bestätigung des Zahnarztes)" — usw. usw.

*) Dr. J. G. Schnitzer „Nie mehr Zahnweh!", 448 Seiten, 74 Abb., Schnitzer Verlag, D-7742 St. Georgen im Schwarzwald.

Gesunde und fröhliche Kinder durch Schnitzer-Kost...

Nach der Vielfalt der bis hier berichteten Wirkungen verwundert es schon kaum mehr, daß gerade bei den Kindern, die durch ihr Wachstum besonders auf die richtigen Aufbau- und Nährstoffe aus richtiger, natürlicher und vollwertiger Nahrung angewiesen sind, auch besonders günstige Wirkungen auf ihren allgemeinen Gesundheitszustand eintreten.

Für den Schnitzer-Report wurden die Eltern von 2700 Kindern befragt, bei welchen teils von Geburt an, teils erst später auf Schnitzer-Kost gesetzt wurde. Dabei zeigte sich, daß nach der Ernährungsumstellung von den Kindern z. B.

63,2% seltener,
24,1% nie mehr krank waren
(12,1% keine Angaben).

38,8% hatten seltener,
50,3% nie mehr eine Grippe
(10,6% keine Angaben).

74,5% hatten seltener,
11,9% nie mehr Schnupfen
(12,4% keine Angaben).

22,8% hatten seltener,
80,8% (!) nie mehr eine Mandelentzündung
(15,9% keine Angaben).

Besonders eindrucksvoll ist, daß sich auch die Psyche der Kinder günstig verändert. Wenn man berücksichtigt, daß ein erheblicher Teil dieser Kinder ohnehin von Geburt an die richtige Ernährung erhielt, bei diesen also keine Veränderungen berichtet werden konnten, so gewinnen die 37,7%, die mehr fröhlich und aufgeschlossen wurden, und die weiteren 16% aller Kinder, die viel mehr fröhlich und aufgeschlossener wurden, noch mehr an Gewicht.

In den sehr zahlreichen zusätzlichen Anmerkungen schreiben die Eltern unter anderem:

„Kinder nicht mehr infektanfällig" — Schwangerschaft und Geburt verliefen bei mir (40 Jahre alt) ohne Komplikationen. Mein kleiner Sohn ist sehr fröhlich und geduldig. Er schläft sehr gut. Die ersten Zähne sind ohne Schwierigkeiten gekommen" — „Alle Bekannten und Verwandten loben das gesunde Aussehen unserer Kinder" — „Kind ißt besser" — „Ausgezeichnete körperliche und geistige Entwicklung beim 2. Kind (16 Monate alt), das von Anfang an, bereits im Mutterleib, vollwertig ernährt wurde, gegenüber dem ersten (5 Jahre)" — „Kinder in der Schule leistungsfähiger und aufgeschlossener" — „Unsere Pflegekinder haben sich in kürzester Zeit von unbedeutenden Schülern zu fast den Besten der Klasse entwickelt" — „Bei Kind: Trotz sehr schlechter Startbedingungen (extreme Frühgeburt mit 6½ Monaten) vollkommen störungsfreie Entwicklung" — „Kinder: Große körperliche und geistige Leistungsfähigkeit. Alle drei sind dekorierte Spitzensportler und liegen zugleich leistungsmäßig in ihren Schulklassen vorn. Keine Konzentrationsschwierigkeiten" — „Kranke Pflegekinder (2 mit Drüsen- und Hormonstörungen und Übergewicht, 10 und 12 Jahre) wurden ganz gesund" — „Die Kinder (5 Jungen) waren praktisch nie krank und waren beste Sportsleute" — „Die Kinder haben keinerlei Beschwerden mehr, noch kennen sie irgendeine Erkrankung. Sie sind die einzigen in ihrer Klasse, die im ganzen Jahr nicht einen Fehltag haben!" — „Meine beiden Kinder sind immer froh und voll gesunder Lebensauffassung" — „Kind sehr kräftig, geistig rege, sehr gesunde Zähne" — usw. usw.

Wenn der Stoffwechsel die richtigen Stoffe zum Wechseln bekommt — Normalisierung durch Schnitzer-Kost

Jede einzelne Zelle unseres Organismus lebt durch Stoffwechsel — durch Aufnahme, Umwandlung und Ausscheidung von Stoffen. Der Stoffwechsel ist das entscheidende Merkmal des Lebens überhaupt. Kommt er zum Stillstand, tritt der Tod ein. Seit der Entstehung des ersten Lebens auf der Erde war und ist der Stoffwechsel aller Lebewesen auf die Zufuhr der natürlich vorkommenden Stoffe eingerichtet. Bei allen höheren Lebewesen ist der Stoffwechsel auf die Aufnahme belebter Stoffe in Form anderer, meist niederer Lebewesen angewiesen. Nur manche einzelligen Organismen sind in der Lage, unbelebte Materie zu belebter zu synthetisieren.

Der Mensch als höchstentwickeltes Lebewesen ist besonders davon abhängig, im wesentlichen belebte Substanzen in seinen Stoffwechsel aufzunehmen. Seit Jahrmillionen kannte er nichts anderes als natürliche, lebendige Nahrung. Sein ganzer Stoffwechsel und die einzelnen inneren Organe sind darauf eingerichtet. Ihre Funktionsweise ist stabil in den Erbanlagen verankert.

Werden nun innerhalb weniger Jahrhunderte oder gar Jahrzehnte statt der natürlichen, lebendigen, vollwertigen Nahrung immer mehr durch Hitze getötete oder durch Abtrennung von Bestandteilen teilwertig gewordene Nahrungsstoffe zugeführt, so entgleist der Stoffwechsel des Menschen. Statt der normalen Endprodukte, auf deren Ausscheidung die Organe eingerichtet sind, entstehen veränderte oder unvollkommen abgebaute Stoffe, die der Körper auf normalem Wege nicht ausscheiden kann. Er lagert sie irgendwo in den Geweben ab, oder versucht, sie auf dem Wege von Entzündungen mit Hilfe der weißen Blutkörperchen aus dem Organismus hinauszuschaffen. Oft sind diese „falschen" Endprodukte des Stoffwechsels wieder selbst die Ursache für weitere Störungen des Stoffwechsels an anderer Stelle.

So nimmt es nicht weiter wunder, daß bei der heute allgemein verbreiteten falschen Ernährung mit toten, denaturierten, extrahierten, sterilisierten, konservierten Teilwertnahrungsmitteln so viele Menschen einen entgleisten Stoffwechsel haben. Die vielen Ablagerungserkrankungen — z. B. Nieren-, Blasen-, Gallenblasensteine, grauer Star, Zysten, Übergewicht, Arteriosklerose rühren ebenso hiervon wie die entgleisten Stoffwechselprozesse bei Furunkulose, Zuckerkrankheit, vielen Allergien, und was sonst noch Folgen eines fehlgeleiteten Stoffwechsels sein können.

Schnitzer-Kost stellt dem Organismus die vollwertige, natürliche Nahrung wieder zur Verfügung, auf die ihn die Natur eingerichtet hat. Und siehe da — der Stoffwechsel kommt wieder in sein natürliches Gleichgewicht, oft auch dann noch, wenn schon als unheilbar geltende Stoffwechselerkrankungen eingetreten sind!

Obwohl bei der Erstellung des Schnitzer-Report nicht nach Stoffwechselkrankheiten gefragt worden war, berichteten viele der Befragten von ihrer Heilung von solchen Krankheiten. Einige der Anmerkungen sind hier zitiert, um einen Einblick in den Wirkungsumfang zu geben:

„Bei mir ist eine schon immer gehabte Stoffwechselkrankheit weggeblieben" — „War sehr stoffwechselkrank. Dies änderte sich, seit ich auf Frischkornmehl und Rohkost umstellte" — „Der Stoffwechsel wird wohltuend beeinflußt, Hautunreinheiten verschwinden" — „Bei mir: Essentielle lipoide Xanthomathose, die trotz ärztlicher und klinischer Behandlung rapide fortschritt, heilte nach Ernährungsumstellung restlos aus" — „Tablettenverbrauch für Diabetes auf die Hälfte reduziert. Hämorrhoidenbeschwerden zurückgegangen. Unterschenkelgeschwür nicht wieder aufgebrochen. Gewicht auf normales Körpergewicht zurückgegangen" — „Cholesterin und Blutzucker gesenkt" — „Beschwerden an Niere und Blase sind rasch verschwunden" — „Rheuma, Bandscheibenschmerzen, Hexenschuß, Schwindelgefühle, Vereiterung der Mandeln, Magen-, Darm-, Nieren-, Blasenleiden sind verschwunden, auch Herz- und Nervenleiden. Ich bin leistungsfähig" — „Chronische Cystitis kann bei mir als überwunden angesehen werden" — „Seit Ernährungsumstellung keine Nierenbeckenentzündung mehr, davor 20 Jahre fast jährlich einmal Nierenbeckenentzündung" — „Die sehr ernsten Nierenbeschwerden (Steine) sind total verschwunden" — „Das heftige Nierenbluten verschwand völlig" — „Ich war schwerer Asthmatiker und litt arg an Heuschnupfen, welche quälende Zustände auf ein Minimum zurückgegangen sind" — „Bei meinem jüngsten Kind, das am stärksten umgestellt wurde, habe ich eine Allergie gegenüber tierischem Eiweiß und ein Augenleiden weitgehend beheben können" — „Die Neigung zu Allergien (Haut, Heuschnupfen) ließ nach" — „Gänzliches Verschwinden eines mehrjährigen täglichen gegen Abend auftretenden Hautjuckens" — „Eine Art allergischer Schnupfen und Ekzeme sind schlagartig mit der Ernährungsumstellung verschwunden" — „Verbesserung des gesamten Blutstatus (fachärztlich festgestellt)" — „Stauungen an den Beinen behoben; frischer Mundgeruch" — „Durch den Magen verursachter schlechter Mundgeruch ist fast verschwunden" — „Starke Schweißabsonderung in den Achselhöhlen im Sommer reduziert sich wesentlich" — „Mund- und Körpergeruch sind vollständig verschwunden, ebenso Wolf" — „Schweißgeruch verschwindet, Fäkalien nicht mehr übelriechend" — „Brauche keine 2. Lesebrille mehr! Ohrensausen ganz verschwunden! Muskelschwund an den Händen behoben! Furchtbare Schmerzen an den Fersen behoben" — „Geringeres Schlafbedürfnis, bessere Augen" — „Verbessertes Dämmerungssehen. Veränderte Leistungskurve beim Skifahren und Bergsteigen: Hohe Leistungsabgabe gleichmäßig während des ganzen Tages" — „Meine Sehkraft hat sich gebessert" — „Gehör hat sich gebessert" — „Rauchentwöhnung" — „Entstehung eines Widerwillens gegen Rauchtabak, so daß das Rauchen ganz aufhörte" — usw. usw.

Neue Vitalität, Leistungsfähigkeit und Lebensfreude – eine kostbare Wirkung der Schnitzer-Kost

Die meisten Menschen wissen heute nicht mehr, was wirkliche Gesundheit ist. Sie ist viel mehr als nur das Freisein von Krankheiten und Beschwerden. Sie ist Vitalität, nahezu unerschöpfliche Leistungsfähigkeit, überschäumende Lebensfreude, innere Ausgeglichenheit, Leistungsfreude, Glücklichsein. Sie erlaubt reaktionsschnelle und gleichzeitig gelassene Bewältigung jeder Problemsituation. Sie macht zufrieden mit sich und der Welt. Und dies alles nicht nur in der Jugend, sondern in jedem Lebensalter. Denn auch die heute im statistischen Durchschnitt 25 Jahre vor dem Tode auftretenden chronischen Krankheiten, die die zweite Lebenshälfte vieler Menschen so beeinträchtigen, sind keine Alterskrankheiten, sondern nur die Folge vorheriger jahrzehntelanger Fehlernährung.

Diese wirkliche Gesundheit läßt sich auch heute wieder erreichen — das haben die Antworten von 4702 Personen im Zusammenhang mit dem Schnitzer-Report ergeben:

Von den Männern wurden 92,7% leistungsfähiger als früher, seit sie auf Schnitzer-Kost umgestellt haben.

Von den Frauen berichteten 91,7% über größere Leistungsfähigkeit.

71,2% der Männer sind seltener müde; 24,1% fühlen sich nie mehr müde!

Die Frauen sind seit der Umstellung auf Schnitzer-Kost ebenfalls munterer geworden:

76,6% sind seltener müde,
17,8% sind nie mehr müde.

Bei den Kindern von 1612 Familien, die regelmäßig das Schnitzer-Naturmüsle essen, sind

46,0% fröhlicher und aufgeschlossener,
20,0% sogar viel fröhlicher und aufgeschlossener;
33,3% sind unverändert in Benehmen und Stimmungslage.

In zusätzlichen Anmerkungen berichten die Befragten unter anderem:

„Zum Beispiel arbeite ich seit geraumer Zeit ohne zu ermüden 12—14 Stunden pro Tag, was ich jahrzehntelang nicht gekonnt habe" — „Ich habe festgestellt, daß ich lebensfroher und im ganzen gesehen leistungsstärker geworden bin; auch körperlich schwerere Arbeit macht mir Freude und strengt mich nicht sonderlich an. Meine Gedächtniskraft ist gestiegen" — „Mit meinen 67 bin ich noch leistungsfähig und arbeite 6 Tage in der Woche in einem Arzthaushalt (Kinderpflegerin)" — „Man ist kaum noch müde, hat immer guten Appetit, ist immer vergnügt, und ich kann trotz meiner 70 Jahre noch stundenlange Wanderungen machen" — „Leistungszunahme, positive Lebenseinstellung" — „Leistungsfähiger, vitaler als vorher, besseres Aussehen" — „Kritischer und selbstbewußter" — „Auch am späten Abend trotz anstrengender Arbeit noch keine spürbare Ermüdung" — „Ich war seit Jahren an Mittagsschlaf gewöhnt — ich brauche ihn garnicht mehr. Ich fühle mich energievoller und aktiver" — „Die Vollwert-Ernährung ist entscheidend für das körperliche Wohlbefinden, das seelische Gleichgewicht und die geistige Frische" — „Ich selbst bin körperlich und geistig weit leistungsfähiger als gleichaltrige Frauen" — „Bin mit 72 Jahren noch sehr sport- und wanderfreudig, bearbeite meinen biologisch geführten Garten und verbringe meinen Erholungsurlaub meist mit Zelt und Auto" — „Ich fühle mich noch sehr leistungsfähig und reite noch täglich (über 70 Jahre)" — „Durch diese Ernährung wurde die Lebenseinstellung positiv verändert" — „Wieder lebensfroh und lebensbejahend!" — „Bewegungsfreudiger, leichter, froher, arbeitsfreudiger, gesünder" — „Viel größeres Lebensinteresse, viel vitaler geworden" — „Geistige Frische, frei von Depressionen, gute Konzentration, Steigerung der körperlichen Leistungsfähigkeit" — „Ich bin viel leistungsfähiger, das Gedächtnis ist viel besser, trotz Stress im Beruf kommt tagsüber kein Leistungsabfall mehr, da ich seither meinen Aufgaben mit der nötigen Ruhe entgegensehen kann. Neben dem Beruf habe ich meinen 89jährigen Vater zu pflegen und betreibe noch verschiedene Hobbys" usw. usw.

Schönheit ist eine Frage der Gesundheit – und damit der richtigen Ernährung. Schnitzer-Kost macht schöner und sympathischer

Jeder Tierzüchter weiß es: Ein schönes Fell, klare Augen, prächtige Federn, eine stolze und aufrechte Haltung, schöner Gang und Lauf, kraftvoller, eleganter Flug — das alles sind Merkmale gesunder, voll entwickelter Tiere. Und er weiß auch, daß seine Tiere zur Erreichung dieses Zieles eine vollwertige, ihren natürlichen Bedürfnissen entsprechende Nahrung brauchen.

Beim Menschen ist das nicht anders. Schönheit ist eine Frage der Gesundheit, und Gesundheit ist eine Frage der richtigen Ernährung.

Glatte, reine, straffe Haut, schönes Haar, klare Augen, aufrechter Gang, eine gut gebaute, schlanke Figur — alle diese Merkmale der Schönheit sind entscheidend von der richtigen Ernährung abhängig.

Falsche Ernährung — das ist die heute allgemein übliche Ernährungsweise — führt alsbald auch zum Verblassen der Schönheit eines Menschen. Pickel im Gesicht und am Körper, Löcher in den Zähnen, strähnige, glanzlose, brüchige Haare, trübe Augen, gebeugte Haltung, übler Mund- und Körpergeruch oder gar Hautkrankheiten machen einen Menschen abstoßend.

In welch überraschendem Umfang verlorene Schönheit durch richtige Ernährung, durch Schnitzer-Kost wieder zurückgewonnen werden kann, haben viele Anmerkungen der Befragten des Schnitzer-Reports hierzu ergeben. Einige Zitate daraus erläutern die Wirkungen der Ernährungsumstellung:

„Gesundes, frisches Aussehen, vital, leistungsfähig, bessere Haut" — „Langsame, wohltuende Gewichtsabnahme, 5 kg, Heilung eines alten Gesichtshautleidens" — „Psoriasis nach 8 Monaten Vollwertkost erscheinungsfrei" — „Immer frisches Aussehen!" — „Die Haut wird glatt und rein" — „Hautschäden an den Händen — durch Mittel nicht wegzubringen — heilten spontan" — „Verstärkter Haarwuchs und -glanz, festere Nägel, weniger Hautunreinheiten" — „Weiche, straffe Haut, gesunde Haare, gute Sehfähigkeit" — „Ekzeme und Furunkel treten nicht mehr auf" — „Schwere Akne und Furunkel, nach der Umstellung völlig befreit" — „Pastöses Aussehen der Tochter verschwand" — „Keine Anämie mehr, wurde 10 Jahre von 10 verschiedenen Ärzten (u. a. 2 Professoren) vergeblich mit Medikamenten behandelt" — „Leuchtende Augen, schöne Haut" — „Weniger Haarausfall, Haut verbessert" — „Besseres, jüngeres und frischeres Aussehen. Schlank, rank und vital" — „Pigmentflecken (sogenannter ‚Altersrost') auf den Handrücken sind abgeblaßt" — „Zähne fester, Haare fallen nicht mehr aus, Stauungen an den Beinen behoben, frischer Atem, sehr jugendlich geblieben und aktiv" — „Schönerer Haarwuchs!" — „Bereits vorhandener Haarausfall wurde gestoppt" — „Bessere Figur, graue Haare wachsen dunkel nach, sprödes Haar wurde wieder lockig, weniger Haarausfall, keine Lippenblasen mehr" — „Ich habe 10 kg abgenommen, fühle mich arg wohl und außer, daß Haut und Haare jetzt besonders schön sind, habe ich eine Menge neuen Haarwuchs auf dem Kopf" — Meine Haare, die stumpf, zapfig und haltlos waren, sind schön, geschmeidig und glänzend geworden" — „Seit ungefähr 3 Wochen habe ich einen sehr angenehmen Mundgeruch. Ich litt (wegen Zahnfleischentzündung) seit mehr als 10 Jahren ununterbrochen an schlechtem Mundgeruch, den ich mit allen möglichen Mitteln (Mundwasser, Pulver, oftes Zähneputzen usw.), jedoch ohne den geringsten Erfolg, behandelt hatte. Außerdem habe ich jetzt viel mehr Augenwimpern als vorher" — „Ehemals brüchige Fingernägel sind jetzt hart" — usw. usw.

Leichte Schwangerschaft und Geburt dank Schnitzer-Kost

Der biologisch wichtigste Vorgang für die Erhaltung jeder Art von Lebewesen ist die Fortpflanzung und Vermehrung. Es ist auch der natürlicherweise am besten funktionierende; denn im Laufe der Jahrmillionen wurde jede Erbanlage, die hier Schwächen aufwies, dadurch ausgemerzt, daß das betreffende Lebewesen keinen Nachwuchs bekam.

Schwangerschaft und Geburt sind Vorgänge, bei welchen besonders erhebliche Mengen aller lebensnotwendigen Vitalstoffe gebraucht werden: Für den Aufbau des Embryo und für den Umbau des mütterlichen Organismus für Schwangerschaft, Geburt und das nachfolgende Stillen.

Entsprechend stark wirken sich deshalb auch die heute allgemein verbreiteten Fehler in der Ernährungsweise auf den Verlauf von Schwangerschaft, Geburt, Stillzeit und auf die Entwicklung des Embryo aus. Beschwerden, Übelkeit, Bettlägerigkeit während der Schwangerschaft, schwieriger Geburtsverlauf, Stillunfähigkeit und „der Verlust mindestens eines Zahnes pro Kind" sind oft die Folge, und die Kinder kommen schon mit nur mangelhaft „realisierten" Erbanlagen und krankheitsanfällig auf die Welt.

Daß aber auch in unserer heute so lebensfeindlich gewordenen Umwelt nach problemlosen Schwangerschaften gesunde Kinder zur Welt kommen und auch monatelang gestillt werden können, das haben viele Mütter berichtet, als sie im Zusammenhang mit dem Schnitzer-Report nach besonders eindrucksvollen Beobachtungen gefragt wurden:

„Schwangerschaft und Geburt verliefen bei mir (40 Jahre alt) ohne Komplikationen. Ich konnte ein halbes Jahr stillen. Mein kleiner Sohn ist sehr fröhlich und geduldig" — „Bei jedem unserer 5 Kinder wurde die Geburt leichter und die Stillzeit länger. Stille jetzt unser jüngstes im 6. Monat" — „Nach der Geburt sofort wieder normales Gewicht" — „Erwarte z. Zt. ein Baby, fühle mich aufgrund dieser Ernährung sehr gut und habe nicht die geringsten Beschwerden" — „Die Entbindung meines Sohnes war völlig problemlos" — „Fast völlig beschwerdefreie Schangerschaft, schnelle Geburt, prächtiges normalgewichtiges Baby mit jetzt (10 Monate) 8 Zähnen, immer bester Stimmung" — „Den jetzt 1½jährigen Jungen konnte ich 7½ Monate stillen. Er wuchs mit der Vollwert-Ernährung auf und ist gut entwickelt, sehr vital und fröhlich-ausgeglichen" — „Die letzten beiden Geburten verliefen rascher, die Schwangerschaften beschwerdelos, auch konnte ich trotz großem Haus und Garten 5 Monate voll stillen" — „Die Ernährungsumstellung wirkte sich bei mir sehr positiv aus. Ich hatte eine sehr angenehme und vollkommen beschwerdefreie Schwangerschaft und eine ganz leichte und schnelle Geburt. Konnte mein Kind voll stillen, also ganz ohne Flasche. Anschließend wurde es vollwertig ernährt. Fazit: Das Kind war noch nie krank, zahnt mit einer Leichtigkeit, daß alle staunen, ist fröhlich und aufgeweckt, interessiert sich für alles und hat einen gesunden Appetit. Es ist eine Pracht, dieses Kind aufwachsen zu sehen. Das bestätigen auch unsere Bekannten und Verwandten" — usw. usw.

Was ist Schnitzer-Kost?

Was ist Schnitzer-Kost?

Spätestens an dieser Stelle werden Sie, verehrte Leserin und lieber Leser, diese Frage stellen. Denn bei der Breite der geschilderten Wirkungen gibt es heute in den zivilisierten Ländern kaum mehr einen Menschen, der nicht auch für sich selbst eine oder mehrere dieser Wirkungen ganz gut gebrauchen könnte.

Um selbst Nutzen zu haben, ist es notwendig, zunächst die Prinzipien der Schnitzer-Kost kennenzulernen, um sie danach in der wirkungsvollsten Weise anwenden zu können.

Die Schnitzer-Kost orientiert sich an den natürlichen Ernährungsformen, welche die Entwicklung und gesunde Fortpflanzung des Menschen seit Urzeiten sichergestellt haben. Diese Ernährungsformen wurden anhand vieler Forschungsergebnisse aus Tierexperimenten, Erfahrungen ganzer Völker in Friedens- und in Kriegszeiten und vieler Einzelbeobachtungen und -erfahrungen überprüft und den heutigen Gewohnheiten angepaßt. Zweck dieser Ernährungsweise ist es, dem menschlichen Organismus die vollwertigste und gleichzeitig an schädlichen Stoffen ärmste Nahrung zur Verfügung zu stellen, die unter heutigen Gegebenheiten möglich ist – um so den ganzen Stoffwechselsystemen, Schutz- und Regelmechanismen in uns optimale Bedingungen für ihr Funktionieren zu schaffen.

Dann kann sich der Organismus selbst gesund erhalten — und er wird es sogar in den meisten Fällen wieder, wenn er durch weniger vorteilhafte Ernährungsgewohnheiten erkrankt war.

Ein wesentliches Merkmal der Schnitzer-Kost ist es, daß auch die Zähne und das Zahnfleisch als die empfindlichsten Gradmesser der Gesundheit vollkommen gesund bleiben, wenn sie vollständig richtig angewendet wird.

In diesem Buch wird eine weiterentwickelte Form der Schnitzer-Kost vorgelegt. Neu hinzugekommen ist die Schnitzer-Intensivkost, mit der es gelungen ist, eine vollständige Rohkostform zu entwickeln, die zeitlich unbegrenzt angewendet werden kann. Dies wurde dadurch erreicht, daß in jeder der täglichen Mahlzeiten eine vollwertige Eiweißversorgung mit hohem biologischem Grundeffekt gesichert werden konnte. So ist man und fühlt man sich sättigend und vollwertig ernährt — und hat gleichzeitig die vitalisierende, gesundheitssteigernde, heilende Wirkung der ausschließlich rohen, lebendigen Nahrungsform, die man mit nur teilweise roher Nahrung nie erreichen kann.

Neu ist weiterhin, daß die ganzen Zubereitungen auch nach Kalorien berechnet sind: Wird nämlich die gesundheitlich bestmögliche Nahrungsform in der täglichen Gesamtmenge und den Mengenverhältnissen der einzelnen Bestandteile berechenbar gemacht, so läßt sich die intensivste Wirkung bei gleichzeitig optimaler Ernährung des Organismus erzielen.

Schnitzer-Kost: Vollwertige, natürliche Lebensmittel, keine Teilwertprodukte

Dies ist ein Prinzip der Natur selbst. Seine Verletzung war erst möglich, als der Mensch begann, Vorrichtungen und Maschinen zu bauen, mit welchen er die natürliche Nahrung verändern konnte.

Die reine Zerkleinerung von natürlichen Lebensmitteln — zerschneiden, reiben, mahlen — bringt noch keine gesundheitlichen Nachteile. Wird aber das zerkleinerte Lebensmittel anschließend längere Zeit dem Luftsauerstoff ausgesetzt, so treten durch Oxydation nachteilige Veränderungen auf. Wichtige Vitalstoffe werden zerstört und zum Teil sogar in schädliche Stoffe umgewandelt.

Wesentlich ist also, daß einmal zerkleinerte natürliche Lebensmittel alsbald weiterverarbeitet und verzehrt werden. Angeschnittenes Obst und Gemüse, gemahlenes Vollkornmehl sollen nicht, auch nicht für wenige Stunden, gelagert werden, da sie hierdurch zu sehr an Wert für die Gesundheit verlieren.

Den größten gesundheitlichen Schaden brachte das Prinzip der Extraktion, des Abtrennens von einzelnen Bestandteilen eines natürlichen Lebensmittels. Damit wird das von der Natur geschaffene Gleichgewicht aller Stoffe in einem solchen Lebensmittel zerstört. Die Folge ist die Entgleisung unseres Stoffwechsels.

Dieses Gleichgewicht der Stoffe in einem natürlichen Nahrungsmittel hat seinen Grund in den Nahrungspflanzen selbst. Ein Samen, ein Wurzelknollen, ein Blatt sind lebendige Systeme, die selbst ohne das Vorhandensein aller lebensnotwendigen Substanzen nicht leben könnten. Essen wir sie, benutzt unser Organismus die gleichen Vitalstoffe für seine eigenen Zwecke weiter, mit welchen vorher diese Systeme ihren Stoffwechsel betrieben haben. Die unversehrten, lebenden pflanzlichen Systeme sind das Ausgangsprodukt, auf dessen Weiterverarbeitung unser Stoffwechsel seit Jahrmillionen eingerichtet ist. In ihnen findet er alle Substanzen, die er zu seinem eigenen Funktionieren braucht.

Einer der verhängnisvollsten Eingriffe dieser Art in die Nahrungsversorgung des Menschen war es, als man dazu überging, das gemahlene Vollkornmehl auszusieben, um es lagerfähig zu machen. Dazu kam es, als mit der Entwicklung größerer Energiequellen im 19. Jahrhundert auch das Betreiben von Großmühlen möglich wurde. Man stellte fest, daß Vollkornmehl nicht gelagert werden kann, ging der Ursache nach und fand sie in der Oxydation des Keims, vor allem im Ranzigwerden der hochungesättigten Fettsäuren. Also entfernte man die Keime und die Randschichten damit, denn beide werden beim Mahlen nicht so stark zerkleinert wie der Mehlkern des Korns. So entstanden die lagerfähigen Auszugsmehle. Daß dies gesundheitliche Folgen haben könnte, dachte kein Mensch. Erst die sehr komplizierten Langzeit-Tierversuche von Prof. Kollath und später die Entdeckung der zwanzigjährigen Latenzzeit bis zum massiven Eintritt der Folgekrankheiten durch Cleave und Campbell brachten Licht in die Zusammenhänge.

Heute sind die Auszugsmehle und ein anderes Teilprodukt, der Industriezucker, Hauptursache der verbreiteten ernährungsbedingten Zivilisationskrankheiten. Chemisch sind beide Produkte isolierte Kohlenhydrate ohne die natürlichen Begleitstoffe, die unser Organismus zu ihrer einwandfreien Verarbeitung braucht. Beide sind in einer Vielzahl der heute am meisten verzehrten Nahrungsmittel enthalten.

Auch Säfte von Obst und Gemüse — auch die frisch gepreßten — sind typische Teilwertnahrungsmittel und dürfen daher nicht zu einer gesunden Ernährung gehören. Etwas anderes ist es, wenn Säfte bei einer Fastenkur eingesetzt werden, die den Zweck hat, durch Erzeugung eines Mangels an Nahrungsstoffen den Körper zum Abbau abgelagerter Stoffe und kranken Eiweißes zu zwingen.

Schnitzer-Kost: Lebendig, nicht hitzebehandelt

Ebenfalls verkehrt wäre es, Quark zu einer wesentlichen Ernährungsgrundlage zu machen, wie dies viele tun — Quark ist ein Teilwertnahrungsmittel, extrahiert aus dem vollwertigen Lebensmittel Milch.

Schnitzer-Kost besteht nahezu ausschließlich aus vollwertigen Lebensmitteln, die frisch verarbeitet und gegessen werden — Teilwertprodukte werden gemieden. Also: Frisch gemahlenes Vollkornmehl und Vollkornschrot, nicht Auszugsmehle. Frische Salate, rohe Gemüse, Obst — nicht die Preßsäfte daraus. Und nicht die geringste Menge an Industriezucker...

Auch dieses Prinzip war in der ganzen Natur selbstverständlich, solange der Mensch nicht darin „herumpfuschte". Es ist kein Zweifel an der Tatsache möglich, daß sich zuerst der Mensch entwickelt hat und erst viel, viel später der erste Kochtopf erfunden wurde. Das muß sich jede Hausfrau vor Augen führen, die bisher glaubte, ohne „Gekochtes" sei der Mensch nicht richtig ernährt.

Das Gegenteil ist der Fall: Je mehr Nahrungsanteile hitzebehandelt sind, je mehr Gekochtes, Sterilisiertes, Pasteurisiertes, Gedämpftes, Gegrilltes, Infrarot- und Kurzwellenerhitztes ein Mensch zu sich nimmt, umso gefährdeter ist seine Gesundheit. Extrem hoch ist der hitzebehandelte Nahrungsteil in Großküchen, sinnigerweise auch in Krankenhäusern — und wer viele Jahre auf eine solche Ernährung angewiesen ist, nimmt Schaden an seiner Gesundheit.

Warum schadet die Hitze der Nahrung? Schon zwischen 40 und 50°C werden die meisten Eiweißstoffe „irreversibel denaturiert", unwiderbringlich ihre natürliche Struktur zerstört.

Da unser Stoffwechsel aber nur darauf eingerichtet ist, die Eiweißstoffe in ihrer natürlichen Struktur aufzunehmen und daraus durch Umbau unser eigenes Körpereiweiß herzustellen, kann mit denaturiertem Eiweiß als Nahrung der Organismus auf Dauer nicht gesund bleiben. Auch alle Fermente werden bei diesen Temperaturen zerstört — und je nach den sonstigen Umständen auch ein Teil der Vitamine.

Schnitzer-Intensivkost, die konsequenteste Form natürlicher Vollwert-Ernährung, besteht vollständig aus lebendigen, nicht hitzedenaturierten Lebensmitteln; deshalb ist sie am gesündesten, bringt die größte Leistungsfähigkeit und hat die stärkste Heilkraft bei den vielen ernährungsbedingten Beschwerden, Krankheiten und Leiden.

Schnitzer-Kost: Wenn möglich aus kontrolliertem Anbau

Gesunde Nahrungspflanzen sind die besten Ausgangsstoffe für eine gesunde Ernährung. Jede Pflanze braucht zu ihrer gesunden Entwicklung einen Boden, der lebt und selbst gesund ist. In jedem Fingerhut voll Erde sind mehr Kleinlebewesen, als Menschen auf der Erde. Sie stehen in einer komplizierten oekologischen Beziehung zueinander und zu den Pflanzen, und sie bereiten die Mineralien des Gesteins so auf, daß die Pflanzen sie weiterverarbeiten können. Denn gesunde Pflanzen in gesundem Boden ernähren sich nicht direkt von toter mineralischer Substanz. Auch der Luftstickstoff wird im Boden zunächst von Knöllchenbakterien gebunden und dann erst an die Pflanzen zur Weiterverarbeitung abgegeben.

Als Gegenleistung erhalten die Bodenbakterien von den Pflanzen organische Substanzen in Form von herabfallenden Blättern und sonstigen nicht mehr benötigten Pflanzenteilen. Die Pflanzen geben außerdem an den feinen Wurzelenden direkt Zuckerstoffe ab, die sie mit Hilfe des Sonnenlichts in den Blättern aufgebaut haben.

Chemische Düngung ist ein grober Eingriff in dieses lebende System. Durch lösliche Dünger werden die Pflanzen auf dem Wege des osmotischen Drucks gezwungen, diese aufzunehmen. Die Folge ist eine unnatürliche Aufschwemmung ihrer Zellen und ein Nachlassen ihrer Widerstandskraft gegen Pflanzenschädlinge. Diesen muß man nun mit heimtückischen Giften zu Leibe rücken — die dann ebenfalls von der Pflanze aufgenommen werden. Gleichzeitig töten diese Gifte im Verein mit den chemischen Düngern allmählich alles Bodenleben ab. Die Folgen sind nachlassende Erträge trotz immer größerer Kunstdüngergaben, und ein so starker Schädlingsbefall, daß die immer häufiger notwendigen Giftspritzungen schließlich teurer sind als der ganze Erlös, den die Ernte bringt.

Daß solchermaßen gewachsene Nahrungspflanzen für die Gesundheit des Menschen nicht die besten sind, liegt auf der Hand. Die Bauern wissen das auch selbst — und bauen für ihren persönlichen Bedarf meist getrennt an, ohne Kunstdünger und ohne Spritzgifte.

In verschiedenen Ländern gibt es schon Vereinigungen, die biologischen Landbau lehren, kontrollieren und sich um den Absatz der so angebauten Nahrungspflanzen kümmern. Man sollte sich bemühen, solche Lebensmittel zu bekommen. Wer einen eigenen Garten hat, kann auch darin manches selbst anbauen.

Wo aber biologisch angebaute Nahrungspflanzen noch nicht erhältlich sind, wäre es falsch, deswegen auf rohe Zubereitung zu verzichten und alles abzukochen. Denn durch das Kochen werden nur Substanzen zerstört, die für die Gesundheit von Vorteil wären. Die Gifte hingegen, welche von der Schädlingsbekämpfung her darin enthalten sind, überstehen auch das Kochen, ohne an Wirkung zu verlieren.

Für das wichtigste Grundlebensmittel der gesunden Ernährung, Getreide, konnte die Versorgung aller Interessierten mit keimfähigem Weizen und Roggen aus kontrolliertem Anbau, frei von nachweisbaren Pestizidrückständen, weitgehend sichergestellt werden *).

*) Anfragen nach kontrolliertem Getreide richten Sie bitte an Firma Schnitzer, D-7742 St. Georgen im Schwarzwald.

Ist Fleisch notwendig?

Über diese Frage haben sich im Laufe der Jahrzehnte zahlreiche Gelehrte die Köpfe zerbrochen. Ist der Mensch ein Fleischfresser? Ist er ein „Omnivore", ein Allesfresser? Oder ist er ein Pflanzenfresser?

Die Frage ist nicht einfach zu klären. Gibt es doch die verschiedensten Kostformen auf der Erde. Welches aber ist die dem Menschen von Natur aus zugedachte und also die für ihn gesündeste?

Mehrfach wurde versucht, durch den Vergleich des Verhältnisses von Darmlänge zu Körperlänge bei den verschiedenen Tieren und dem Menschen der Wahrheit auf die Spur zu kommen. Aber es stellte sich heraus, daß die Werte so schwanken und sich zwischen Fleischfressern und Pflanzenfressern so überschneiden, daß der Vergleich wenig Beweiskraft hat.

Den Schlüssel zur Lösung fand der Zahnarzt Dr. Richard Lehne — im Vergleich der verschiedenen Konstruktionen der Gebisse. An der Art des Gebisses ist tatsächlich genau zu erkennen, für welche Nahrungsarten es von der Natur konstruiert ist; und Lehne kam zu dem Ergebnis, daß der Mensch aufgrund der Bauart seines Gebisses ein „Frugivore" ist, ein Früchteesser. Dabei sind unter Früchten nicht vorwiegend die heutigen Obstsorten zu verstehen, die größtenteils Züchtungen sind und erst seit einigen Jahrzehnten oder Jahrhunderten existieren. Vielmehr sind dies Früchte im Sinne von Samen und Nüssen, Wurzelknollen und Blattschößlingen. Für die Zerkleinerung dieser natürlichen Nahrungsmittel ist das menschliche Gebiß konstruiert und ideal geeignet; währenddessen bleiben z. B. beim Kauen von Fleisch gerne sehnige Fasern zwischen den Zähnen hängen, und beim Essen von Fisch bleiben Gräten im Zahnfleisch oder gar im Halse stecken.

Ein typisches Omnivoren-(Allesfresser-)Gebiß hingegen hat das Wildschein; vergrößerte Eckzähne („Reißzähne") zum Reißen der Beute und um sie in Stücke zu reißen, und weiter hinten Zahnreihen, die zur Zerkleinerung sowohl von tierischer als von pflanzlicher Nahrung geeignet sind. Löwe und Tiger wiederum haben typische „Carnivoren"-(Fleischfresser-)Gebisse.

Grasfresser wie Pferd, Rind, Ziege haben vorne Zahn- und Kieferkonstruktionen, die sich zum Festhalten und Abreißen von Gras- und Pflanzenbüscheln eignen; und auf den Seiten haben sie als Raspeln ausgebildete Zahnreihen zur Zerkleinerung. Der typische Reißzahn des Fleischfressers fehlt.

Aber auch die sonstige körperliche Ausstattung läßt Rückschlüsse auf die Nahrungsform zu. So ist eine Kuh wohl kaum in der Lage, ein anderes Tier als Beute zu erjagen und zu erlegen. Und Raubkatzen fressen höchstens Gras, wenn sie sich nicht wohl fühlen oder ein Gewitter im Anzug ist. Auch der Mensch würde — bar jeden Werkzeugs und nackt — eine ziemlich komische Figur bei Versuchen machen, etwa einen Stier anzuspringen und ihm den Nacken durchzubeißen, oder auch nur einem Hasen aufzulauern, der viel besser hört und riecht und auch viel schneller laufen kann als der Mensch.

Denn man darf bei solchen Überlegungen ja nicht von Anfang an die Waffen und Werkzeuge einbeziehen, die der Mensch sich erst Jahrmillionen nach seiner biologischen Entwicklung ausgedacht hat. Erst war der Mensch und lebte von seiner natürlichen Nahrung, die er aufgrund seines Körperbaus gut erlangen und mit seinen Zähnen gut zerkleinern konnte. Erst viel später begann er, sich auch Werkzeuge und Waffen herzustellen.

Eine ganz andere Seite ist die außerordentliche Anpassungsfähigkeit des Menschen an die verschiedensten Lebensbedingungen. Er hat von allen Lebewesen das anpassungsfähigste Temperaturregelungssystem — und kann in heißestem und kältestem Klima existieren. Und er kann auch bei verschiedensten Nahrungsformen leben, soweit es ganz natürliche sind. Das heißt, daß die verwendeten Nahrungsmittel lebend und ohne Abtrennung von einzelnen Bestandteilen verzehrt werden. Dann kann der Mensch selbst bei einer stark auf Fleisch gestützten Ernährung gesund leben, allerdings mit einer nicht unerheblich verkürzten Lebenserwartung. Dies ist am Fall der Eskimos demonstriert, die Fleisch und Fisch roh verzehren und nicht nur das Muskelfleisch, sondern auch die Innereien; und die außerdem dazu große Mengen Seetang als pflanzliche Ergänzung verwenden.

Aber Fleisch ist in solchen Fällen als Notnahrung zu betrachten, weil in diesen Gegenden nichts anderes verfügbar ist. Auf vorwiegender Fleischkost haben sich auch noch nie in der Menschheitsgeschichte große Kulturen entwickelt; vielmehr waren die Ernährungsgrundlagen der großen Kulturvölker immer Getreidearten wie Reis, Weizen, Roggen, Gerste, Hafer, Hirse, Dinkel usw.

Sobald Fleisch für die menschliche Ernährung hitzebehandelt wird, wirkt es ausgesprochen nachteilig auf die Gesundheit, führt nicht selten zu Paradentose und in der nächsten Generation zur Veränderung des Skeletts, wobei die langen Röhrenknochen zu lang und zu dünn, die Kiefer zu schmal werden, so daß die Zähne darin nicht Platz finden und unregelmäßig stehen.

Bei der heute üblichen Ernährungsweise spielt Fleisch eine erhebliche Rolle. Würde man es einfach weglassen und die übrige Ernährung beibehalten, so käme es tatsächlich zu noch schlimmeren Gesundheitsstörungen — weil diese übrige Nahrung aus Auszugsmehlprodukten, Industriezucker in verschiedenen Beimengungen, gekochten Gemüsen und ein wenig grünen Beilagen nicht vollwertig ist. Daher rührt auch das ausgesprochene Verlangen nach Fleisch, das viele Menschen bei sich feststellen.

Wird auf Schnitzer-Kost umgestellt, so verschwindet dieses Verlangen nach Fleisch alsbald. Selbst dann, wenn aus alter Gewohnheit oder weil man eingeladen ist Fleisch gegessen wird, stellen diese Menschen erstaunt fest, daß sie es garnicht mehr fertigbringen, die früher gewohnten Fleischportionen aufzuessen.

Wenn einmal aus irgend einem Grunde Fleisch nicht umgangen werden kann (meist sind es gesellschaftliche Zwänge im Zusammenhang mit geschäftlichen Einladungen, wo man anders einen Gastgeber oder einen eingeladenen Kunden ohne lange Erklärungen befremden könnte), so weicht man, wenn möglich, auf die beiden gesundheitlich harmlosesten Formen von Fleisch aus: Luftgetrocknetes Bündnerfleisch, oder Beefsteak tartar. Hat man aber die Möglichkeit, ein erstklassiges Schnitzer-Menü vorzusetzen, so kann man solche Menschen auf angenehme Weise mit einer Gesundheitsquelle bekanntmachen, die diese bisher noch nicht gekannt haben. Dieser Weg ist natürlich der bessere.

Milch und Milchprodukte

Milch ist von der Natur als Übergangsernährung von der Geburt bis zum Angewöhnen an die der Art entsprechende natürliche Ernährungsform gedacht; das ist so bei allen Säugetieren, zu denen der Mensch zählt. Ist die Angewöhnungszeit verstrichen, versiegt der Milchstrom.

Eines Tages war der Mensch auf die Idee gekommen, sich andere Säugetiere als Haustiere zu halten, ihnen die Jungen wegzunehmen und ihre Milch selbst zu trinken. Gleichzeitig hat er sie auf immer höhere und länger anhaltende Milchleistung gezüchtet. Aber noch heute ist jedes Jahr eine erneute Geburt nötig, um den Milchfluß wieder in Gang zu bringen; ein Beweis für die starke Zweckgebundenheit der Milchproduktion.

Milch von Kühen, Ziegen und Schafen enthält auch alle essentiellen Aminosäuren, die der Mensch braucht. Sie ist daher eine hervorragende Eiweißquelle für die menschliche Ernährung. Im Bezug auf die Eiweißzusammensetzung der übrigen Nahrung braucht man sich nicht viele Gedanken zu machen, wenn Milch und Milchprodukte in der Ernährung verwendet werden. Auch Vitamine und einige sonstige Schutzstoffe sind in der Milch enthalten, soweit sie roh, unpasteurisiert verwendet wird.

Für pasteurisierte, sterilisierte, kondensierte und pulverisierte oder ultrahocherhitzte Milch gilt das gleiche wie hitzebehandeltes Fleisch: Das Eiweiß ist denaturiert. Der Körper kann es in seinem Stoffwechsel nicht so verarbeiten, daß seine Gesundheit und die seines Nachwuchses voll gesichert ist. Wenn Milch verwendet wird, soll es daher rohe Vorzugsmilch oder daraus hergestellte Sauermilch sein. Joghurt z. B. wird aus pasteurisierter oder gekochter Milch hergestellt, die dann mit Joghurtkeimen geimpft und hernach wieder pasteurisiert wird, wenn sie steif geworden ist.

Quark, Käse und Butter sind ebenso wie Rahm und Buttermilch Teilwertnahrungsmittel, die aus der Milch durch Extraktion hergestellt werden. Sie sollten nicht in allzugroßem Umfang verwendet werden. Außerdem sollte man Wert darauf legen, daß sie bei der Herstellung keine Hitzebehandlung erfahren haben. Leider ist sogar die meiste Butter pasteurisiert, und die meisten Käsesorten sind aus pasteurisierter Milch hergestellt. Obwohl die Rinderbestände inzwischen tuberkulosefrei sind, und obwohl gerade die Tuberkulosebakterien die Pasteurisierung lebend überstehen. Für die Gesundheit der Bevölkerung wäre es wirklich wertvoller, mehr Sauberkeit in die Kuhställe zu bringen und dafür die Pasteurisierung fallenzulassen — wie dies bei der rohen Vorzugsmilch der Fall ist.

Wo rohe Vorzugsmilch — womöglich noch von einem Hof mit biologischer Wirtschaftsweise — erhältlich ist, sollte diese verwendet werden — auch wenn sie wesentlich teurer ist. Aus dieser Milch kann sich die Hausfrau dann selbst Sauermilch herstellen.

Die sogenannte lakto-vegetabile Ernährung galt längere Zeit als gesundheitlich empfehlenswerteste Ernährungsform. Sie besteht aus Milch und Milchprodukten, Vollgetreideerzeugnissen, Salaten, Gemüsen, Nüssen. Heute müssen zu dieser Auffassung Einschränkungen gemacht werden.

Daß die Milch von der Natur nur als Übergangslösung für den Säugling gedacht ist, zeigt sich auch darin, daß viele Menschen nur im Säuglingsalter Milch vertragen. Später, oft schon als Kind, reagieren sie auf Milch und Milchprodukte überempfindlich. Dies äußert sich vor allem in chronischen Schleimhautentzündungen des Nasen-Rachenraumes, chronisch und akut entzündeten Mandeln und sogenannten „Nasenpolypen", das sind angeschwollene Nasenmandeln, die die Atmung behindern, zur Mundatmung zwingen und dadurch auch zur Verformung (Einengung) des Oberkiefers führen, weil dann der Stützeffekt des Zungenmuskels auf den Oberkieferbogen fehlt.

Schnitzer-Kost: Ausgewogene Eiweiß-kombination in den Mahlzeiten

Auch später ist die sogenannte Erkältungsanfälligkeit der Erwachsenen oft wesentlich mit auf die Unverträglichkeit von Milch und Milchprodukten zurückzuführen. Dies gilt ebenso für Milchschorf, und, was weniger bekannt ist, auch oft für das mit Milchschorf in Wechselwirkung stehende Asthma.

Eine weitere Einschränkung muß im Hinblick auf die besprochene Fleischfrage und das Welternährungsproblem gemacht werden. Wer Milch sagt, muß auch Fleisch sagen. Denn ohne jährlich erneute Geburt eines Kalbes gibt die Kuh keine Milch. Die Kälber müssen geschlachtet und gegessen werden, und die Kuh auch, wenn sie nicht mehr leistungsfähig genug ist. Fleisch aber als Nahrungsgrundlage – und das gilt in einem geringeren Verhältnis auch für die Milch – können wir uns auf unserer eng gewordenen Erde nicht mehr lange leisten. Ernährt sich ein Mensch mit Fleisch, nimmt er für sich mindestens sechsmal soviel Anbaufläche, fruchtbares Ackerland in Anspruch, als ein anderer Mensch, der sich von Nahrungspflanzen und Getreide ernährt. Denn es muß ja auch das Rind ernährt werden, das ihm Milch und Fleisch gibt. Mit anderen Worten: Sechs Menschen könnten sattgemacht und gesunderhalten werden von der gleichen Anbaufläche, von welcher ein Fleischesser sich ernährt und dabei noch weniger gesund ist.

Schon jetzt beginnen die Fleischpreise auf dem Weltmarkt so anzuziehen, daß viele Familien sich schon aufgrund der Kosten nur noch wenig Fleisch leisten können. Lassen sie nur Fleisch weg, sind sie mangelernährt. Die hier beschriebene, nicht nur gesündere, sondern auch wesentlich billigere Ernährungsform kann für sie die beste Lösung werden.

Die in diesem Buch beschriebene Schnitzer-Kost enthält – in relativ geringen Mengen – auch Milch und etwas Milchprodukte. Denn noch ist Milch ein bei uns reichlich verfügbares Lebensmittel.

Für die vielen Menschen aber – vielleicht sind es mehr als die Hälfte aller – die Milch und Milchprodukte nicht vertragen und mit chronischen oder häufigen akuten Erkrankungen, Entzündungen der Nasen- und Rachenschleimhäute und -mandeln und vielleicht auch mit unreiner Haut oder mit Störungen des Verdauungsablaufes nach Milchgenuß reagieren, können alle hier beschriebenen Rezepte, die Milch oder ihre Produkte enthalten, auch ohne diese zubereitet werden. Ihre Eiweißversorgung ist trotzdem vollkommen sichergestellt, wenn sie die Regeln am Ende des nächsten Kapitels beachten. Die Intensivkost enthält ohnehin keine Milch und keine Milchprodukte.

Mit der hier vorgelegten weiterentwickelten Schnitzer-Kost ist es gelungen, eine vollständig aus rohen, lebendigen Naturprodukten zusammengesetzte Kostform zu schaffen, die gleichzeitig in jeder Mahlzeit eine ausgewogene Eiweißkombination mit hohem biologischem Grundeffekt aufweist und daher nicht nur vorübergehend zu Kurzwecken, sondern auch auf Dauer als vollwertige Ernährung dienen kann. Schnitzer-Intensivkost heißt diese Kostform deshalb, weil sie am intensivsten in ihren gesundheitlichen Wirkungen ist und die intensivste Leistungs- und Vitalitätssteigerung bewirkt. Ihre Anwendbarkeit auch auf Dauer ist nicht nur für jeden wichtig, der über optimale Gesundheit und Leistungsfähigkeit auf Dauer verfügen will, sondern ebenso für die vielen Menschen, die so stark zivilisationsgeschädigt sind, daß sie nicht nur zur Heilung ihrer Krankheiten, sondern auch danach zur Erhaltung der zurückeroberten Gesundheit auf eine dauernd vollkommen rohe, lebendige und gleichzeitig vollwertige Ernährungsweise angewiesen sind.

In der Schnitzer-Kost finden auch die vielen Menschen, die bisher, oft unwissend, an den Folgen ihrer Überempfindlichkeit gegen Milch gelitten haben, eine auch völlig ohne Milch und Milchprodukte im Eiweiß und auch sonst vollwertige Kostform, die sie von ihren Leiden und Beschwerden befreit, und die sie auch auf Dauer beibehalten können. Hierzu ist lediglich notwendig, die Hinweise am Ende dieses Kapitels zu befolgen.

Da Schnitzer-Kost auf praktisch rein pflanzlicher Basis (vor allem in ihrer Intensiv-Form) eine vollwertige Eiweißversorgung sichert und so den verlustreichen Ernährungsumweg über das Tier einspart, ist sie im Hinblick auf das Welthungerproblem auch gleichzeitig die beste Ernährungsform der Zukunft — und für die heute schon unter Eiweißmangel leidenden Völker die beste der Gegenwart.

Die Eiweißfrage ist deshalb ein wichtiges Problem der Ernährung, weil der Mensch auf die Zufuhr einer Reihe von Eiweißbausteinen (Aminosäuren) angewiesen ist, die er in seinem Organismus nicht selbst herstellen kann. Nur dann, wenn in der gleichen Mahlzeit alle diese Eiweißbausteine zugeführt werden, kann menschliches Körpereiweiß daraus hergestellt werden. Fehlt nur ein einziger dieser Bausteine, sind auch die anderen für den Aufbau von Körpereiweiß nutzlos; da sie nicht gespeichert werden können, müssen sie „verheizt" werden. Und wenn zwar alle Aminosäuren in der Mahlzeit enthalten sind, aber eine nur in geringen Mengen, so kann nur soviel Körpereiweiß aufgebaut werden, bis diese eine aufgebraucht ist. Derjenige Eiweißbaustein, der in der geringsten Menge vorhanden ist, begrenzt die Menge, die an körpereigenem Eiweiß aus dem Gesamtangebot an Eiweiß in der Mahlzeit aufgebaut werden kann. Der Wissenschaftler nennt die Ausbeute an körpereigenem Eiweiß im Verhältnis zum Gesamtangebot an Eiweiß den „Biologischen Grundeffekt".

Lange Zeit dachten die Gelehrten, daß nur Fleisch und Milch, Fisch und Eier die Eiweißversorgung des Menschen sichern könnten. Aber was hatten sie untersucht? Sie stellten z. B. in Auszugsmehlen einen zu geringen Biologischen Grundeffekt fest. Oder in Pflanzenblättern. Daß man aber, um ein Bild zu gebrauchen, den Menschen außer mit einem Overall auch mit Hemd, Hose und Jacke anziehen kann, daran hatten sie nicht gedacht.

Bei den meisten pflanzlichen Nahrungsmitteln sind eine oder zwei der „essentiellen" (notwendigen) Aminosäuren in relativ geringen Mengen enthalten. Der „Biologische Grundeffekt" der einzelnen Nahrungspflanze ist also meist gering.

Sobald aber zwei oder gar drei verschiedene pflanzliche Nahrungsmittel miteinander in der gleichen Mahlzeit kombiniert werden, sieht die Sache ganz anders aus. Denn jede Nahrungspflanze hat ihren „schwachen Punkt" wieder bei ein oder zwei anderen Aminosäuren. Was die eine wenig hat, hat die andere wieder besonders reichlich. Die Kombination pflanzlicher Nahrungsmittel in der gleichen Mahlzeit erhöht den Biologischen Grundeffekt dieser Mahlzeit außerordentlich, so daß er oft wesentlich über dem Biologischen Grundeffekt von Milch oder Fleisch liegt. So gibt es zum Beispiel mindestens 10 verschiedene Kombinationen zwischen Getreideeiweiß und Grünblatteiweiß, die den Biologischen Grundeffekt von Milch erreichen. Noch günstiger sind die Kombinationen zwischen Leguminosen, also Erbsen oder gar den eiweißreichen Sojabohnen, und Getreiden.

Sind nun drei oder noch mehr verschiedene pflanzliche Nahrungsmittel in einer Mahlzeit geschickt kombiniert, so entsteht eine überaus hochwertige Eiweißversorgung mit hohem Biologischem Grundeffekt und nur geringem „Ausschuß" an überschüssigen Resten von einzelnen Aminosäuren, die nicht verwertet werden konnten. Das kann von großem Vorteil z. B. für solche Leute sein, deren Nieren in ihrer Funktion geschwächt sind und nur mit einem

Minimum an Eiweißabbauprodukten belastet werden sollten.

In den zivilisierten Ländern ist das Problem nicht etwa die Sicherung der Eiweißversorgung. Vielmehr sind hier sehr viele Leute krank, weil sie weitaus zuviel Eiweiß täglich aufnehmen. Sie nehmen täglich bis zu 200 g Eiweiß zu sich, während nach Feststellungen der Welternährungsbehörde der tägliche Bedarf bei 35 g liegt. Und dieses notwendige Eiweißminimum ist gleichzeitig anerkanntermaßen das Eiweißoptimum, die für die Gesundheit günstigste Menge. Jedes Mehr belastet den Stoffwechsel und schadet der Gesundheit.

Denn überschüssiges (praktisch ausschließlich tierisches) Eiweiß wird zum Teil in die Wand der Blutgefäße eingelagert. Diese verdickt sich dadurch um das bis zu zehnfache. Die Gefäßwand wird so weniger durchlässig für den Stofftransport in beiden Richtungen. Dies bedeutet schlechtere Ernährung aller Gewebe, Zellen und Organe, schlechteren Abtransport von Stoffwechselabbauprodukten („-schlacken") und schlechteren Wirkungsgrad der in den Drüsen produzierten Hormone (weil sie durch die dickere Gefäßwand schlechter ins Blut gelangen können). Vedickte Gefäßwände bedeuten außerdem eine Verengung des inneren Gefäßdurchmessers. Um dabei gleichviel Blut wie bisher hindurchpumpen zu können, muß der Blutdruck erhöht werden — und genau darin liegt der Entstehungsmechanismus des Bluthochdrucks.

Diese Speicherung von Eiweiß in der Gefäßwand wurde von Prof. Dr. L. Wendt (Frankfurt) entdeckt. Er weist nach, daß sie die Ursache folgender Krankheiten ist: Altersdiabetes (= Erwachsenendiabetes), Bluthochdruck, Arteriosklerose, Mikroangiopathie, Retinopathie, Gicht, Schwangerschaftsgestose, Polyzythaemia vera, Phlebothrombose, fulminante Embolie, Endarteriitis obliterans (bei Zigarettenabusus und Kohlenmonoxidverunreinigung der Luft), primär chronische Polyarthritis, Periarteriitis nodosa und andere Kollagenosen.

Da allein die so verursachten Gefäßerkrankungen 50% aller Todesursachen in den hochzivilisierten Ländern darstellen, müssen diese Zusammenhänge von jedem einzelnen Menschen, der gesund bleiben und ein ausreichendes Alter erreichen will, äußerst ernst genommen werden.

Sportler, die mit Steaks statt mit gesunder vollwertiger Nahrung gedopt werden, halten ihre Leistungsspitze nur wenige Jahre durch und fallen dann steil ab; und bei Sportlerinnen mit reichlicher Fleischkost sind Vermännlichungserscheinungen bis zum Ausbleiben der Regel beobachtet worden.

Bei der hier beschriebenen Schnitzer-Kost ist mittags und abends eine optimale, biologisch hochwertige Eiweißversorgung dadurch gesichert, daß die Eiweiße des grünen Blattes und der rohen Gemüse mit Getreideeiweiß und teilweise außerdem mit Sojaeiweiß kombiniert sind. Natürlich immer in der Form der vollwertigen ganzen natürlichen Lebensmittel, nicht etwa in Form von Eiweißextrakten, wie sie teilweise auf dem Markt sind.

Eine Eiweißüberversorgung ist bei Verwendung natürlicher pflanzlicher Eiweißträger nicht möglich, weil vorher Sättigung eintritt.

Beim morgendlichen Schnitzer-Naturmüsle wird das Getreideeiweiß durch das Eiweiß von Nüssen und teilweise auch durch etwas Milch ergänzt.

Wer wegen Überempfindlichkeit gegen Milch und Milchprodukte oder wegen einer auszuheilenden Eiweißspeicherkrankheit auch diesen Rest tierischen Eiweißes ganz weglassen will, geht so vor:

Bei den Mittags- und Abendmahlzeiten werden milchhaltige Salatsoßen durch die anderen, ebenfalls in diesem Buch zur Anwendung kommenden Salatsoßen ohne Milch ersetzt. Als Brotaufstrich bei Schnitzer-Normalkost

Zu meiden sind ...

wird statt Butter ein gutes reines Pflanzenfett ohne Wasserbeimischung, z. B. Vitagen oder Diäsan verwendet; statt Käse werden zum Belegen Tomaten, Rettiche, Gurken genommen.

Wer sich für die Eiweißfrage noch näher interessiert, findet dieses Thema ausführlich behandelt in dem neuen Schnitzer-Buch von Frédéric Stahl „Die Erde hat Eiweiß für alle", 56 Seiten, 5 Tabellen, 13 Abbildungen, Schnitzer Verlag, Feldbergstraße 11, D-7742 St. Georgen im Schwarzwald.

Die Eiweißspeicherkrankheiten und ihr Entstehungsmechanismus werden von Prof. Dr. L. Wendt in seinem Buch behandelt: „Gesund werden durch Abbau von Eiweißüberschüssen", 301 Seiten, Schnitzer Verlag, Feldbergstr. 11, D-7742 St. Georgen im Schwarzwald.

Für eine gesündestmögliche Ernährung ist es nicht nur wichtig, alle lebens- und gesundheitsnotwendigen Stoffe zuzuführen. Genauso entscheidend ist es, alle der Gesundheit abträglichen Stoffe zu meiden.

Jeglicher Industriezucker und damit versetzte Produkte müssen gemieden werden. Industriezucker — dazu gehören der gewöhnliche Rüben- oder Rohrzucker, wie er meist in der Küche verwendet wird; aber auch brauner Zucker, Kandiszucker, Traubenzucker, Milchzucker, Fruchtzucker — sie alle sind isolierte Kohlenhydrate. Werden sie dem Stoffwechsel zugeführt, so braucht dieser zu ihrer Verarbeitung Vitamine und Mineralstoffe, die aber nicht mitgeliefert werden. So verbraucht der Organismus allmählich seine eigenen Vitalstoffreserven — und dann entgleist der Stoffwechsel. Dies führt zu einer großen Zahl verschiedener weitverbreiteter ernährungsbedingter Zivilisationskrankheiten. Da die Zucker direkt löslich sind und dabei einen hohen osmotischen Druck auf die Gewebe ausüben, wirken sie besonders stark und rasch und sind für einige dieser Krankheiten hauptverantwortlich, so die Zahnkaries, Paradentose, Magengeschwüre. Bei weiteren Krankheiten wirken sie mit den nicht direkt löslichen isolierten Kohlenhydraten, den Stärken, zusammen. Die Industriezucker sind in zahllosen Produkten enthalten oder werden diesen zugesetzt; all dies muß bei einer gesunden Ernährung ausgeschaltet werden; so der Zucker in Tee und Kaffee, zuckergesüßte Gebäcke, Großmutters Marmeladetopf, Schokolade, Eis, Pralinen und was noch sonst alles.

Alle Auszugsmehle und damit hergestellte Produkte. Sie bestehen im wesentlichen chemisch aus Stärke, die wiederum nichts anderes ist als eine chemische Zusammenkettung von Zuckermolekülen. Bei ihrer Verdauung ist der erste Stoffwechselschritt, daß sie in die Zuckermoleküle zerlegt wird. Von dann an hat sie die gleichen Stoffwechselwirkungen wie die Industriezucker. Mengenmäßig fallen sie als Quell der ernährungsbedingten Zivilisationskrankheiten noch mehr ins Gewicht — denn aus ihnen ist das tägliche Brot gemacht. Weißbrot, Graubrot und auch Schwarzbrot sind Brote aus Auszugsmehlen, bei welchen der Keim und die Randschichten der Getreide entfernt wurden. Der Unterschied ist nur, daß das Weißmehl vom Weizen stammt, das Graumehl für das Grau- und Schwarzbrot vom Roggen. Die Auszugsmehle sind weiter Rohstoffe der vielen Teigwaren und Mehlspeisen, des meisten sogenannten Kleingebäcks (Brötchen, Semmeln,

Brezeln), der Kuchen, Torten und Kekse. Alle diese auszugsmehlhaltigen Nahrungsmittel müssen bei einer gesunden Ernährung gemieden werden.

Säfte aller Art haben in einer gesunden Ernährung ebenfalls keinen Platz. Das wird manchen überraschen, der dachte, mit frischen Preßsäften etwas besonderes für seine Gesundheit zu tun. Aber es handelt sich um Teilwertprodukte, bei welchen das natürliche Gleichgewicht aller Wirkstoffe zerstört ist. Vom löslichen Teil der Stoffe einer Frucht werden im Saft zu viele aufgenommen und außerdem im Darm zu rasch resorbiert. Denn man kann in wenigen Minuten den Saft z. B. von 3 kg Möhren oder Orangen trinken — aber man könnte niemals in wenigen Minuten 3 kg Möhren oder Orangen essen. Die nicht löslichen Stoffe, unter anderem auch die für eine geregelte Verdauung wichtigen Faserstoffe, fehlen hingegen, wenn nur der Saft zugeführt wird. Bei vielen Menschen bewirken Säfte, neben dem Industriezucker, den Auszugsmehlen und ihren Produkten und gekochtem Obst, daß sie die vollwertige Nahrung nicht vertragen, sondern Blähungen davon bekommen.

Gekochte Gemüse und gekochtes Obst sollen ebenfalls vollständig gemieden werden. Gekochtes Obst bewirkt Unverträglichkeit, und gekochte Gemüse bewirken nach unseren Erfahrungen Neigung zu Zahnfleischbluten — auch dann noch, wenn 90% der Gemüse roh als Salate und nur 10% gekocht genossen werden. Offensichtlich ist es also nicht nur die Zerstörung lebenswichtiger Stoffe durch die Hitze, sondern außerdem das Entstehen anderer, schädlicher Substanzen beim Erhitzungsprozeß. Gerade das Zahnfleisch ist für viele schädliche und giftige Einwirkungen auch der klassischen Toxikologie (Lehre von den Giften und ihren Wirkungen) ein empfindliches, oft als erstes feststellbares Indiz. Man soll deshalb — mit der einzigen Ausnahme von Kartoffeln, die solche Wirkungen nicht zeigen — gekochte Gemüse und gekochtes Obst vollständig meiden.

Fleisch, Fleischprodukte und Fisch gehören ebenfalls nicht zu einer optimal gesunden Ernährung. Die Gründe sind in dem Kapitel „Ist Fleisch notwendig?" näher beschrieben. Es kommt hinzu, daß nach Fleischgenuß im Darm eine millionenfache Vermehrung des Bakterium clostridium botulinum erfolgt, welches das auch für die überaus schwerwiegende Fleischvergiftung verantwortliche Bakterium ist. Diese Vermehrung erfolgt vor allem im Dickdarm und vor allem bei Stuhlverstopfung, die von Fleisch und Fisch begünstigt wird. Gifte aus dem Dickdarm aber gelangen direkt in den großen Blutkreislauf; sie werden nicht, wie die in den übrigen Darmabschnitten aufgenommenen Stoffe, erst über einen gesonderten Kreislauf der Leber zur vorherigen Entgiftung zugeführt. Wer gesund werden und es bleiben will, sollte sich solche unnötigen Belastungen und Schädigungen ersparen.

Gehärtete Fette und übliche Speiseöle. Bei den durch einen Hydrierungsprozeß gehärteten Fetten handelt es sich meist um solche, die aus dem Tran des Walfisches hergestellt werden. Sie sind in den meisten handelsüblichen Margarinen als Rohstoff verwendet. Auch die üblichen Speiseöle sind oft aus Walfett hergestellt. Es gibt aber auch reine Pflanzenfette, die ungünstig sind, wie das Palmfett. Alle bestehen sie aus einfachen, gesättigten Fetten, die für den Organismus ungünstig sind. Was der Organismus an einfachen Fetten braucht, kann er sich aus den Kohlenhydraten der Nahrung selbst herstellen. Notwendig hingegen ist die Zufuhr von hochungesättigten Fettsäuren, wie sie in Distelöl, Leinsamenöl, Sonnenblumenöl vorkommen — wenn diese kaltgepreßt und frisch sind. Außerdem sind sie in jedem Getreidekorn im Keim enthalten. Gehärtete Fette, übliche Margarinen mit solchen als Rohstoffgrundlage, einfache Speiseöle, harte Pflanzenfette sollen gemieden werden. Butter hingegen kann in nicht zu großem Umfang verwendet werden, soweit keine Milch-Überempfindlichkeit vorliegt.

Bier, Wein, Alkoholika. Alkohol in jeder Form hat nur ungünstige Wirkungen auf den Stoffwechsel. Wer auf seine Gesundheit achtet, der meidet sie. Bier enthält außerdem noch reichlich Salz; daher und von seinen reichlichen Nährstoffen kommt der Bierbauch des Gewohnheitsbiertrinkers. Alkohol gefährdet besonders die Leber: von einem Liter Wein an täglich ist mit erheblicher Wahrscheinlichkeit mit der zum Tode führenden Leberzirrhose zu rechnen. Ein mittlerer Rausch kostet außerdem etwa 10 000 der unersetzbaren Gehirnzellen. Jeder Mensch hat davon zwar etwa 15 Milliarden; aber wer zu stark an diesem unersetzlichen Kapital zehrt, verblödet schließlich mangels Gehirnmasse. Nicht ohne Grund kann man an gewohnheitsmäßigen Alkoholkonsumenten beobachten, wie sie immer weniger zu komplizierten logischen Denkabläufen in der Lage sind und deshalb immer mehr zu pauschalen, diktatorischen, gewaltsamen Lösungen neigen, wenn sie den Problemen geistig nicht mehr gewachsen sind. Besonders an Biertrinkern kann man eine oft ganz unbegründete Aggressivität beobachten. Konzentrierte Alkoholika haben zusätzliche Nachteile: Nicht nur, daß mit ihnen besonders schnell besonders viel Alkohol zugeführt wird. Sie verätzen außerdem die Schleimhäute des Mundes, der Speiseröhre und des Magens und können bei regelmäßigem Gebrauch zu Krebs an diesen Schleimhäuten führen. Nicht unerwähnt bleiben soll auch die Verkehrsgefährdung durch Alkohol am Steuer. Und wer unter Alkohol ein Kind zeugt, oder wer als Mutter in der Schwangerschaft — vor allem in den besonders gefährlichen ersten 3 Monaten — Alkohol in irgend einer Form konsumiert — muß mit der Möglichkeit von Mißbildungen beim Kind bis hin zu mongoloidem Schwachsinn rechnen.

Kaffee, Nikotin und andere Suchtgifte. Während Schwarztee noch zu den milden Anregungsmitteln gerechnet werden kann, ist Kaffee ein durch den Röstprozeß völlig denaturiertes Produkt. Dabei ist nicht einmal das auch im Tee enthaltene Coffein am nachteiligsten, sondern die übrigen mehreren Dutzend verschiedener Röstprodukte, welche die verschiedensten, zum größten Teil noch unerforschten pharmakologischen Wirkungen haben. Kaffee kann nicht zu einer gesunden Ernährung gehören. Ein noch gefährlicheres Suchtgift ist das Nikotin, in der Regel begleitet von krebserzeugenden Teerprodukten aus dem Tabakrauch. Besonders schlimm ist, daß der Raucher nicht nur sich selbst schädigt, sondern alle anderen Menschen auch, die sich mit ihm im gleichen Raum aufhalten. Nur 30% seines Rauchs konsumiert er selbst; 70% werden von allen gemeinsam inhaliert. So können auch Nichtraucher Raucherkrebs der Lunge bekommen. In den eigenen vier Wänden, am Arbeitsplatz und in öffentlichen Räumen, in denen man sich aufhalten muß, kann man sich das Rauchen heute schon höflich aber bestimmt verbitten. Es gibt schon Gerichtsurteile in diesem Sinne. Wer selbst raucht und diese Gewohnheit nicht vollständig aufgibt, kann auch nicht hoffen, wirklich gesund zu werden. Aber die Aussichten auf Beinamputation („Raucherbein") wegen Gefäßverschluß, Kehlkopfentfernung wegen Kehlkopfkrebs, Lungenoperation wegen Lungenkrebs und das schließlich doch qualvolle Verenden an der unheilbaren Krankheit, oder auch nur die durch Rauchen nachlassende Potenz oder Kinderlosigkeit sollten für jeden vernünftigen Menschen, der denken kann, Grund zur vollständigen Absage an das Rauchen sein. Daß erst recht andere Suchtdrogen wie Haschisch, LSD, Morphium usw., die nicht wieder gut zu machende Schäden an Körper, Gehirn und Erbsubstanz setzen, von jedem gesundheitsbewußten Menschen vollkommen gemieden werden müssen, ist eigentlich eine Selbstverständlichkeit. Wir erwähnen dies hier trotzdem, um jeden Zweifel an der Gefährlichkeit dieser Drogen auszuräumen.

Ausnahmen bei besonderen Anlässen

Keine Regel ohne Ausnahme, sagt ein altes Sprichwort. So ist es auch hier. Trotzdem gilt, daß zwar bestimmte Ausnahmen gemacht werden können, andere aber nicht, und daß die Ausnahmen nicht zur Regel werden dürfen.

Ist man selbst der Gastgeber oder hat im Familienkreis eine Feier, so ist es verhältnismäßig einfach, ein solches Fest nicht zu einem Schaden für die Gesundheit werden zu lassen. Die in diesem Buch beschriebenen vielfältigen Zubereitungsmöglichkeiten und die Festgebäcke aus dem Buch „Backen mit Vollkorn" für Hausfrauen und Hobby-Bäcker *) erlauben es ohne weiteres, eine gesunde festliche Tafel auszurichten. Wird hierbei auch ein guter Wein serviert, so schadet dies kaum, und auch Kaffee kann bei einem solchen Anlaß einmal getrunken werden, wenn man nicht doch lieber bei schwarzem Tee bleibt.

Hat man fremde Gäste, die Schnitzer-Kost noch nicht kennen, so kann man dies sogar gut als Gelegenheit wahrnehmen, sie mit dieser gesunden Ernährung bekanntzumachen.

*) Das Buch „Backen mit Vollkorn" für Hausfrauen und Hobby-Bäcker erhalten Sie bei
Firma Schnitzer
D-7742 St. Georgen im Schwarzwald
Telefon (0 77 24) 60 01–60 03

Problematischer wird es, wenn man selbst eingeladen wird. Manchmal kann man sich vorsichtig erkundigen, was es zu essen geben wird, worauf man vielleicht nach besonderen Wünschen gefragt wird — aber auch mit diesen wird man höflichkeitshalber zurückhaltend bleiben müssen. Nicht immer hat man das Glück, Freunde als Gastgeber zu haben, welche diese Ernährungsweise schon kennen.

Man wird geschickt versuchen, unauffällig von den ungünstigeren Dingen weniger oder nichts zu nehmen.

Ganz auslassen sollte man auf jeden Fall Schweinefleisch und alle Wurstsorten, da alle das besonders ungesunde Schweinefleisch enthalten. Auch stark gesüßte Speisen und Getränke sollte man nicht nehmen, ebenso konzentrierte Alkoholika.

Im übrigen kann man grundsätzlich in solchen Situationen davon ausgehen, daß die zuhause konsequent praktizierte Schnitzer-Kost die Gesundheit auf eine so robuste Basis stellt, daß auch einmal ein ganz falsches Essen ohne nachhaltigen Schaden überstanden wird.

Es ist sogar möglich, daß man in leicht hänselnder Weise darauf angesprochen wird, weil man Dinge ißt, die man sonst meidet. Solchen Leuten kann man ruhig

Schnitzer-Kost: Berechnete Kalorienmengen

sagen, daß man diese falschen Dinge besser verkraftet als sie; denn sie essen sie dauernd und bekommen davon ihre Gesundheitsschäden, während man selbst ja zuhause regelmäßig Schnitzer-Kost ißt. Nicht selten ist so ein Gespräch der erste Anlaß für andere, daß sie sich ebenfalls für diese gesündestmögliche Ernährungsweise zu interessieren beginnen.

Ein vollkommen gesunder Mensch, der Schnitzer-Kost ißt, braucht keine Kalorien zu berechnen. Denn sein intakter Appetit sagt ihm genau, nicht nur wieviel, sondern sogar von was er wieviel essen soll.

Leider aber sind heutzutage vollkommen gesunde Menschen so selten wie weiße Raben. Und bei den meisten heutigen Menschen ist der Appetit als Kontrolleinrichtung nicht nur durch ihre falsche Ernährung, sondern außerdem noch durch falsche Erziehung („Der Teller muß leer werden!") so geschädigt, daß man sich nicht mehr auf ihn allein verlassen kann. Vielmehr ist gerade zu Beginn der Umstellung bis zur vollständigen Gesundung — einschließlich dem Erreichen und Halten des Idealgewichts — eine parallele Kalorienkontrolle von großem Wert.

Bei der heute üblichen Zivilisationsernährung ist der nur auf natürliche Lebensmittel richtig ansprechende Appetit ohnehin irregeführt. Da er sich nicht zuletzt am Vitalstoffgehalt der Nahrung orientiert, führt die übliche vitalstoffarme Ernährung zu schier unersättlichem Hunger. Auf der Suche nach den zu gering enthaltenen Vitalstoffen nimmt der Organismus so zu viel der vitalstoffarmen Nahrung auf — und damit zu viel an „leeren" Kalorien aus isolierten Kohlenhydraten und einfachen Fetten. Diese wiederum führen zu einem noch größeren Vitalstoffmangel, da sie zu ihrer Verarbeitung im Körper Vitalstoffe verbrauchen — und damit wird der Appetit noch größer. Deshalb ist es z. B. für die vielen Übergewichtigen eine regelrechte Qual, der Regel der Kalorienreduzierung auf die Hälfte zu folgen — sie werden einfach nicht satt dabei.

Wird auf Schnitzer-Kost umgestellt, so läßt dieser „Vitalstoffhunger" nach, weil in ihr genügend Vitalstoffe enthalten sind. Aber würde man hier auf die Kalorienkontrolle verzichten, so könnte es zu stärkeren Schwankungen in der täglichen Energieversorgung kommen — einmal mit Schwächegefühlen, weil zu wenig aufgenommen wurde, ein anderes mal mit unnötigem Stillstand einer erwünschten Gewichtsabnahme, weil zu viel aufgenommen wurde. Denn der Appetit muß erst wieder „lernen", ein natürliches Gleichgewicht zu regulieren.

Nicht selten tritt nach der Kostumstellung „gegenregulatorisch" zu dem früher zu starken Appetit ein solcher Rückgang des Hungergefühls auf, daß — ginge man danach — fast nichts mehr gegessen würde, was zu einer unerwünscht raschen Gewichtsabnahme mit völliger Appetitlosigkeit führen kann. Hierbei läßt natürlich auch die Leistungsfähigkeit nach, und man muß dann durch vorsichtige tägliche Steigerung der geringen Nahrungsaufnahme den „Sturzflug" sanft abfangen. Mit anderen Worten: Es käme zu einem ungewollten Fasten. Das kann bei bestimmten chronischen Erkrankungen des Magen-Darm-Kanals zwar eine wertvolle Maßnahme sein — neben der her aber nicht gearbeitet werden kann. Der Unkundige braucht zum Fasten ärztliche Anleitung. In dem Schnitzer-Buch „Heilung über Magen und Darm" vermittelt Dr. Karl Stephan seine besonderen Erfahrungen auf diesem Gebiet*).

Hier jedoch, mit Schnitzer-Intensivkost, wollen wir den angestrebten Erfolg unter gleichzeitiger Erhaltung und sogar Steigerung einer gleichmäßigen, nicht schwankenden Leistungsfähigkeit optimal — und in der unter diesen Bedingungen kürzestmöglichen Zeit — erreichen. Dazu ist die zusätzliche Kalorienkontrolle ein ausgezeichnetes Instrument.

Schnitzer-Intensivkost ist auf ca. 1500 Kalorien täglich ausgelegt. Das macht erfahrungsgemäß auch kräftige Männer satt, und gleichzeitig werden sie dabei schlanker und erreichen ihr Idealgewicht.

*) Dr. med. Karl Stephan „Heilung über Magen und Darm", Schnitzer Verlag, D-7742 St. Georgen im Schwarzwald.

Viele schaffen nicht einmal diese 1500 Kalorien, sondern werden bei 1200 Kalorien satt. In diesem Fall ist es zweckmäßig, von allen Bestandteilen der Kost gleichmäßig ein wenig liegenzulassen, damit das Gleichgewicht der Kostbestandteile zueinander erhalten bleibt.

Daß man mit Schnitzer-Intensivkost schon bei etwa der Hälfte an Kalorien satt ist, als bei der heute üblichen Zivilisationskost, ist nicht nur praktisch für alle, die gesund und schlank werden wollen, sondern auch ein weiterer Beweis, wie wertvoll und vitalstoffreich diese Ernährungsform ist.

Nicht nur bei Übergewicht, sondern auch bei zahlreichen anderen Erkrankungen ist diese Kalorienkontrolle der Schnitzer-Kost von Vorteil. Sie sichert, daß einerseits die Heilkräfte und die Leistungsfähigkeit optimal gesteigert werden, während andererseits eine unnötige Belastung der Organe durch Überernährung vermieden wird.

Wenn dann die angestrebte Gesundheit und Schlankheit erreicht ist, hilft die Kalorienkontrolle im „Verbund" mit dem Appetitgefühl und einer Personenwaage, herauszufinden, wo zwischen Schnitzer-Intensivkost und Schnitzer-Normalkost die weitere Ernährungsweise eingependelt werden kann; dies wird in dem Kapitel „Individuelles Einpendeln zwischen Schnitzer-Intensivkost und Schnitzer-Normalkost" näher beschrieben.

Anwendung der Schnitzer-Kost

Zur Heilung und Vitalitätssteigerung: Schnitzer-Intensivkost

Schnitzer-Intensivkost besteht konsequent vollständig aus lebenden, frisch zubereiteten, natürlichen Lebensmitteln.

Die gesamte täglich aufgenommene Nahrungsmenge besteht so ausschließlich aus intakten, reaktionsfähigen natürlichen Wirkstoffen. Daher rührt ihre intensive Wirkung sowohl im Bezug auf die Heilung ernährungsbedingter Zivilisationskrankheiten als auf die erstaunliche Steigerung der Vitalität, Leistungsfähigkeit und Widerstandskraft.

Wer seine bisherige Zivilisationsnahrung aufgeben und die von ihr herrührenden Gesundheitsschäden und Leistungsschwächen überwinden will, sollte vollständig und von einem Tag auf den anderen auf Schnitzer-Intensivkost umstellen. Jede nur halbe Umstellung wäre von Nachteil. Sie würde nur Unverträglichkeitserscheinungen zwischen gesunden und ungesunden Ernährungsbestandteilen bewirken.

Auch wer sich nicht gerade krank fühlt, aber mit seiner Leistungsfähigkeit und Vitalität nicht zufrieden ist, oder wer größer werdenden Leistungsanforderungen gewachsen sein will, sollte vollständig auf Schnitzer-Intensivkost umstellen. Es könnte sonst sein, daß er seine wirkliche Leistungsfähigkeit garnicht kennenlernt — wenn er etwa nur bis zur Umstellung auf Schnitzer-Normalkost ginge.

Die Dauer der Anwendung von Schnitzer-Intensivkost ist zeitlich nicht begrenzt. Es handelt sich um eine vollwertige, optimale Ernährungsweise, die nicht nur gesund macht, sondern erst recht auf Dauer gesund erhält.

Schnitzer-Intensivkost sollte nicht nur so lange angewendet werden, bis die angestrebten Gesundungs- und Vitalisierungs-Wirkungen eingetreten sind, sondern dann ungefähr noch einmal so lange, um die erzielten Wirkungen zu festigen. Wie lange diese Zeiträume sind, ist individuell sehr unterschiedlich. Wer jahrzehntelang falsch gegessen hat und davon krank geworden ist, der tut gut daran, mindestens auch einige Jahre lang diese gesündestmögliche Form der Schnitzer-Kost anzuwenden. Manche, die sehr geschädigt sind, werden vielleicht nur bei dauernder Anwendung der Schnitzer-Intensivkost den zurückeroberten Gesundheitszustand halten können. Andere wieder können vielleicht schon nach einigen Wochen Schnitzer-Intensivkost manches aus der Schnitzer-Normalkost hinzunehmen.

Die tägliche Kalorienmenge ist bei Schnitzer-Intensivkost auf ca. 1500 Kalorien eingestellt. Da diese Ernährungsweise durch ihren hohen Vitalstoffgehalt sehr sättigend ist, werden viele dies nicht einmal schaffen. Sie sollten dann alle Bestandteile gleichmäßig verringern, um die Mengenverhältnisse der Bestandteile zueinander nicht zu verändern. Ebenso sollte, wer aufgrund großer körperlicher Beanspruchung mehr braucht, alle Bestandteile um den gleichen Prozentsatz erhöhen.

Wer übergewichtig ist oder wer sonst ernste Gesundheitsstörungen überwinden will, der sollte die dem Rezeptteil zugrundeliegenden 1500 Kalorien täglich zunächst nicht überschreiten, bis der angestrebte Erfolg, das Erreichen des Idealgewichts oder das Verschwinden der Gesundheitsstörungen, eingetreten ist. Dann — oder, sollte das Idealgewicht unterschritten werden, schon vorher — kann eine Anpassung an den individuellen Bedarf mit entsprechender Vorsicht stattfinden. Das heißt, man verändert alle Bestandteile der Rezepte um den gleichen Prozentsatz, und man beobachtet, z. B. bei vorherigem Übergewicht mit der Waage, ob der erreichte Erfolg nicht beeinträchtigt wird.

Die praktische tägliche Zubereitung der Schnitzer-Intensivkost wird auf dem oberen Hauptteil der Rezept- und Bildseiten dargestellt. Der untere kleinere Teil dieser Seiten muß bei Schnitzer-Intensivkost weggelassen werden, da er jeweils die Ergänzungen zur Schnitzer-Normalkost aufzeigt.

Nach Stabilisierung der erzielten Wirkungen: Individuelles Einpendeln zwischen Schnitzer-Intensivkost und Schnitzer-Normalkost

Schnitzer-Normalkost hat als Basis die Schnitzer-Intensivkost mit ihren Rezepten und 1500 Kalorien täglich — aber zusätzlich enthält sie noch einige wohlüberlegte Nahrungsmittel wie Vollkornbrote und -gebäcke, Käse, gekochte Kartoffeln usw., die der vollständig gesunde Mensch zusätzlich verzehren kann, ohne dadurch gesundheitliche Nachteile zu haben. Durch diese zusätzlichen Nahrungsmittel wird auch die Kalorienzahl auf etwa 2200 Kalorien erhöht. Auch bei Schnitzer-Normalkost sind gesundheitsabträgliche Nahrungs- und Genußmittel konsequent gemieden.

Sind durch die Anwendung der Schnitzer-Intensivkost die gewünschten Wirkungen eingetreten und haben sich lange genug stabilisieren können, so kann man sich durch allmähliches Hinzunehmen der angegebenen Ergänzungen an die Schnitzer-Normalkost herantasten.

Dabei muß jeder selbst herausfinden, wie weit er gehen kann, ohne den erreichten Erfolg zu gefährden. Bei dem einen mag ein völliges Übergehen auf Schnitzer-Normalkost auch nach längerer Zeit ohne Nachteil bleiben. Bei einem anderen, der mehr geschädigt war, kann schon die Hälfte der angegebenen Ergänzungen gesundheitliche Probleme mit sich bringen.

Da jeder durch die vorangegangene Schnitzer-Intensivkost seinen besten erreichbaren Gesundheits- und Leistungszustand selbst kennengelernt hat, ist die Kontrolle relativ einfach: Sobald verschwunden gewesene Beschwerden oder Leistungsschwächen auftreten, ist man zu weit auf Schnitzer-Normalkost übergegangen und muß etwas zurückstecken. Am leichtesten hat es hier, wer zu Übergewicht neigt. Er kann sich mit der Personenwaage kontrollieren.

Richtig eingependelt auf die individuelle Zwischenform ist die Schnitzer-Kost, wenn man

1. sich vollkommen gesund und leistungsfähig fühlt,
2. bei jeder Mahlzeit vollständig satt wird,
3. das erreichte Idealgewicht konstant bleibt.

Gerade bei vorher Übergewichtigen kann es vorkommen, daß sie nach Hinzunahme von Ergänzungen zur Schnitzer-Normalkost noch nicht ganz satt werden, aber schon zunehmen. In diesem Fall ist es besser, die stärker sättigende Schnitzer-Intensivkost allein beizubehalten und in der Kalorienzahl so zu erhöhen, daß völlige Sättigung und Halten des Idealgewichtes möglichst erreicht werden. Bei Menschen, die vorher sehr übergewichtig waren, kann es sein, daß sie lange Zeit ihr Idealgewicht nur

Auch bei Zwischenformen: Immer wieder reine Schnitzer-Intensivkost

halten können, wenn sie reine Schnitzer-Intensivkost in individuell eingependelter Kalorienmenge nach der Waage anwenden, und daß sie längere Zeit einen kleinen Rest Appetit am Ende der Mahlzeit, der sich erst 20 Minuten später von selbst legt, dabei in Kauf nehmen müssen.

Auch Untergewichtige, die mit Schnitzer-Intensivkost schön zugenommem haben, können scheinbar paradoxerweise nach Übergang zu Schnitzer-Normalkost beobachten, daß das Gewicht ein wenig zurückgeht; sie müssen dann ebenfalls weitgehend bei der Intensivform der Schnitzer-Kost bleiben, die ihre Gewebe und Muskeln am reichlichsten mit den benötigten Vitalstoffen versorgt.

Sinngemäß gilt das gleiche auch für alle anderen Gesundheitsstörungen. Jeder muß selbst herausfinden, wo seine Grenze zwischen Schnitzer-Intensivkost und Schnitzer-Normalkost liegt.

Schnitzer-Normalkost besteht aus Schnitzer-Intensivkost plus Ergänzung zur Schnitzer-Normalkost. Zur täglichen Zubereitung entnimmt man dazu den Rezeptseiten den oberen Hauptteil, der die Schnitzer-Intensivkost beschreibt, plus den unteren kleineren Teil, der die Ergänzung zur Schnitzer-Normalkost erläutert.

Auch wer nach Erreichen und Stabilisierung des angestrebten Gesundheitszustandes seine individuelle Zwischenform herausgefunden hat und sich dabei wohl fühlt, sollte von Zeit zu Zeit für einige Wochen zu reiner Schnitzer-Intensivkost zurückkehren. Dies hat zwei Gründe:

Zum einen können unbemerkt, weil sehr langsam, kleinere Leistungseinbußen und Beschwerden eintreten, wenn nicht mehr vollständig die gesündestmögliche Ernährungsform angewendet wird. Stellt man aber ab und zu für einige Wochen wieder ganz auf Schnitzer-Intensivkost um, so kann man beobachten, ob beginnende Gesundheitsschwächen vorlagen, und sie damit gleichzeitig wieder beheben.

Zum anderen schleichen sich gerade bei so täglichen Gewohnheiten wie beim Essen nicht selten unbemerkt Fehler ein. Fährt man immerzu in gleicher Weise fort, werden die Fehler nicht entdeckt und können nach längerer Zeit zu erheblichen Gesundheitsschäden führen. Kehrt man aber gelegentlich wieder ganz zu reiner Schnitzer-Intensivkost zurück, so fallen einem die eventuell begangenen Fehler auf, und man kann sie von dort an vermeiden.

Besonders gut eignen sich Frühjahr und Herbst, um für einige Wochen reine Schnitzer-Intensivkost zu praktizieren. Im Frühjahr kann man damit die Folgen der licht- und vitaminärmeren Winterszeit aus dem Körper hinauskomplimentieren; im Herbst kann man sich für den Winter und seine gehäuften Infektionsangriffe fit machen.

Was Übergewichtige zusätzlich wissen müssen

Bin ich selbst übergewichtig?

Die Aufklärung dieser Frage ist leicht: Messen Sie Ihre Körpergröße in cm, und lesen Sie dann in **den Tabellen auf den Seiten 22 und 23 nach, ob sich Ihr Gewicht in den** Bereichen des Idealgewichtes bewegt — oder ob Sie Übergewicht haben. Wenn ja, dann tun Sie bitte folgendes:

Nehmen Sie eine oder mehrere Einkaufstaschen, stellen sie auf die Waage und packen solange beliebige Sachen wie Bücher, Kartoffeln oder sonstiges hinein, bis die Waage anzeigt, daß Sie genau Ihr Übergewicht in die Taschen gepackt haben. Dann nehmen Sie die Taschen hoch und tragen sie ein wenig herum — und dann wissen Sie, wieviele Kilogramm Sie nicht nur einige Minuten lang, sondern Tag und Nacht, bei Schritt und Tritt und noch im Schlaf mit sich herumschleppen. Diese Erkenntis wird es Ihnen nämlich sehr erleichtern, den Entschluß zu verwirklichen: Dieses Übergewicht muß weg. Und zwar für immer.

Probleme der Übergewichtigen

Es ist nicht angenehm, dick zu sein. Schon wenn man an die Kleidung denkt — nichts wirklich Schickes oder Elegantes paßt. Immer muß die elegante Linie der Erweiterung für die zu dicken Fettpolster weichen. Das sieht nicht nur weniger gut aus, sondern ist dazu noch teurer, weil mehr Stoff gebraucht wird und keine Konfektionsgrößen getragen werden können.

Rein von diesen Mehrkosten her ist es teurer, sich ein Jahr lang als Übergewichtiger einkleiden zu müssen, als die Umstellungskosten auf die hier beschriebene dauerhafte Schlankheit ausmachen.

Auch der gesellschaftliche Erfolg ist durch Übergewicht entscheidend beeinträchtigt. Zu dicke Mädchen finden nicht den Mann, den sie sich wünschen — und umgekehrt. Dicke Menschen werden heute auch oft für weniger leistungsfähig, weniger beweglich und für verantwortungsvolle Posten weniger geeignet gehalten.

Kinder und Jugendliche, die zu dick sind, werden in der Schule oft gehänselt. Im Sport sind sie, gleich wie übergewichtige Erwachsene, entscheidend beeinträchtigt.

Das rührt u. a. von einer Neutralisation der Sprungkraft durch das Fettgewebe her. Das heißt, daß das Fettgewebe aufgrund des Trägheitsgesetzes noch nahezu an Ort und Stelle bleibt, wenn das Sprungbein schon abgesprungen ist; und dann zieht das Fettgewebe den schon abgesprungenen übrigen Körper halbwegs zurück, bis sich schließlich alles gemeinsam mit gebremstem Schwung nach vorne bewegt. Beim straffen Körper ohne überflüssiges Fett findet der umgekehrte Effekt statt: Die straffelastischen Körpergewebe werden schon vor dem Ende des Absprungs „vorausgeschleudert" und ziehen den Gesamtkörper nach dem Ende des Absprungs nach. Mit diesen unterschiedlichen Effekten prüft man auch, ob ein Ei gekocht oder roh ist: Setzt man ein gekochtes, also festes Ei auf dem Tisch in Drehung, folgt es dem Anstoß voll. Das rohe Ei mit seinem halbflüssigen Inhalt folgt dem Anstoß nur wenig, da das Innere „nicht mitkommt".

Bei Übergewichtigen wird auch oft ein mangelhaftes oder ganz fehlendes Balancegefühl beobachtet.

Übergewichtige neigen besonders zum „Transpirieren", zum Schwitzen, und oft ist auch der Schweißgeruch unangenehm. Wenn sie auch an den Händen leicht schwitzen, können sie sogar manche Berufe deshalb nicht ergreifen.

Auch ist es nicht angenehm, wenn man als Übergewichtiger Schwierigkeiten beim Binden der

Erhöhte Gesundheitsrisiken durch Übergewicht

eigenen Schuhe hat oder gar, bei starkem Übergewicht, ein selbstspülendes Invalidenklosett braucht, weil man mit Papier nicht mehr den Ort seiner Anwendung erreichen kann.

All das sind unangenehme Begleiterscheinungen des Übergewichts, die nicht selten den Betroffenen auch mit einer gehörigen Portion von Komplexen belasten — die wiederum nachteilig auf das Grundleiden wirken, weil sie die Übergewichtigen oft daran hindern, Schwimmbäder oder den Sportplatz zu besuchen.

Schlimmer als die nur unangenehmen Begleiterscheinungen des Dickseins sind die erhöhten Gesundheitsrisiken, mit denen der Übergewichtige rechnen muß.

Das Übergewicht überlastet das ganze Skelett, die Knochen, Gelenke, Sehnen und Bänder. So kann es zu Wirbelsäulenerkrankungen mit Wirbelverschiebungen, Einengung der austretenden Nervenstränge mit allen mannigfachen Folgen und Bandscheibenvorfall kommen. Das Becken kann an seiner Verbindung mit dem unteren Ende der Wirbelsäule verschoben werden (wodurch die ganze Wirbelsäulenstatik durcheinandergerät). Hüft-, Knie- und Fußgelenke können überlastet werden und an Arthrose erkranken. Senk-, Knick-, Spreiz- und Plattfüße können durch zu hohes Körpergewicht verursacht oder begünstigt werden. Wer an solchen Erscheinungen bereits leidet, sollte neben der Abnahme auf sein Idealgewicht auch die Wirbelsäulen-Gymnastik nach Dr. Laabs und zusätzliche weitere Gymnastik- und Sportarten beginnen und langsam aufbauen.

Insgesamt wird die Lebenserwartung durch jedes Kilogramm Übergewicht entscheidend verkürzt — nicht umsonst ist das Idealgewicht jeder Körpergröße nach dem Gewicht errechnet, bei welchem nach den Erfahrungen großer amerikanischer Lebensversicherungen mit der höchsten Lebenserwartung gerechnet werden kann.

Übergewichtige leben in einem stark erhöhten Risiko, zuckerkrank zu werden. Bis vor kurzem galt diese Krankheit, Diabetes, als völlig unheilbar. Von ihrem Eintreten an war jeder Befallene bis zu seinem Lebensende von der sehr pünktlichen Einnahme von Tabletten oder Injektion von Insulin abhängig. In jüngster Zeit hat sich herausgestellt, daß eine erhebliche Chance besteht, von den Medikamenten wieder loszukommen: Wenn es dem Erkrankten gelingt, sein Idealgewicht zu erreichen.

Hautkrankheiten und Akne sind bei Übergewichtigen ebenfalls besonders häufig und machen sie noch abstoßender für ihre Mitmenschen. Dabei sind die Ursachen des Übergewichts und die der Hautkrankheiten oft dieselben.

Generell besteht für die dicken Menschen ein erhöhtes Risiko, an Leiden zu erkranken, die operiert werden müssen, wie Gallensteine, Blinddarmentzündung, Nierensteine usw. Hinzu kommt, daß für den Übergewichtigen jede Operation, auch z. B. eine unfallbedingte, gegenüber Normalgewichtigen ein wesentlich höheres Risiko darstellt (ja, Unfälle selbst sind für Dicke gefährlicher). Das Unterhaut-Fettgewebe ist dicker. Daher müssen die Operationsschnitte größer

Wo sitzt das Fett?

sein, weil die Organe schwerer zugänglich sind; und die Operationsnähte lassen sich nicht so sauber legen. Es entstehen viel größere Narben, und die Heilungstendenz ist schlechter.

Die Kreislaufprobleme des Übergewichtigen — bei Unfällen, bei Operationen und im Bezug auf das Herzinfarktrisiko — sind wesentlich größer. Der Kreislauf ist labiler und reagiert schlechter bei der medikamentösen Beeinflussung während der Operation. Es werden mehr Anästhetika zur Einleitung der Narkose gebraucht, und es geht länger, bis diese wieder ausgeleitet sind — denn sie werden im Fettgewebe gespeichert.

Auch Umweltgifte und Stoffwechselgifte werden vor allem im Fettgewebe eingelagert. Bei fieberhaften Erkrankungen, die in der Regel mit Appetitlosigkeit und Gewichtsabnahme einhergehen, kommen diese Gifte dann wieder in den Kreislauf und stellen eine erhebliche zusätzliche Belastung zu den dann ohnehin abzuwehrenden Virus- oder Bakteriengiften dar. Grippen sind also für Dicke gefährlicher; außerdem sind sie anfälliger dafür.

Die Speicherung von Umweltgiften im Fettgewebe ist ein Grund dafür, warum die in diesem Buch beschriebene Methode, allmählich und bei voller Leistungsfähigkeit das Idealgewicht zu erreichen, günstiger als eine Radikalkur ist: Auch diese Gifte können so allmählich ausgeschieden werden, anstatt den Organismus durch zu massiertes Lösen in zu kurzer Zeit zu überlasten.

Das Bindegewebe Übergewichtiger ist im allgemeinen schwächer und lockerer, weniger straff. Daher neigen Übergewichtige besonders leicht zu Brüchen (z. B. Leistenbruch), Darmvorfall, Scheidenvorfall und sonstigen Bindegewebsschwächen.

Die hauptsächliche Fettdepotbildung ist bei Mann und Frau verschieden und wird von den Geschlechtshormonen gesteuert.

Beim Mann sitzt es hauptsächlich am Bauch, vor allem am Oberbauch, am Rücken mit Ausläufern seitlich über den Oberkanten der Beckenknochen, im Nacken und am Kinn.

Bei der Frau setzt sich das Fett hauptsächlich auf den Hüften und Oberschenkeln, am Unterbauch und teilweise auch am Busen an; oft auch am Kinn und manchmal über den Schulterblättern.

Außerdem ist aber das Fett noch überall im ganzen Organismus verteilt: Zwischen allen Muskelfasern, so daß die verfetteten Muskeln Kraft nur vortäuschen; überall im Unterhautfettgewebe, so daß die Haut überall mehr oder weniger verdickt ist; und zwischen den ganzen Baucheingeweiden als sogenanntes Organfett.

Daher kommt es, daß bei Erreichen des Idealgewichtes nicht nur der Bauch oder die Hüften schlanker geworden sind, sondern der ganze Mensch von Kopf bis Fuß, und daß der ganze Organismus besser funktioniert — sogar nicht selten in auffallender Weise das Gehirn. Vielleicht rührt letzteres daher, daß bei auch nur geringen Fetteinlagerungen im Gehirn wegen der geschlossenen Gehirnschale keine Ausdehnung, sondern eine Einengung der Blutversorgung erfolgt, so daß der Abbau der Einlagerungen die Durchblutung normalisiert.

Ursache des Übergewichts: Vitalstoffmangel durch Fehlernährung

Das abgelagerte Fett rührt zwar aus Nahrungskalorien her, die nicht verbraucht, sondern „auf Lager" genommen worden sind. Trotzdem ist der landläufige einfache Schluß falsch, man brauche nur weniger zu essen, um vom Übergewicht befreit zu werden. Denn die Zusammenhänge sind etwas komplizierter.

Wenn nämlich längere Zeit isolierte Kohlenhydrate — also Industriezucker und Auszugsmehle und damit hergestellte oder versetzte Produkte — eine wesentliche Rolle in der Ernährung spielen, dann verbraucht der Organismus seine Reserven an den „chemischen Werkzeugen", den Vitaminen, Fermenten und Mineralstoffen, die er zum Abbau der Kohlenhydrate braucht und die ihm bei natürlicher vollwertiger Ernährung auch zusammen mit den Kohlenhydraten (z. B. im vollen Korn) angeliefert werden. Dann entgleist der Stoffwechsel — und er kann nicht mehr alles verbrauchen, sondern muß ablagerungsfähige Zwischenprodukte im Organismus selbst belassen.

Zuviel Appetit: Vitalstoffhunger

Der nur scheinbar zu große Appetit des Übergewichtigen ist von dem Mangel an Vitalstoffen in seiner Ernährung verursacht. Nach diesen „sucht" der Körper und signalisiert solange „weiteressen", bis er glaubt, den Vitalstoffbedarf annähernd gedeckt zu haben — oder bis einfach aus Platzgründen nichts mehr in den Magen hineingeht. Da die isolierten Kohlenhydrate nur einen Bruchteil der Vitalstoffmengen enthalten, die die entsprechenden natürlichen Lebensmittel aufweisen, muß der Organismus entsprechend ein Vielfaches an isolierten Kohlenhydraten aufnehmen, um dieselbe Vitalstoffmenge zu erreichen, als wenn er sie den vitalstoffreichen natürlichen Lebensmitteln entnehmen könnte. Dadurch hat er aber gleichzeitig ein mehrfaches an Kalorien aufgenommen, als er eigentlich bräuchte — und den Überschuß muß er nun auf seine Abfallhalden = Fettdepots tun. Das ist sehr ähnlich wie bei einem Gold- oder Diamantensucher, der auf der Suche nach den wirklichen Kostbarkeiten riesige Abfallhalden hinterläßt.

Zuviel Appetit signalisiert also Vitalstoffhunger. Das macht verständlich, warum die oft gegebene Empfehlung FdH (Friß die Hälfte) keine Lösung des Problems, sondern im Gegenteil eine Verschlimmerung darstellt, wenn dabei einfach die gleichen falschen Nahrungsmittel, nur auf die Hälfte reduziert, angeboten werden. Denn der Vitalstoffhunger verschlimmert sich noch mehr, der echte Vitalstoffmangel auch, es kann zu echten Ausfallerscheinungen kommen. Wenn der so gequälte Übergewichtige dann aufgibt und zur gewohnten Nahrung voll zurückkehrt, hat er in kürzester Zeit wieder sein altes Gewicht — und nimmt dann noch mehr zu.

Denaturierte Nahrung: Appetitkontrolle versagt

Überhaupt scheint unser Appetit bei denaturierter Nahrung zu versagen — wenn man seine Kontrollfunktion an den aufgenommenen Kalorien mißt. So kann man von lockerem, luftig gebackenem Weißbrot nahezu unbegrenzte Mengen essen, ohne satt zu werden. Aber versuchen Sie das einmal mit Vollkornbrot... Man kann von dem mehrfachen an Äpfeln Saft trinken, als man Äpfel selbst essen könnte. Zucker und Zuckergesüßtes kann sogar bei manchen Menschen nicht zu einer Sättigung, sondern zu ihrem Gegenteil führen: einem immer größeren Verlangen nach mehr. Damit gerät der Vorgang an die Grenzen der Sucht.

Daß die Appetitkontrolle bei denaturierten Nahrungsmitteln im Bezug auf die Kalorienmenge versagt, bedeutet gleichzeitig, daß man nicht satt werden kann, wenn man mit denaturierter Kost nur die Kalorienmenge zuführt, die der Organismus braucht. Schon aus diesem Grunde aber bedeutet die einfache FdH-Empfehlung eine Quälerei für jeden Betroffenen und ist nicht auf Dauer durchführbar.

Das gleiche gilt sinngemäß für andere Schlankheitsdiäten, die auf irgendeiner Einseitigkeit beruhen, z. B. der weitgehenden Einschränkung von Kohlenhydraten zugunsten eines reichlichen Angebotes an tierischem Eiweiß.

Falsche Erziehung: Sättigungsbremse außer Funktion

Selbst bei richtiger Ernährung kann bei Übergewichtigen die Appetitkontrolle versagen: Wenn sie von ihrer Kindheit an falsch erzogen sind. Wenn es immer geheißen hat: „Mach den Teller leer, dann wird es schönes Wetter" — „Einen Löffel für Mutti, einen für Vati" — „Etwas stehen lassen ist Sünde, es gibt so viele Hungrige auf der Welt" — oder im Gasthaus: „Was bezahlt ist, wird gegessen; wir werden doch dem Wirt nichts schenken". Der Suppenkasper im „Struwwelpeter" von Hoffmann ist ein schönes Beispiel für die Schauermärchen, die den Kindern erzählt werden, um sie zum Essen über ihren Appetit hinaus zu nötigen, bis der Teller leer ist.

Als ob die Mutter oder der Wirt wüßten, wieviel Nahrung der einzelne gerade wirklich nötig hat. Da sie es nämlich nicht wissen und nicht geizig erscheinen möchten, tragen sie auf jeden Fall zu reichlich auf, damit jeder satt werde. Und daher ist es bestimmt zuviel, wenn immer alles leergegessen wird.

Diese falsche Erziehung von jüngster Kindheit an hat viele Menschen so programmiert, daß sie solange Appetit haben, wie noch irgendetwas auf dem Tisch steht, was eßbar ist. Und sie sind durchaus satt, wenn alles leergegessen ist.

Früher war es bei vorwiegend körperlichen Tätigkeiten noch

Kummerspeck: Essen als Ersatzbefriedigung

möglich, dieses anerzogene Zuviel bei der Arbeit durch erhöhten Einsatz zu verheizen. Heute aber, bei unserer meist sitzenden Lebens- und Arbeitsweise, muß es zu unerwünschtem Fettansatz führen, wenn immer alles leergegessen wird.

Gerade für die vielen Übergewichtigen, bei welchen diese Komponente mit im Spiele ist, hat die Ausrichtung der Rezepte der Schnitzer-Kost nach täglichen Kalorienmengen große Vorteile: Es kommt nicht mehr auf den Tisch, als gut für sie ist. Haben sie leergegessen, sind sie damit satt.

Appetit kann auch seine Ursache in anderen unbefriedigten Bedürfnissen haben.

Viele Frauen, die sich unverstanden fühlen oder einsam sind, tun sich ersatzweise „Gutes", indem sie nachmittags ins Café gehen, um Kuchen, Schlagsahne und Kaffee zu genießen. Da dies gleichzeitig denaturierte und kalorienreiche Nahrungsmittel sind, ist die Wirkung unvermeidlich: der Kummerspeck setzt an.

Es gibt andere Menschen, die immer dann, wenn sie sich ärgern, unbewußt Hunger bekommen und dann etwas essen. Meist sind es ebenfalls Frauen; sie haben näher zur Küche. Männer greifen in solchen Fällen eher zur Zigarette und schaden sich so auch, nur auf andere Weise.

Gemeinsam ißt sich die ganze Familie beim abendlichen Fernsehen Übergewicht an. Je aufregender der Film, desto öfter wird nach den Erdnüssen, Pralinen oder sonstigen Knabbereien gegriffen, desto häufiger wird eine frische Flasche Bier aufgemacht.

Wer sich einmal beobachtet und solche Ersatzhandlungen feststellt, kann diese Quelle des Übergewichts leicht abstellen. Es wird nicht immer möglich sein, dann statt dessen die eigentliche Ursprungshandlung auszuführen, da man ja z. B. in einem Fernsehspiel nicht selbst eingreifen kann. Aber man kann sich Hobbys zulegen, vor allem sportliche, die eher Kalorien verbrauchen, und die physische und psychische Befriedigung verleihen.

Die Komponenten des Übergewichts

Übergewicht besteht durchaus nicht nur aus Fett. Vielmehr sind es drei Hauptkomponenten, die zusammen das auf der Waage festgestellte Übergewicht ergeben:

Fett macht den Hauptanteil des Übergewichts aus. Es enthält pro 100 g 900 Kalorien, etwa die Hälfte des Tagesbedarfs an Kalorien bei vollwertiger Ernährung. Man müßte also 5 Tage lang fasten, um 1 kg Körperfett abzubauen. Da der Körper aber nicht nur Fett braucht, wäre in dieser Zeit die Leistungsfähigkeit stark eingeschränkt. Diese Zahlen machen verständlich, warum es ratsamer erscheint, bei voller Erhaltung der Leistung allmählich abzunehmen.

Wasser bestreitet einen erheblichen Teil des Übergewichts. Da die übliche Zivilisationsernährung reichlich mit Salz versehen werden muß, weil sie sonst fade schmeckt, wird mit ihr dem Körper viel Salz zugeführt. Die physiologische Salzkonzentration im Blut und in den Gewebssäften beträgt 0,9%. Das heißt, daß der Körper für jede 9 g Salz, die er zugeführt erhält, auch 1 Liter Wasser zurückhalten muß, damit die Salzkonzentration physiologisch bleibt.

Der Darminhalt kann bei Stuhlverstopfung ebenfalls zum Übergewicht beitragen. Wenn man bedenkt, daß beim Verstopften die gesamte Nahrung von mehreren Tagen, wenn auch etwas entwässert, im Darm enthalten ist, so kann man sich dies leicht vorstellen.

Vermehrte Fettzellenzahl — auch lange nach Gewichtsabnahme

Das Fett des Übergewichtigen ist nicht einfach nur zwischen die Gewebe gelagert; vielmehr ist für die Hauptmenge des Fetts im Unterhautfettgewebe ein komplizierter Speicherapparat aufgebaut. Die Fettzellen selbst haben sich vermehrt, um das viele Fett aufnehmen zu können; und es haben sich neue Blutgefäße gebildet, um das Fett an- und abtransportieren zu können und um die Fettzellen selbst zu ernähren.

Bei jeder Schlankheitskur — auch bei der hier beschriebenen mit Schnitzer-Kost — wird zunächst nur das Fett aus den Fettzellen entleert. Die vermehrten Fettzellen selbst bleiben in voller Zahl erhalten, ebenso die Blutgefäße zu ihrer Versorgung. Das erklärt, warum Übergewichtige so erstaunlich rasch wieder zunehmen, wenn sie zur vorher gewohnten Nahrung zurückkehren.

Der entscheidende Vorteil der Schnitzer-Kost liegt darin, daß man sie dauernd anwenden kann, so daß auch nach der Abnahme kein neues überflüssiges Fett an die Fettzellen geliefert wird. So kann dann allmählich die Zahl der Fettzellen selbst abnehmen und das Blutversorgungssystem kann sich verkleinern. Denn jedes Organ verkümmert mit der Zeit, wenn es nicht mehr benutzt wird, auch das vergrößerte Fettspeicherungsorgan des Übergewichtigen. Nur

Nach jeder FdH-Kur: Mit immer weniger Kalorien immer dicker

geht das weitaus langsamer als die Gewichtsabnahme selbst. Während man die Gewichtsabnahme in einigen Wochen oder bei starkem Übergewicht einigen Monaten geschafft hat, kann die Rückbildung des Fettspeicherungsorgans einige Jahre dauern.

Hierin liegt der tiefere Grund, warum nur eine dauernd anwendbare, schlankmachende und schlank erhaltende vollwertige Ernährungsweise wirkliche Schlankheit auf Dauer bringen kann. Alles andere ist nicht auf Dauer durchzuhalten; und alsbald füllen sich dann diese Fettspeicherungsdepots wieder auf, die auf das Fett warten wie ein trockener Schwamm auf Wasser.

Es ist eine ganz überraschende Feststellung der jüngeren Zeit, daß Menschen, die schon mehrmals durch Nahrungseinschränkung oder Nahrungsentzug abgenommen haben, hernach jedesmal weniger tägliche Kalorien zu sich nehmen durften, wenn sie nicht wieder zunehmen wollten. Eine Kalorienmenge, die vielleicht nach der letzten Schlankheitskur noch das Gewicht zu halten erlaubte, führte nach der nächsten bereits zur Gewichtszunahme! Was war geschehen?

Nun, nichts weiter, als daß der Organismus dieser Leute sich auf ihre Lebensweise eingestellt hat! Er hat folgendes registriert: Von Zeit zu Zeit wird die Nahrung knapp oder bleibt ganz aus. Ich muß also Depots anlegen, Fett für die Mangelzeiten bereithalten, wie die Tiere für den Winterschlaf. Und außerdem muß ich notgedrungen lernen, mit weniger zu wirtschaften, denn auch zwischen diesen Mangelzeiten gibt es nicht allzureichlich Kalorien, und dabei muß ich doch für die nächste Mangelperiode noch immer etwas auf die hohe Kante legen!

Die so verstandene Aufgabe hat der Stoffwechsel dieser Übergewichtigen glänzend gelöst... und damit einige Betretenheit sowohl bei den Ärzten, die dies feststellten, als bei den nun vollends ratlosen Übergewichtigen ausgelöst. Soviel Anstrengung und Entbehrung — mit einem so niederschmetternden Ergebnis!

Daraus geht ein weiteres mal hervor, daß nur eine dauerhaft gesündestmögliche Ernährung, noch zusätzlich auf ihren Kaloriengehalt kontrolliert, zuverlässig und dauerhaft vom Übergewicht befreien kann. Hingegen hat sich die bisher verbreitete Gewohnheit, draufloszuleben und dann ab und zu ein wenig Speck wegzuhungern, als Sackgasse erwiesen.

Rauchen, um nicht zuzunehmen?

Dies wäre ein fataler Fehler. Trotzdem dient drohendes Übergewicht vielen Rauchern als angenehme Ausrede, um sich nicht das Rauchen abgewöhnen zu müssen. „Ich kann nicht; sonst werde ich zu dick".

Rauchen führt in hohem Maße zu Krebserkrankungen verschiedener Art, vor allem Lungenkrebs; wer 20 Jahre lang 20 Zigaretten täglich raucht, ist im statistischen Durchschnitt etwa „dran". Seit dem von Präsident Kennedy veranlaßten „Terry-Bericht" über das Rauchen ist an der Gesundheitsschädlichkeit des Rauchens und an seiner krebserzeugenden Wirkung kein Zweifel mit wissenschaftlichem Hintergrund mehr möglich.

Durch das Rauchen werden auch die Geschmacks- und Geruchsnerven und die Schleimhäute von Mund, Speiseröhre, Magen, Luftröhre und Lunge so geschädigt, daß alle Speisen fade schmecken und der Appetit beeinträchtigt ist. Wenn sich ein Raucher seine schädliche Gewohnheit abgewöhnen kann, ist es wohl möglich, daß ihm danach das Essen wieder besser schmeckt, weil seine raucherbedingte Appetitlosigkeit ausheilt. Er muß dann eben auch den zweiten Schritt zu seiner Gesundheit gehen und auf Schnitzer-Kost umstellen, um nicht zuzunehmen — denn er hat ohnehin die gesündestmögliche Ernährung nötig, damit er nicht noch nach dem Aufgeben des Rauchens von einem der Raucherleiden ereilt wird.

Oft hat das rasche Zunehmen früherer Raucher einen ganz anderen Grund: Es gibt Anleitungen, sich das Rauchen abzugewöhnen, in welchen empfohlen wird, statt dessen auf Süßigkeiten auszuweichen. Damit wird aber nur eine schädliche Gewohnheit durch eine andere ersetzt, die dann nicht nur Übergewicht, sondern auch Zahnkaries und weitere ernährungsbedingte Zivilisationskrankheiten auslösen kann.

Auch schon das Kauen von an sich gesunden Nüssen anstelle des Rauchens kann zur Zunahme führen, denn sie sind sehr kalorienhaltig, und hier handelt es sich nicht um ein echtes Nahrungsbedürfnis, sondern um eine Ersatz-Ersatz-Befriedigung anstelle einer einfachen Ersatzbefriedigung.

Kaugummi — selbst das kann nicht empfohlen werden. Denn das Kauen löst nicht nur Speichelbildung, sondern parallel die Bildung von Magensäften aus, weil der Magen mit Recht erwartet, daß er alsbald Arbeit bekommt, wenn gekaut wird. Tritt diese nicht ein, können sich die produzierten Verdauungssäfte gegen den Magen selbst richten. Die Folge ist unter der Bezeichnung „Magengeschwüre" bekannt.

Es bleibt dem Raucher nichts anderes übrig, als von einem auf den anderen Tag seine Gewohnheit ersatzlos zu streichen. Wenn er gleichzeitig auf Schnitzer-Kost umstellt, fällt ihm dies leichter, denn offenbar wird bei vollwertiger Ernährung die Suchtneigung geringer, weil der Körper alles hat, was er braucht.

Wer auf Schnitzer-Kost umstellt und weiterraucht, kann nicht mit der vollen Wiederherstellung seiner Gesundheit rechnen.

Dauererfolg nur mit dauernd richtiger Ernährung: Schnitzer-Kost

Die bis hier erläuterten Zusammenhänge haben deutlich gemacht, daß Übergewicht nur dann dauerhaft ausgeheilt und das Idealgewicht nur dann auf Dauer gehalten werden kann, wenn dauernd eine optimale, in Kalorienzahl und Anteil der lebendigen Nahrung individuell angepaßte vollwertige Ernährung angewendet wird. Das ist Schnitzer-Kost.

Wer übergewichtig ist — und auch, wer es nicht werden möchte — kann mit Zuversicht an diese Ernährungsweise herangehen. Er wird es schon nach einigen Wochen nicht mehr glauben, wie dick er einmal gewesen ist. Es empfiehlt sich daher auch dringend, noch einmal ein Foto fürs Familienalbum zu machen, damit man später sagen kann: ,,Seht her, so dick bin ich früher einmal gewesen''. Ohne Foto wird Ihnen das nämlich nachher niemand mehr glauben — so natürlich schlank sieht man aus, wenn man mit Schnitzer-Kost abgenommen hat.

Richtiges Wiegen

Da der geneigte Leser nun bald die erfreuliche Abnahme seines Gewichts festzustellen hat, muß auch einiges über das richtige Wiegen gesagt werden.

Gewichtsveränderungen von mehreren Kilogramm könnte man nämlich auch registrieren, wenn man einfach die Badezimmerwaage gegen eine andere auswechselt. Die meisten dieser mit Federkraft arbeitenden Waagen sind sehr ungenau und unzuverlässig. Sie können sogar bei höherem Gewicht anders ,,vorgehen'' als bei geringerem Gewicht, und nicht selten schwanken sie sogar von einem auf den anderen Tag selbst um 1—2 Kilogramm.

Es ist also zweckmäßig, sich eine genaue Personenwaage zu besorgen.

Der Zeitpunkt des Wiegens soll immer der gleiche sein: Morgens, nach der Stuhl- und Urinentleerung, vor der ersten Aufnahme von Getränken oder Speisen. So erhält man am ehesten vergleichbare Werte, während tagsüber durch die Nahrungs- und Getränkeaufnahme stärkere Schwankungen auftreten.

Die so erhaltenen Gewichtszahlen trägt man am besten jeden Tag in seinen Taschen- oder sonstigen Terminkalender ein. So kann man den Gewichtsverlauf gut verfolgen und hat auch für später Unterlagen, um zu vergleichen, ob man das erreichte Idealgewicht halten konnte oder ob wieder einmal für einige Wochen reine Schnitzer-Intensivkost notwendig ist — oder ob etwas an der Kalorienzahl gedreht werden muß.

Beurteilung der Gewichts-schwankungen

Hierbei wird man feststellen, daß auch dieses Morgengewicht bei ganz gleichmäßiger richtiger Ernährung Schwankungen unterworfen ist, die je nach Körpergröße bei 1—2 kg im Verlauf einiger Tage liegen können. Dies rührt einfach daher, daß man den einen Tag vielleicht mehr schwitzt, also Wasser verliert, den anderen etwas gegessen hat, was einige Stunden länger zur Darmpassage braucht, und am dritten körperliche Arbeit mit erhöhtem Kalorienverbrauch, Schwitzen und vielleicht noch rascherer Darmpassage zusammenkommen.

Deshalb ist es nicht so wichtig, nun ängstlich auf jede hundert Gramm Zunahme gegenüber dem Vortag zu blicken, als vielmehr das Mittel aus diesen täglichen Bewegungen zu beobachten. Man kann sich z. B. das Wochenmittel errechnen, indem man die Gewichte von 7 Tagen zusammenzählt und die Summe dann durch 7 teilt. Oder man kann sich die täglichen Gewichtszahlen graphisch auf einem Millimeterpapier auftragen und erkennt dann, wie an einem Barographen oder einer Fieberkurve, wohin der Trend geht.

Erstes Erfolgssymptom: Harndrang!

Wenn der Übergewichtige an einem bestimmten Morgen mit Schnitzer-Intensivkost beginnt, seiner Leibesfülle zu Leibe zu rücken, dann kann er eventuell schon in der nächsten Nacht erstaunt feststellen, daß er den Schlaf mal kurz unterbrechen muß: Der Körper beginnt zu entwässern. Da für die schmackhafte Zubereitung der Schnitzer-Intensivkost kein Salz gebraucht wird (im Gegensatz zu gekochter Nahrung, die ohne Salz fade schmecken würde), beginnt der Körper überraschend schnell, das an Salz gebundene Wasser mitsamt diesem überflüssigen Salz hinauszuschwemmen. Dabei können schon in den ersten Tagen mehrere Kilogramm an Gewicht dahinschwinden, und man stellt erfreut fest, daß der Gürtel bereits lockerer sitzt.

Verlauf der Gewichtsabnahme

Außer dieser anfangs starken Wasserausscheidung trägt auch die Normalisierung des Stuhlgangs in diesen ersten Tagen zu einer kräftigen Gewichtsabnahme bei.

Von der zweiten Woche an geht es wesentlich langsamer. Denn jetzt muß vor allem Fett abgebaut werden, und das geht nur durch Verbrauch. Um 100 g Fett abzunehmen, müssen 900 Kalorien zusätzlich verheizt werden.

Umso erstaunlicher ist es, daß trotzdem schon bei einem Übergewicht von nur noch 10 kg nach der ersten Wasserausscheidung in jeder weiteren Woche etwa 1,5 bis 2 kg Abnahme registriert werden können, so daß das Idealgewicht in diesem Fall schon nach etwa 6 Wochen erreicht ist. Das liegt wahrscheinlich an der stark stoffwechselsteigernden Wirkung, welche von der vitalstoffreichen Schnitzer-Intensivkost ausgeht, und auch an dem drastischen Rückgang des Vitalstoff-Hungers, so daß die 1500 Kalorien der Schnitzer-Intensivkost oft garnicht ganz gegessen werden können. Denn Kalorien werden ja jetzt mit Hilfe der Vitalstoffe genügend in den Fettdepots „lockergemacht". Außerdem geht wohl auch in diesen weiteren Wochen immer noch Wasser ab, das an Salz gebunden war.

Die wichtigste Phase beginnt, wenn das Idealgewicht erreicht ist: Stabilisierung des Erfolgs

Je größer das Übergewicht, desto größer auch die tägliche und wöchentliche Gewichtsabnahme. Mit 2—300 g täglich und entsprechend ca. 1,5—2 kg wöchentlich kann man auf jeden Fall rechnen.

Ist man in die Nähe des Idealgewichts gekommen, so verlangsamt sich die Abnahme merklich, und es kann ratsam sein, für die letzte Strecke die Kalorienzahl in der empfohlenen Weise (gleiche prozentuale Verringerung aller Kostanteile) etwas, vielleicht um 10—20 %, zu verringern, damit sich das Gewicht nicht vorzeitig auf einem zu hohen Niveau stabilisiert. Die Abnahme dann noch einmal in Gang zu bringen, ist etwas mühsamer, als gleich ein wenig nachzuhelfen.

Ist das Idealgewicht dann ganz erreicht, erhöht man vorsichtig die Kalorienzahl der Schnitzer-Intensivkost wieder so weit, daß noch keine Gewichtszunahme eintritt.

Wer jetzt denken würde, er hat alles erreicht, und etwa zu seiner früheren Kost zurückkehrt, der würde sich nach wenigen Wochen mit seinem alten Übergewicht wiederfinden. Denn bis jetzt ist nur erreicht, daß die Fettzellen ihr Fett abgegeben haben. Aber noch sind sie alle da, noch ist ihre ausgezeichnete Versorgung mit Blutbahnen voll funktionsfähig. Noch wartet dieses Fettspeichergewebe darauf, jedes vom Stoffwechsel angebotene Fett aufzusaugen wie ein Schwamm...

Nunmehr geht es darum, mindestens ebensolange, wie die Abnahme gedauert hat, die reine Schnitzer-Intensivkost weiter anzuwenden und die tägliche Kalorienzahl sorgfältig nach dem Ergebnis der Gewichtskontrollen zu richten. Wenn der Wochendurchschnitt des Gewichts gleichgeblieben ist wie in der Woche davor, stimmt auch die Kalorienzahl. Bei Veränderungen nach oben oder unten muß sie angepaßt werden.

Erst nach dieser weiteren Zeit und wenn das Idealgewicht gut gehalten werden konnte, kann man vorsichtig und allmählich Ergänzungen zur Schnitzer-Normalkost hinzunehmen.

Wer sehr leicht zu Übergewicht neigt, für den kann es erforderlich sein, ganz oder weitgehend auch auf Dauer bei Schnitzer-Intensivkost zu bleiben, wobei dort die Kalorienzahl wie beschrieben angepaßt werden kann.

Denn es ist möglich, daß sonst bei solchen Menschen das Sattwerden und das Schlankbleiben nicht auf einen Nenner gebracht werden können.

Sport und körperliche Arbeit

Jede körperliche Tätigkeit verbraucht zusätzliche Kalorien. Es wäre aber ein Irrtum, würde man annehmen, daß man durch diesen zusätzlichen Energieverbrauch wesentlich Übergewicht abbauen könnte. Denn der Verbrauch ist verblüffend gering. Eine ganze Stunde zügiges Gehen, wobei 5 Kilometer zurückgelegt werden, verbraucht nur zusätzliche 188 Kalorien! Das ist ungefähr soviel, wie mit einem dünn mit Butter bestrichenen Brötchen wieder aufgenommen wird. Um eine einzige Tafel Schokolade wieder abzuarbeiten, müßte man dreieinhalb Stunden lang einen Schubkarren schieben, der mit 100 kg Steinen beladen ist.

Unser Organismus ist eine überaus wirtschaftlich arbeitende, energiesparende Maschine. Von der Verbrauchsseite würde daher körperliche Arbeit nur wesentlich zu Buche schlagen, wenn man den ganzen Tag Schwerarbeit verrichten könnte.

Wenn trotzdem Sport und körperliche Arbeit ein sehr hilfreiches Mittel sind, um abzunehmen und schlank zu bleiben, so liegt dies an einem anderen Mechanismus: An der Einwirkung dieser Tätigkeiten auf den Appetit.

Paradoxerweise wird nämlich der Appetit nicht größer, wenn man sich kräftig körperlich betätigt, sondern kleiner. Das ist vielleicht so zu erklären, daß wir von Natur aus ein tägliches Mindestmaß an Bewegung und Körpertätigkeit brauchen. Kann dieses Bedürfnis nicht erfüllt werden, so tritt vermehrtes Essen als Ersatzbefriedigung an seine Stelle.

Ein gewisses Mindestmaß an täglicher körperlicher Arbeit oder an Sport ist deshalb sehr zu empfehlen und stellt eine weitere Möglichkeit für den Übergewichtigen dar, das Maß des Appetits mit den zum Abnehmen und schlank bleiben nicht zu überschreitenden Kalorienzahlen in Einklang zu bringen, so daß er immer satt wird. Das ist aber nur im Zusammenwirken mit Schnitzer-Kost zu schaffen.

Außerdem sind solche Betätigungen von großem Vorteil für den Kreislauf, der tägliches Training braucht, um leistungsfähig zu sein, und für die Straffung der ganzen Körpergewebe, die ja nach dem Abbau des Fetts zunächst besonders „wabbelig" sind.

Es gibt Bewegungszähler, die man sich an den Gürtel hängen kann, und die anzeigen, ob man gegen Abend das notwendige Mindestmaß an Bewegungen erreicht hat, um fit zu bleiben. Fehlen noch Bewegungseinheiten, so kann man abends noch einen großen Spaziergang machen, oder Rad fahren, oder einen Waldlauf einschalten oder eine abendliche Gymnastikstunde besuchen. Auch Tanzen ist ein vorzügliches Mittel, das Bewegungsdefizit aufzuholen.

Massagen während und nach der Abnahme

Beim Übergewichtigen sind die Fettzellen in ein räumliches Netz von Bindegewebsfasern eingelagert. Wird das Fett durch die Abnahme herausgenommen, ist dieses Netz zunächst zu großmaschig für die neuen Verhältnisse. Es gleicht ausgeleierten Gummifäden, die sich nicht genügend zusammenziehen, wenn die vorherige Anspannung nachläßt.

Zwar hat die Schnitzer-Kost gegenüber üblichen FdH-Maßnahmen den großen Vorteil, daß auch das Bindegewebe durch die reichlich angebotenen Vitalstoffe allmählich regeneriert und sich mehr strafft, so daß auch die zu weit gewordene Haut nicht in Falten herunterhängt wie die zu groß gewordenen bisherigen Kleider. Aber zusätzliche Massagen beschleunigen die Straffung sehr und führen zu einem noch besseren, jugendlicheren Endergebnis.

Während der Abnahme ist es von erheblichem Vorteil, mindestens zweimal wöchentlich den ganzen Körper massieren zu lassen; wer die Möglichkeit hat, sollte sich in dieser Zeit sogar täglich massieren lassen. Denn in dieser Umbauphase besteht die Möglichkeit, besonders hartnäckige Fettpolster (z. B. beim Mann auf Oberbauch und Rücken, bei der Frau an Oberschenkeln und Hüften) durch Massagen zu stärkerer Durchblutung und damit zum „Ankurbeln" des Abbauprozesses zu veranlassen. Außerdem findet parallel zur Abnahme eine zügige Straffung des Bindegewebes statt.

Auch nach Erreichen des Idealgewichtes sollen noch längere Zeit zweimal wöchentlich solche Massagen durchgeführt werden. Später kann es dann genügen, einmal wöchentlich zu massieren.

Die Massagen selbst sind am wirkungsvollsten, wenn nicht zu hart, sondern so massiert wird, daß man es als ausgesprochen angenehm empfindet. Die Wirkungen sind dann tiefgreifender und günstiger.

Die äußere Erscheinung nicht vergessen

Jetzt, wo Sie schlank zu werden beginnen und bald Ihr Idealgewicht erreicht haben werden, sollten Sie auch Ihre äußere Erscheinung selbstkritisch überprüfen und das Mögliche dafür tun.

Übergewichtige haben nämlich in diesem Punkt oft resigniert, da sie ohnehin nicht attraktiv aussehen, und haben nicht selten auch Kleidung, kosmetischer Erscheinung und Sauberkeit geringere Aufmerksamkeit geschenkt als schlanke Menschen. Kompensiert werden diese Mängel häufig mit höherem beruflichem Können, Mutterwitz und Originalität, so daß Übergewichtige durchaus ihre Stellung unter den übrigen Menschen behaupten.

Wenn sie nun schlank werden und diese geistigen Qualitäten auch noch von einer gepflegten und attraktiven äußeren Erscheinung unterstrichen werden, haben die vormals Übergewichtigen anderen Menschen sogar einiges voraus.

Lassen Sie sich also kosmetisch beraten; als Frau, aber auch als Mann.

Überprüfen Sie, ob Sie beim richtigen Friseur sind.

Achten Sie auf eine aufrechte Körperhaltung; treiben Sie Sport, gleich, wie alt Sie sind. Man findet für jedes Alter und jeden Fitnessgrad passende Sportarten.

Bemühen Sie sich um eine freundliche Einstellung; mürrischer Gesichtsausdruck erzeugt Gesichtsfalten.

Überprüfen Sie, ob Ihre Kleidung jeweils nach der geltenden Mode ausgerichtet ist. Ihre bisherige Kleidung wird ohnehin nunmehr um eine oder mehrere Konfektionsgrößen zu groß für Sie geworden sein. Und es wird Ihnen jetzt Spaß machen, eine Figur zu haben, auf der die neuen schicken Kleider oder Anzüge flott und elegant aussehen — und passen!

Kurzum, versäumen Sie es nicht, die Möglichkeiten des persönlichen Gewinns an Attraktivität voll auszuschöpfen, die Ihnen das Erreichen Ihres Idealgewichtes bietet.

Praktischer Teil

Erforderliche Küchengeräte bei Intensivkost

Küchenwaage
mit exakten Wiegeeigenschaften.

Schnitzer-Meßbecher ★)
mit genauen Meßeinheiten für Korn und Wasser.

Schnitzer-Haushaltsgetreidemühle ★)
oder Getreidemahlansatz an vorhandene Küchenmaschine mit Mahlsteinen, zum frischen Mahlen von Weizen, Roggen und anderen Getreiden.

Zitronenpresse

Edelstahlraffel
aus dem Haushaltswarengeschäft.

Küchenmaschine mit Edelstahl-Raffeleinsätzen ★),
besonders für die Salatzubereitung sehr zweckmäßig.

Elektrische Kaffeemühle
mit Schlagmessern zum Zermahlen der Nüsse.

Keimapparat ★)
zum Keimen der Weizenkörner und grünen Sojabohnen.

Pfeffermühle
zum frischen Mahlen der Pfefferkörner.

Wiegemesser
für die Salatkräuter.

Drahtkörbe
zum Abtropfen von gewaschenem Salat.

★) Kostenloses ausführliches Informationsmaterial und Bezugsquellennachweis erhältlich bei: Firma Schnitzer, 7742 St. Georgen im Schwarzwald, Telefon (0 77 24) 60 01–60 03

Erforderliche Küchengeräte bei Normalkost

Dämpftopf (nicht Dampftopf!) zum Garen von Kartoffeln. Im Haushaltswarengeschäft erhältlich.

Waffeleisen
mit Teflonbeschichtung und Temperaturregler.

Pfanne (z. B. Pyroflam) zum Backen ohne Fett.

Kartoffelpresse
aus dem Haushaltswarengeschäft.

Eierschneider
zum Garnieren mit Eischeiben.

Herd/Backofen zum Backen der Vollkornbackwaren mit Höchsttemperatur von 250°C. Umluftherde unvorteilhaft!

Vorratshaltung bei Intensivkost

Schnitzer-Weizen ★)
aus naturgemäßem Anbau, mit Analyse.

Schnitzer-Roggen ★)
aus naturgemäßem Anbau, mit Analyse.

Nackthafer ★)
(Sprießkornhafer).

Frische **Äpfel,** möglichst aus biologischem Anbau.

Kleine **Zitronen,** möglichst biologisch.

Haselnüsse, Cashewkerne, Pinienkerne, Sonnenblumenkerne und **Walnußkerne**

Kaltgepreßtes Pflanzenöl ★),
z. B. Distelöl.

Obstessig

Grüne Sojabohnen ★)

Kleine **Zwiebeln,** möglichst aus biologischem Anbau.

Weiße oder schwarze **Pfefferkörner** zum frischen Mahlen.

Knoblauchzehen
zum frischen Verreiben oder um die Schüssel damit auszureiben.

Blütenpollen ★)
von Bienen gesammelt.

Küchenkräuter,
nach Möglichkeit täglich frisch, oder getrocknet, z. B. Basilikum, Borretsch, Dill, Kresse, Estragon, Kerbel, Muskat, Liebstöckel, Zitronenmelisse, Petersilie, Rosmarin, Schnittlauch, Pimpernelle, Kümmel, Paprika edelsüß (würzig mild), Rosenpaprika (scharf), Pfefferpulver (falls nicht frisch gemahlen wird), Knoblauchpulver (falls keine frischen Knoblauchzehen vorhanden).

Pulvin ★)
wird als Mineralgemisch dem Naturmüsle beigegeben (siehe Seite 88).

Mineralarmes Tafelwasser
anstelle von gutem Leitungswasser.

Verschiedene **Teesorten,** am besten zum frisch Aufgießen. Z. B. Schwarztee, Pfefferminztee, Kräutertee, Hagebuttentee, Darjeelingtee, Thymiantee, Wollblumentee, Lindenblütentee usw.

Zusätzliche Vorratshaltung bei Normalkost

Biologische Kartoffeln

Vollreis

Vollkorn-Knäckebrot

Frische Landbutter

Sauermilch
aus roher Vorzugsmilch.

Saure Sahne

Süße Sahne (ohne Zucker)

Schnitzer-Vollkorngebäck ★), -Vollkornbrötchen ★) und **-Vollkornbrote ★),** selbstgebacken nach dem Buch „Backen mit Vollkorn" für Hausfrauen und Hobbybäcker, von Dr. J. G. Schnitzer, oder bezogen von einem Schnitzer-Vertragsbäcker.

★) Adressen des Ihnen nächstliegenden Schnitzer-Vertragsbäckers, Bezugsquellennachweis für Pflanzenöl und Blütenpollen sowie ausführliches kostenloses Informationsmaterial über Schnitzer-Getreide, Sojabohnen und das Buch „Backen mit Vollkorn" sind erhältlich bei Firma Schnitzer, D-7742 St. Georgen, Tel. (0 77 24) 60 01–60 03

1. Praktische Tips zur Zubereitung des Schnitzer-Naturmüsles

a) Das frisch gemahlene Korn in frisches Leitungswasser (nie in Milch) einstreuen, ohne umzurühren. Wenn nicht alles Schrot sich von alleine vollsaugt, mit einem Löffel etwas nach unten drücken. Mindestens 30 Minuten, höchstens 10 Stunden stehen lassen. Bei Außentemperatur über 20°C höchstens 2–3 Stunden.

b) Verwenden Sie nur kontrolliertes Getreide, möglichst auch biologisches Obst dazu.

c) Für den Wohlgeschmack des Ganzen ist die Qualität des Apfels mit entscheidend. Ist er aromatisch und luftig, so schmeckt auch das Naturmüsle besonders gut.

d) Apfel und Zitronensaft sollen immer für die Zubereitung des Grundrezepts verwendet werden.

e) Zur Herstellung von Sauermilch geben Sie die benötigte Menge roher Vorzugsmilch offen in ein Schälchen und lassen sie stehen, bis sie sauer wird. Wird sie nicht sauer, ist die Milch nicht in Ordnung, und Sie müssen sich nach einer anderen Quelle umsehen.
Mit einem kleinen Stückchen fertiger Sauermilch, in die frische Vorzugsmilch gegeben, können Sie den Prozeß des Sauerwerdens verkürzen.

f) Bei Zeitknappheit oder auf Reisen genügt gesundheitlich das mit Apfel und Zitrone und bei NK mit Bioghurt oder Joghurt zubereitete Grundrezept.

g) Dies ist für Sie besonders wichtig, wenn Sie auf Reisen sind und auswärts essen müssen: In solchen Fällen empfehlen wir das Mitnehmen einer kleinen Schnitzer-Getreidemühle mit Mahlsteinen, Modell LH oder CH, und einer der Reisedauer entsprechenden Menge an Vollweizen. Sie können z. B. bei der CH-Getreidemühle den Weizen in den sehr praktischen Behälter schroten, direkt darin Wasser zugeben und abgedeckt mindestens 30 Minuten stehen lassen. Wenn Sie dann morgens ein Bioghurt oder Joghurt zugeben und evtl. noch zusätzlich einen Apfel, eine Birne oder sonstiges vorhandenes Obst hineinschneiden, brauchen Sie nicht auf die Fortsetzung und Wirkung der Schnitzer-Kost verzichten.

h) Diese einfachste Zubereitung sollte aber nicht aus Bequemlichkeit zur Regel werden, da Eintönigkeit dem Wesen der Schnitzer-Kost widerspricht. Die Hausfrau soll die Zeit haben, dieses gesundheitlich wichtigste Gericht des Tages liebevoll, abwechslungsreich und wohlschmeckend zuzubereiten.

i) Nicht hinzugefügt werden sollen denaturierte Produkte, also weder Säfte (Ausnahme: der Zitronensaft), noch Kompott, noch Marmelade, noch Kakao, noch Sirup, noch Zucker gleich welcher Art, noch Süßstoffe; auch keine Rosinen oder sonstigen Trockenfrüchte und auch kein Honig (Kariesgefahr).

k) Empfindliche sollten Getränke nicht zu oder nach dem Naturmüsle, sondern mindestens 30 Minuten vor diesem Gericht zu sich nehmen. Sonst könnten die beim Empfindlichen an sich schon schwächeren Verdauungsfermente während der Verdauungsarbeit weiter verdünnt werden. Außerdem würde ein Teil des Gerichts vorzeitig in den Darm weitergeschwemmt, bevor es im Magen genügend aufgeschlossen ist. Die ganze übrige Nahrung soll ebenfalls naturbelassen und vollwertig sein, um nicht von dort her die Verträglichkeit zu stören.

l) Soweit eine zusätzliche Aufbesserung der Mineralstoffversorgung für gesundes Knochenwachstum und Gesunderhaltung von Knochen und Zähnen zweckmäßig erscheint, kann täglich dem Naturmüsle pro Person 1 flach gehäufter Teelöffel des Mineralgemisches Pulvin zugegeben werden.

Pulvin entspricht der mineralischen Zusammensetzung von Knochen und Zähnen. Es enthält, bezogen auf 100 g:

Calcium phosphoricum 85,05 g,
Magnesium phosphoricum 4,53 g,
Ferrum phosphoricum oxidatum 0,61 g,
Calcium citricum 9,24 g,
Calcium fluoratum 0,13 g,
Natrium chloratum 0,37 g,
Manganum chloratum 36,0 mg,
Cobaltum chloratum 0,1 mg,
Natriummolybdat 0,3 mg,
Zincum oxidatum 31,8 mg,
Cuprum oxidatum 1,8 mg.

Auslieferung, auch an andere Apotheken, durch die Stadtapotheke D-7730 VS-Villingen.

m) Haben Sie einmal vergessen, den Weizen oder Roggen rechtzeitig einzuweichen, bereiten Sie das Naturmüsle mit 60 g frisch gemahlenem Hafer zu; dieser muß nicht eingeweicht werden, sondern kann sofort weiterverarbeitet werden. Kinder essen dieses besonders gerne.

n) Garnieren Sie das Naturmüsle immer hübsch mit den angegebenen Zutaten. Gerade morgens ist es sehr wichtig, daß das Frühstück appetitanregend, interessant und verlockend aussieht.

o) Damit Sie zur Zubereitung der verschiedenen Naturmüsle zu jeder Jahreszeit abwechslungsreich Obst vorhanden haben, empfehlen wir Ihnen, einige Obstsorten (z. B. Erdbeeren, Himbeeren, Johannisbeeren, Aprikosen, Kirschen und Heidelbeeren) in der Tiefkühltruhe einzufrieren. Hierbei ist es wichtig, das Obst einzeln, nebeneinander auf der Folie aufzusetzen und so zu versiegeln, daß nichts aufeinander liegt.
Vor Gebrauch soll es dann so rasch wie möglich, am besten unter lauwarmem Wasser, aufgetaut werden.

p) Leinsamen-Beigaben sind in frisch geschroteter Form ebenfalls möglich.

r) Messen Sie den Zitronensaft stets ganz genau ab und verwenden Sie saure Obstsorten nur zusammen mit einer süßen Obstsorte oder bei NK mit süßer Sahne.

2. Praktische Tips zur Zubereitung der Salat- und sonstigen Frischkostrezepte

a) Verwenden Sie möglichst nur biologisch angebaute frische Salate, Gemüse und Kräuter. Ist es Ihnen nicht möglich, frische Kräuter zu verwenden, nehmen Sie getrocknete, möglichst grob gelassene Kräutersorten, die durch Zerreiben zwischen den Fingern wieder etwas an Aroma gewinnen. Solche sind überall in Feinkostgeschäften erhältlich.

b) Kaufen Sie die benötigten Salat- und Gemüsesorten täglich frisch, damit sie nicht zu lange lagern und dabei an Wert verlieren.

c) Bei der Zubereitung muß besonders darauf geachtet werden, daß die natürlichen Werte nicht durch Unachtsamkeit verlorengehen. Salat und Gemüse dürfen nur sehr kurz mit dem Waschwasser in Berührung kommen und keinesfalls darin liegenbleiben, da sie sonst ausgelaugt werden. Es wird stets zuerst die Salattunke zubereitet. Dann können das geriebene Gemüse und der geschnittene Salat sofort, während des Reibens, nach dem Abtropfen oder während des Schneidens untergemischt werden, damit sie nicht an der Luft oxydieren.

d) Sind Sie gezwungen, die Mittags- oder Abendmahlzeit auswärts einzunehmen, so scheuen Sie sich nicht, auch dann nur einen gemischten Salat oder eine Salatplatte zu bestellen. Achten Sie jedoch darauf, daß keine hartgekochten Eier und keine gekochten Salate dabei sind, und möglichst kaltgepreßtes Pflanzenöl oder Zitronensaft verwendet wird. Oder nehmen Sie sich drei verschiedene Gemüsesorten in der richtigen Kalorienmenge mit und essen diese roh bei einem kleinen Picknick. (Z. B.: Karotten, Tomaten, Radieschen, Kohlrabi, Erbsen, Rettich.)

e) Ist es Ihnen einmal aus zeitlichen Gründen nicht möglich, 2–3 verschiedene Salate extra einzeln zuzubereiten, können Sie diese auch zusammen in einer Salattunke anrichten und vermischen. Dies kann, je nach Zusammensetzung, geschmacklich sehr reizvoll sein, und durch verschiedene Farben auch lustig aussehen. Verschiedene Gemüsesorten können auch einfach roh gegessen werden, ohne daß sie als Salate zubereitet sind.

f) Ist eine der angegebenen Salat- oder Gemüsesorten zum benötigten Zeitpunkt nicht erhältlich, bereiten Sie anstelle des betreffenden Rezepts ein anderes Rezept aus dem 14-Tage-Plan zu. Achten Sie dabei besonders darauf, daß die Kalorienzahlen der beiden Rezepte sich nicht wesentlich unterscheiden. Verwenden Sie dabei auch immer 1 Blattsalat und 2 Sorten Gemüse oder Knollengewächse.

g) Auch hier geben wir Ihnen den Rat, bei der Zubereitung immer ans Auge zu denken. Ein liebevoll angerichteter und verzierter Salat auf einem kontrastfarbenen Salatteller oder in einer schönen Glas- oder Holzschüssel wirkt immer appetitanregend.

h) Übrigens: frische Kresse können Sie selbst zu jeder Jahreszeit in dem unter „Küchengeräte" empfohlenen „biosnacky-Keimapparat" herstellen.

i) Wer eine besonders störungsanfällige Darmbakterienflora hat, kann anstelle von Obstessig jeweils Sauerkrautsaft verwenden (erhältlich im Reformhaus).

3. Praktische Tips zur Zubereitung der Gewürz-Weizen- und Roggenschrote und der gekeimten Körner

a) Schroten Sie zu den Gewürz-Weizen- und -Roggenschroten den Weizen und Roggen etwas feiner als zum Schnitzer-Naturmüsle.

b) Das frisch gemahlene Korn in frisches Wasser (nie in Milch) einstreuen ohne umzurühren. Wenn nicht alles Schrot sich von alleine vollsaugt, mit einem Löffel etwas nach unten drükken. Mindestens 30 Minuten, höchstens 10 Stunden stehen lassen. Bei Außentemperatur über 20°C höchstens 2–3 Stunden.

c) Für die frischen, biologischen Kräuter gilt dasselbe wie unter 2a).

d) Weizen und Sojabohnen lassen sich am besten in einem eigens dafür hergestellten Keimgerät keimen. In diesem Gerät können Sie auch Kresse keimen lassen. Sehr wichtig ist die Sauberhaltung der Keimschalen, da sonst leicht Schimmelpilze, die in saurem Milieu leben, an den Getreiden auftreten.
Deshalb nach jedem Keimvorgang die Schalen mit einer Bürste gut reinigen und von Zeit zu Zeit in Essigwasser legen.

e) Ist kein Keimgerät vorhanden, verfahren Sie wie folgt: Je 20 g Weizen und Sojabohnen in zwei verschiedene flache Teller geben; etwas frisches Wasser dazugeben, so daß alle Körner im Feuchten liegen und gleichzeitig noch Luft haben. Mit einem durchsichtigen Deckel, am besten einer Käseglocke, abdekken; 1½ Tage lang morgens, mittags und abends das Wasser abschütten und erneuern.
Wenn bei Weizen und Sojabohnen gerade die Keime sichtbar werden, sind sie genau richtig zum Essen. Falls die Keime zu früh sichtbar sind, gießen Sie alles Wasser ab und bewahren die gekeimten Körner zugedeckt im Kühlschrank auf, bis sie benötigt werden, höchstens aber einen Tag lang.

f) Die zubereiteten Gewürz-Getreideschrote oder gekeimten Getreide können nach Belieben auch unter einen Salat gemischt werden.

4. Sonstige Hinweise

a) Essen Sie nur die drei angegebenen Mahlzeiten täglich, auf keinen Fall etwas zwischendurch. Dies würde stark den Erfolg mindern.

b) Wenn Sie in der Intensivkost-Anwendungszeit Gäste haben, so servieren Sie diesen Ihre Intensivkostmahlzeit, zusammen mit einem beliebigen Rezept aus den Normalkost-Beilagen. Sie werden dabei feststellen, daß sich heute jedermann gerne mit gesunder Lebensweise und gesunder Ernährung befaßt und dafür aufgeschlossen und interessiert ist.

c) Zur Anwendung der Normalkost und als „beliebtes Hobby" empfehlen wir das Buch „Backen mit Vollkorn" für Hausfrauen und Hobby-Bäcker. Sie erlernen mit diesem Buch das Backen von 16 köstlichen Brot- und Gebäckarten.

d) Bei der Fa. Schnitzer sind, falls Sie nicht selbst backen wollen, Adressen von Schnitzer-Vollkornbäckern erhältlich, bei welchen Sie die benötigten Gebäck- und Brotsorten beziehen können.

e) Schauen Sie jeden Morgen oder Mittag die Rezepte des nächsten Tages an, damit Sie die notwendigen Obstsorten, Salate, Gemüse und Gewürze noch rechtzeitig einkaufen können.

f) Süße Sahne: hiermit ist frische Sahne gemeint, im Gegensatz zu saurer Sahne. Auf keinen Fall darf Sahne verwendet werden, die mit Zucker gesüßt ist.

g) EL bedeutet Eßlöffel,
TL bedeutet Teelöffel,
IK bedeutet Intensivkost
NK bedeutet Normalkost.

h) Die Intensivkost enthält keinerlei tierisches Eiweiß, auch keine Milchprodukte. Bei ihr ist allein durch die richtige Kombination pflanzlicher Eiweißträger eine vollwertige Eiweißversorgung gesichert. Deshalb kann diese Kostform auch auf Dauer genommen werden.

i) In der Normalkost sind geringe Mengen an Milchprodukten (Sauermilch, saure Sahne, süße Sahne) und gelegentlich etwas Ei und Käse enthalten.
Bei diätetischer Notwendigkeit können die Milchprodukte, Ei und Käse weggelassen oder erstes durch Wasser ersetzt werden; die Ei- und Käsegerichte durch Vollkorngerichte ausgetauscht werden.

k) Den Berechnungen lagen folgende Tabellen zugrunde:
- Kleine Nährwerttabelle der DGE
  Prof. Dr. W. Wirths
  Umschau Verlag
- Die große Nährwerttabelle
  Prof. Dr. med. H.-D. Cremer
  Gräfe und Unzer Verlag
- Die Zusammensetzung der Lebensmittel
  Nährwert-Tabellen
  Souci-Fachmann-Kraut

14-Tage-Fahrplan
Schnitzer-Intensivkost
mit 1400 Tageskalorien
= 5860 Joules

Zeichenerklärung:

IK	=	Intensivkost
NK	=	Normalkost
kcal	=	Kilokalorien
kJ	=	Kilojoule (1 kcal = 4,1857 kJ)
BE	=	Broteinheiten
E	=	Eiweiß
F	=	Fett
KH	=	Kohlenhydrate

Zusätzliche Rezepte bei
Schnitzer-Normalkost
Erweiterung auf
2200 Tageskalorien
= 9208 Joules

Am Tag vor Beginn mit der Schnitzer-Kost

Zutaten pro Person	Intensivkost kcal	Intensivkost kJ	Intensivkost BE	Normalkost kcal	Normalkost kJ	Normalkost BE	Zubereitung
mittags							
20 g Weizen aus kontrolliertem Anbau 20 g Sojabohnen							Je 20 g Weizen aus kontrolliertem Anbau und 20 g grüne Sojabohnen getrennt zum Keimen anfeuchten, wie unter Kapitel „Tips" Nr. 3d und 3e beschrieben.
abends oder morgens, höchstens 10, mindestens ½ Stunde, einweichen des Schnitzer-Naturmüsle							Wasser an den keimenden Weizenkörnern und Sojabohnen erneuern.
1. Vorbereitung: Hierzu verwenden Sie am besten den Schnitzer-Meßbecher, auf dem die Korn- und Wasser-einheiten genau angegeben sind.							Pro Person mit dem Schnitzer-Meßbecher, oder durch genaues Abwiegen der Menge, eine Korneinheit (60 g) Weizen aus kontrolliertem Anbau abmessen und in einer Getreidemühle mit Mahlsteinen mittelgrob bis grob mahlen.
1 Korneinheit (60 g) Schnitzer-Weizen aus kontrolliertem Anbau	218,18	912,0	3,00				Dann mit dem Schnitzer-Meßbecher, oder durch genaues Abwiegen, pro Person eine Wassereinheit (110 g) frisches, kaltes Leitungswasser abmessen.
1 Wassereinheit (110 g) frisches Leitungswasser	–	–	–				In eine Schüssel das Wasser geben und das Schrot einstreuen ohne umzurühren. Wenn nicht alles Schrot sich von selbst mit Wasser vollsaugt, mit einem Löffel etwas nach unten drücken. Mindestens ½ Stunde, höchstens 10 Stunden stehen lassen.

1. Tag morgens

Zutaten pro Person	Intensivkost kcal	Intensivkost kJ	Intensivkost BE	Normalkost kcal	Normalkost kJ	Normalkost BE
Übertrag Grundrezept:	218,18	912,0	3,00			
Schnitzer-Naturmüsle mit Birne						
2. Weitere Zubereitung des Grundrezepts						
1 TL frischgepreßter Zitronensaft	1,19	5,0	–			
1 kleiner oder ½ großer Apfel	40,19	168,0	0,80			
3. Tischfertigmachen						
1 TL Pulvin	–	–	–			
1 Birne (100 g)	55,02	230,0	1,00			
6 Haselnüsse (10 g)	69,10	289,0	0,10			
2 Walnußkerne	20,00	84,0	0,06			
Nur bei NK:	403,68	1688,0	4,96	403,68	1688,0	4,96
1 EL saure Sahne				19,00	79,5	–
				422,68	1767,5	4,96
Dazu oder hinterher: 1 Tasse beliebigen Tee und 1 TL Blütenpollen						

Zubereitung

Zuerst eine frisch aufgeschnittene Zitrone auspressen und pro Person ½ EL Zitronensaft unter das eingeweichte Weizenschrot mischen. Den oder die benötigten Äpfel in je zwei Hälften schneiden, das Kernhaus, den Stiel und den Blütenstand entfernen und die Apfelhälften auf einer Edelstahlraffel in die Schüssel reiben. Am Schluß bleibt die Schale übrig, die in den Abfall gegeben wird.
Den frisch geriebenen Apfel sofort untermischen, da er auf keinen Fall braun werden darf. Aus diesem Grund soll das Schnitzer-Naturmüsle nun auch unverzüglich tischfertig gemacht werden.

1 TL Pulvin gut untermischen. Die Birne in Achtel schneiden, drei Achtel zur Seite legen, den Rest in kleine Würfelchen schneiden und ebenfalls untermischen. Nur bei Normalkost: saure Sahne hinzufügen. Nun das Müsle in ein Schälchen füllen, worin es dann auch serviert wird.
Die 6 Haselnüsse in einer elektrischen Schlagmessermühle (nicht in der Getreidemühle!) grob mahlen und mit einem kleinen Löffel über das Müsle streuen. Mit den 3 Birnen-Achteln und 2 Walnußkernen garnieren.

> **Nicht vergessen:**
> 30 g Weizen aus kontrolliertem Anbau mittelgrob geschrotet, in 55 g frischem Wasser einweichen, für die Beilage zum Mittagessen.
> Wasser an den keimenden Weizenkörnern und Sojabohnen erneuern.

Zusätzlich bei Schnitzer-Normalkost

Zutaten pro Person	Intensivkost kcal	Intensivkost kJ	Intensivkost BE	Normalkost kcal	Normalkost kJ	Normalkost BE
Weizenvollkornbrötchen						
1 Weizen-Vollkorn-Brötchen				108,70	454,5	2,25
5 g Butter				38,75	162,0	–
				147,45	616,5	2,25
Summe Frühstück:	403,68	1688,0	4,96	570,13	2384,0	7,21

Das selbstgebackene oder bei einem Schnitzer-Vollkornbäcker gekaufte Brötchen mit einem scharfen Messer aufschneiden und mit Butter bestreichen.

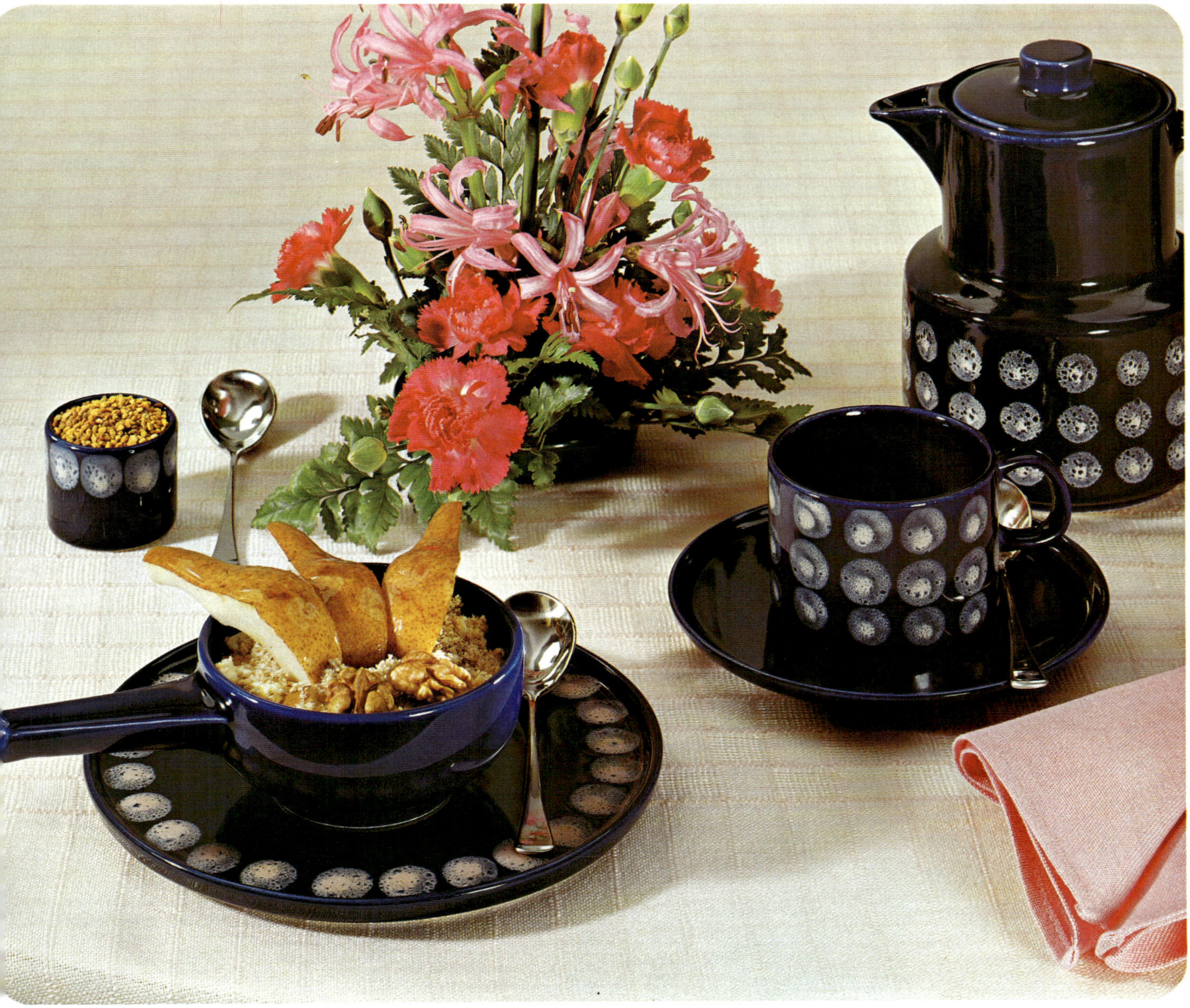

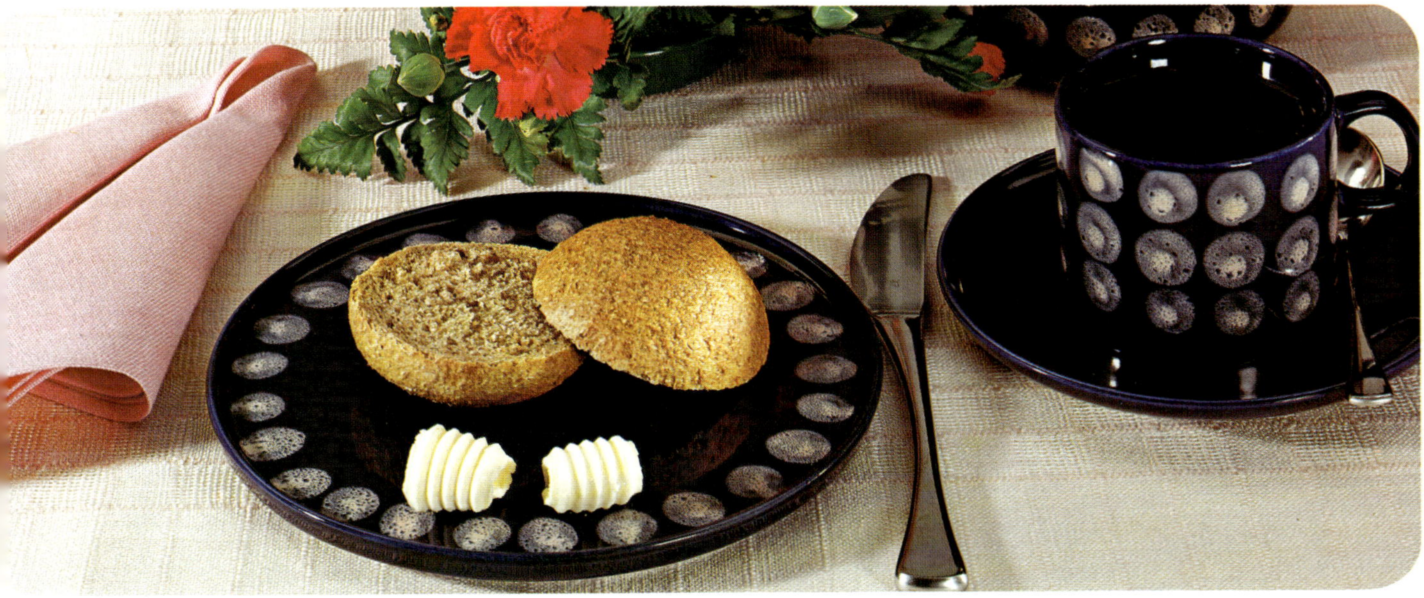

1. Tag mittags

Zutaten pro Person	Intensivkost kcal	Intensivkost kJ	Intensivkost BE	Normalkost kcal	Normalkost kJ	Normalkost BE
Kopfsalat						
1 TL Distelöl	44,95	188,8	–			
1 TL Obstessig	–	–	–			
Petersilie, Dill, Kerbel,	–	–	–			
Liebstöckel, Rosmarin	–	–	–			
100 g Kopfsalat	9,56	40,0	–			
½ Zwiebel	20,90	87,5	–			
Nur bei NK:	75,41	316,3	–	75,41	316,3	–
1 EL saure Sahne				19,00	79,5	–
				94,41	395,8	–

Zubereitung: Tunke aus Distelöl, Obstessig und zerhackten Kräutern zubereiten. Nur bei Normalkost: saure Sahne hinzufügen. Kopfsalatblätter vierteln, wiegen und waschen. Nach dem Abtropfen sogleich mit der Tunke vermengen und mit Zwiebelringen garnieren.

> **Nicht vergessen:**
> Wasser an den angekeimten Weizenkörnern und Sojabohnen erneuern.

Zutaten pro Person	Intensivkost kcal	Intensivkost kJ	Intensivkost BE	Normalkost kcal	Normalkost kJ	Normalkost BE
Rot-Weiß-Salat						
1 Knoblauchzehe	3,10	13,0	–			
2 TL Distelöl	89,90	377,6	–			
1 TL Obstessig	–	–	–			
weißer Pfeffer	–	–	–			
100 g Tomaten	17,94	75,0	–			
100 g Rettich	15,50	65,0	–			
Petersilie	–	–	–			
	126,44	530,6	–	126,44	530,6	–

Salatschüssel mit der Knoblauchzehe ausreiben. Salatsoße aus Distelöl, Obstessig und weißem frisch gemahlenem Pfeffer zubereiten. Die gewaschenen Rettiche und Tomaten wiegen und beides in kleine, viereckige Würfelchen schneiden. In die Soße geben und gut miteinander vermengen. Mit gehackter Petersilie bestreuen.

Zutaten pro Person	Intensivkost kcal	Intensivkost kJ	Intensivkost BE	Normalkost kcal	Normalkost kJ	Normalkost BE
Meerrettich-Weizenschrot						
30 g eingeweichter Weizenschrot	109,10	456,0	1,50			
20 g frisch geriebener Meerrettich	7,89	33,0	–			
	116,99	489,0	1,50	116,99	489,0	1,50
Nur bei NK: 1 EL Bioghurt				9,60	40,4	–
				126,59	529,4	1,50

Den morgens eingeweichten Weizenschrot mit dem Meerrettich gut vermengen. Nur bei Normalkost: 1 EL Bioghurt unterheben. In einem kleinen Teller als Beigabe zum Salat servieren.

Dazu: Gutes Leitungswasser oder mineralarmes Tafelwasser

Zusätzlich bei Schnitzer-Normalkost

Zutaten pro Person	Intensivkost kcal	Intensivkost kJ	Intensivkost BE	Normalkost kcal	Normalkost kJ	Normalkost BE
Kartoffeln mit Käse überbacken						
200 g mittelgroße biologische Kartoffeln				174,16	728,0	3,07
1 TL Olivenöl				44,95	188,8	–
50 g Edamer (30 %)				139,90	585,0	–
				359,01	1501,8	3,07

Kartoffeln waschen, abtrocknen und ungeschält oben kreuzweise einschneiden. Mit Öl bepinseln. Für jede Kartoffel ein Stück Alufolie ebenfalls mit Öl bepinseln, die Kartoffel darin einschlagen und ca. 55 Minuten bei 250 Grad auf einem Backblech im Backofen garen. Nach 55 Minuten die Kartoffeln auspacken, auf ein frisches Stück Alufolie setzen, die Käsescheiben darüberlegen und alles noch einmal 5 Minuten in den Backofen schieben. Auf der Folie servieren.

Zutaten pro Person	Intensivkost kcal	Intensivkost kJ	Intensivkost BE	Normalkost kcal	Normalkost kJ	Normalkost BE
Erdbeer-Dessert						
150 g frische Erdbeeren				53,80	225,0	1,00
1 EL süße Sahne				60,28	252,0	–
				114,08	477,0	1,00
Summe Mittagessen:	318,84	1335,9	1,50	820,53	3434,6	5,57

Erdbeeren waschen und in einen Glaskelch füllen. Die Sahne ohne Zucker steifschlagen und auf die Erdbeeren geben.

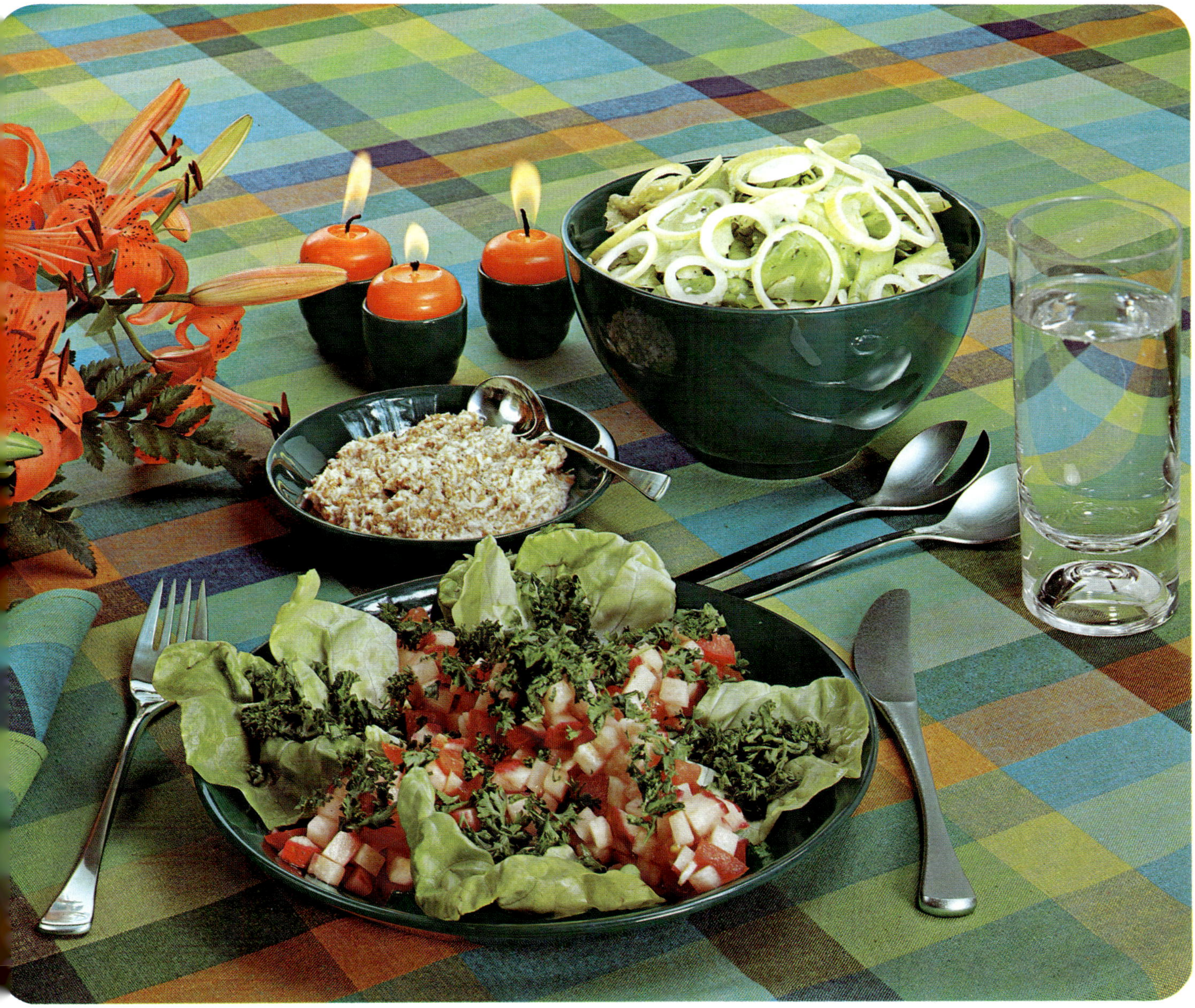

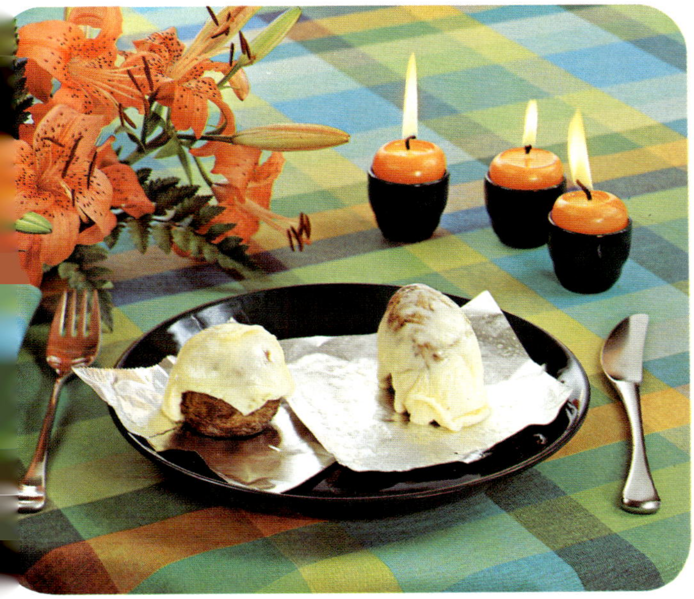

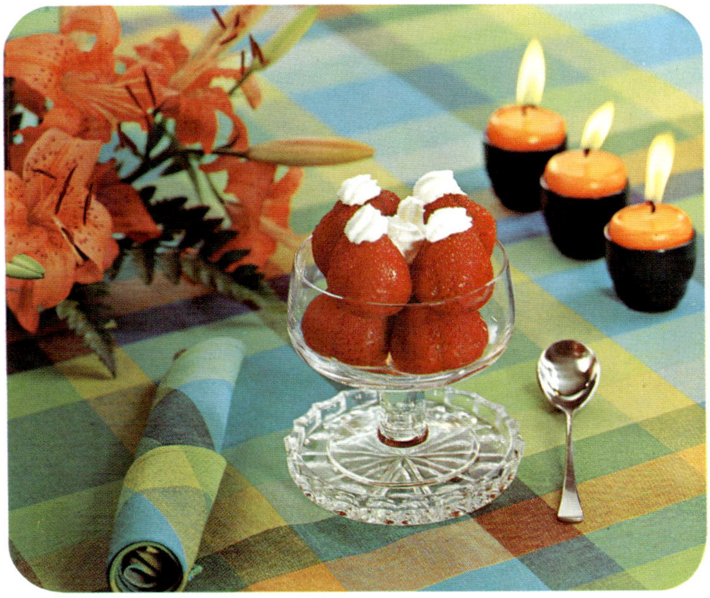

1. Tag abends

Zutaten pro Person	Intensivkost kcal	Intensivkost kJ	Intensivkost BE	Normalkost kcal	Normalkost kJ	Normalkost BE
Möhren-Rohkost						
2 TL Distelöl	89,90	377,6	–			
1 TL Zitronensaft	1,19	5,0	–			
100 g Möhren	28,70	120,0	–			
½ Apfel (40 g)	20,09	84,0	0,40			
6 Haselnüsse (10 g)	69,13	289,0	0,10			
Petersilie	–	–	–			
Nur bei NK:	209,01	875,6	0,50	209,01	875,6	0,50
1 EL süße Sahne				60,28	252,0	–
				269,29	1127,6	0,50

Das Distelöl und den Zitronensaft in die Schüssel geben. Nur bei Normalkost: süße Sahne hinzufügen. Die Möhren putzen, wiegen, waschen und direkt in die Schüssel raspeln. Gut vermengen. Den Apfel ebenfalls raspeln, die Haselnüsse grob mahlen und beides jeweils sofort untermengen. Mit Petersilie garnieren.

Zutaten pro Person	Intensivkost kcal	Intensivkost kJ	Intensivkost BE	Normalkost kcal	Normalkost kJ	Normalkost BE
Sellerie-Rohkost						
2 TL Distelöl	89,90	377,6	–			
1 TL Zitronensaft	1,19	5,0	–			
100 g Sellerie	27,50	115,0	–			
½ Apfel (50 g)	25,10	105,0	0,50			
6 Haselnüsse (10 g)	69,13	289,0	0,10			
Petersilie	–	–	–			
	212,82	891,6	0,60	212,82	891,6	0,60
Nur bei NK: 1 EL Bioghurt				9,60	40,4	–
				222,42	932,0	0,60

Genau wie Möhren-Rohkost zubereiten.

> **Nicht vergessen:**
> 60 g Weizen aus kontrolliertem Anbau, mittelgrob geschrotet, mit 110 g Wasser für das Naturmüsle zum Frühstück des nächsten Tages einweichen.

Zutaten pro Person	Intensivkost kcal	Intensivkost kJ	Intensivkost BE	Normalkost kcal	Normalkost kJ	Normalkost BE
Chinakohl						
1 TL Distelöl	44,95	188,8	–			
1 TL Obstessig	–	–	–			
Petersilie, Basilikum, Melisse, Dill	–	–	–			
100 g Chinakohl	16,07	67,2	–			
1 Mandarine	19,10	80,0	0,50			
	80,12	336,0	0,50	80,12	336,0	0,50

Den Chinakohl von den welken Blättern befreien, dann wiegen und in kleine ½ cm breite Streifen schneiden. In die vorher zubereitete Tunke aus Distelöl, Obstessig und Kräutern geben und mit Mandarinenschnitzen verziert servieren.

Zutaten pro Person	Intensivkost kcal	Intensivkost kJ	Intensivkost BE	Normalkost kcal	Normalkost kJ	Normalkost BE
Gekeimte Körner						
20 g gek. Weizenkörner	72,72	304,0	1,00			
20 g gek. Sojabohnen	88,99	372,0	0,50			
	161,71	676,0	1,50	161,71	676,0	1,50

Die inzwischen gekeimten Weizenkörner und Sojabohnen noch einmal gut waschen und in zwei verschieden kleinen Näpfchen oder vermischt auf einem kleinen Teller, servieren.

Dazu: Beliebigen Tee

Zusätzlich bei Schnitzer-Normalkost

Zutaten pro Person	Intensivkost kcal	Intensivkost kJ	Intensivkost BE	Normalkost kcal	Normalkost kJ	Normalkost BE
Kleeblätter aus hartgekochtem Ei						
1 hartgekochtes Ei				83,73	350,0	–
Schnittlauch				–	–	–
3 Radieschen				17,94	75,0	–
1 Vollkorn-Knäckebrot				36,90	155,0	0,50
5 g Butter				38,75	162,0	–
				177,32	742,0	0,50
Summe Abendessen:	663,66	2779,2	3,10	910,86	3813,6	3,60

Das hartgekochte Ei mit dem Eierschneider teilen. Je 3 Ei-Scheiben zu einem Kleeblatt legen. Den Stiel mit Schnittlauch garnieren. Auf jede Ei-Scheibe ½ Radieschen legen. Dazu Knäckebrot mit Butter servieren.

Tagessumme:	kcal	kJ	BE	kcal	kJ	BE
	1368,18	5803,10	9,56	2301,52	9632,20	16,38
	E	F	KH	E	F	KH
	34,79	67,87	151,86	69,54	111,50	230,44

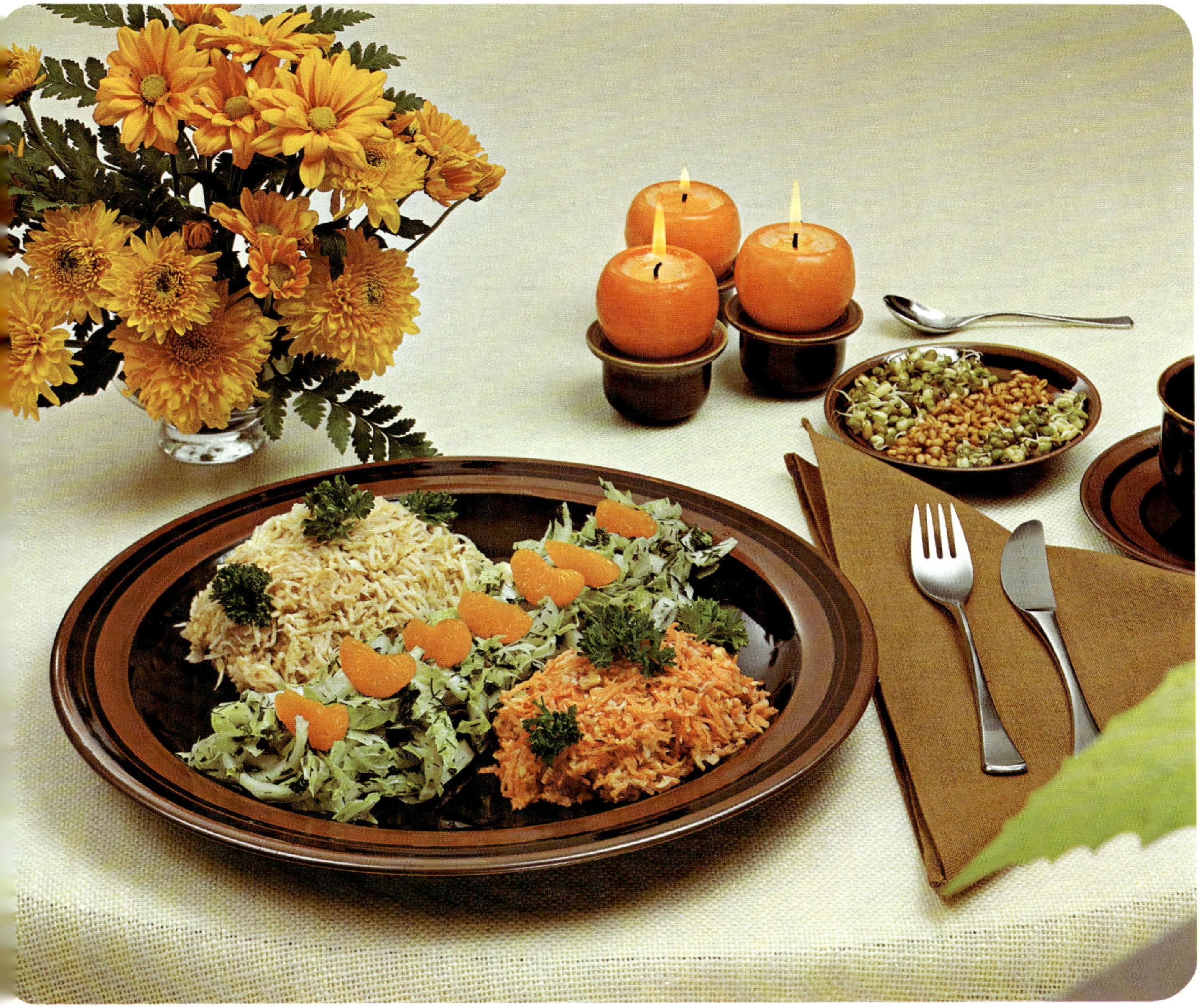

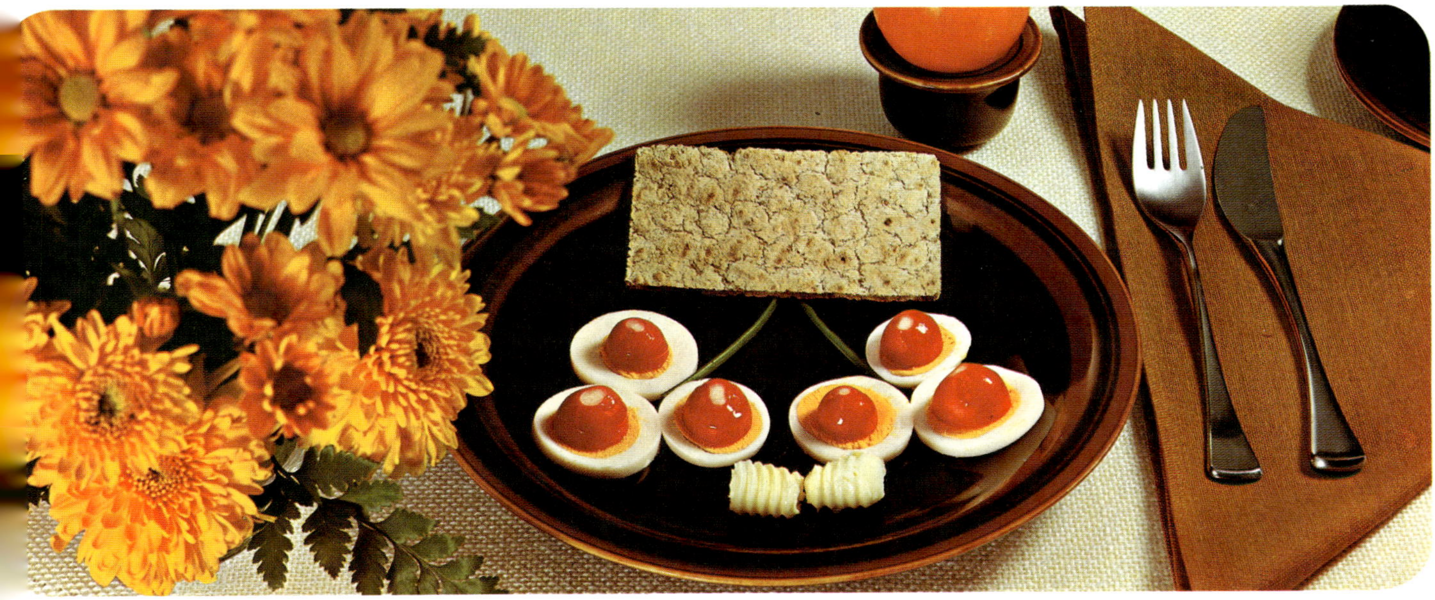

2. Tag morgens

Zutaten pro Person	Intensivkost kcal	Intensivkost kJ	Intensivkost BE	Normalkost kcal	Normalkost kJ	Normalkost BE
Schnitzer-Naturmüsle mit Orangen						
1. Vorbereitung (Weizen mahlen und einweichen)						
2. Weitere Zubereitung (Zitronensaft und Apfel) genau wie am Vortag beschrieben	259,57	1085,0	3,80			
3. Tischfertigmachen						
1 TL Pulvin						
2 Orangen	76,55	320,0	2,00			
3 Haselnüsse	34,56	144,5	0,05			
Nur bei NK:	370,68	1549,5	5,85	370,68	1549,5	5,85
2 EL frische Sahne				120,50	504,0	–
				491,18	2053,5	5,85
Dazu oder hinterher: 1 Tasse beliebigen Tee und 1 TL Blütenpollen						

Zubereitung

Pulvin gut untermischen. Nur bei Normalkost: frische Sahne unterheben. Die beiden Orangen schälen, davon 4 Schnitze zur Seite legen und die restlichen Schnitze in je 5 Teile schneiden. In den Brei geben, gut untermengen und mit den restlichen 4 Orangen-Schnitzen und den 4 Haselnüssen verziert servieren.

Nicht vergessen:
30 g Roggen aus kontrolliertem Anbau, mittelgrob geschrotet, mit 55 g frischem Wasser einweichen, für die Beilage am Mittag.
20 g Weizen und 20 g Sojabohnen getrennt zum Keimen anfeuchten.

Zusätzlich bei Schnitzer-Normalkost

Zutaten pro Person	Intensivkost kcal	Intensivkost kJ	Intensivkost BE	Normalkost kcal	Normalkost kJ	Normalkost BE
Vollkorn-Hefezopf						
1 Scheibe Vollkorn-Hefezopf (ca. 50 g)				154,60	646,5	2,00
Summe Frühstück:	370,68	1549,5	5,85	645,78	2700,0	7,85

Von dem selbstgebackenen oder bei einem Schnitzer-Vollkornbäcker gekauften Vollkorn-Hefezopf eine Scheibe mit ca. 50 g abschneiden, wiegen und zusammen mit dem Naturmüsle mit Orangen servieren.

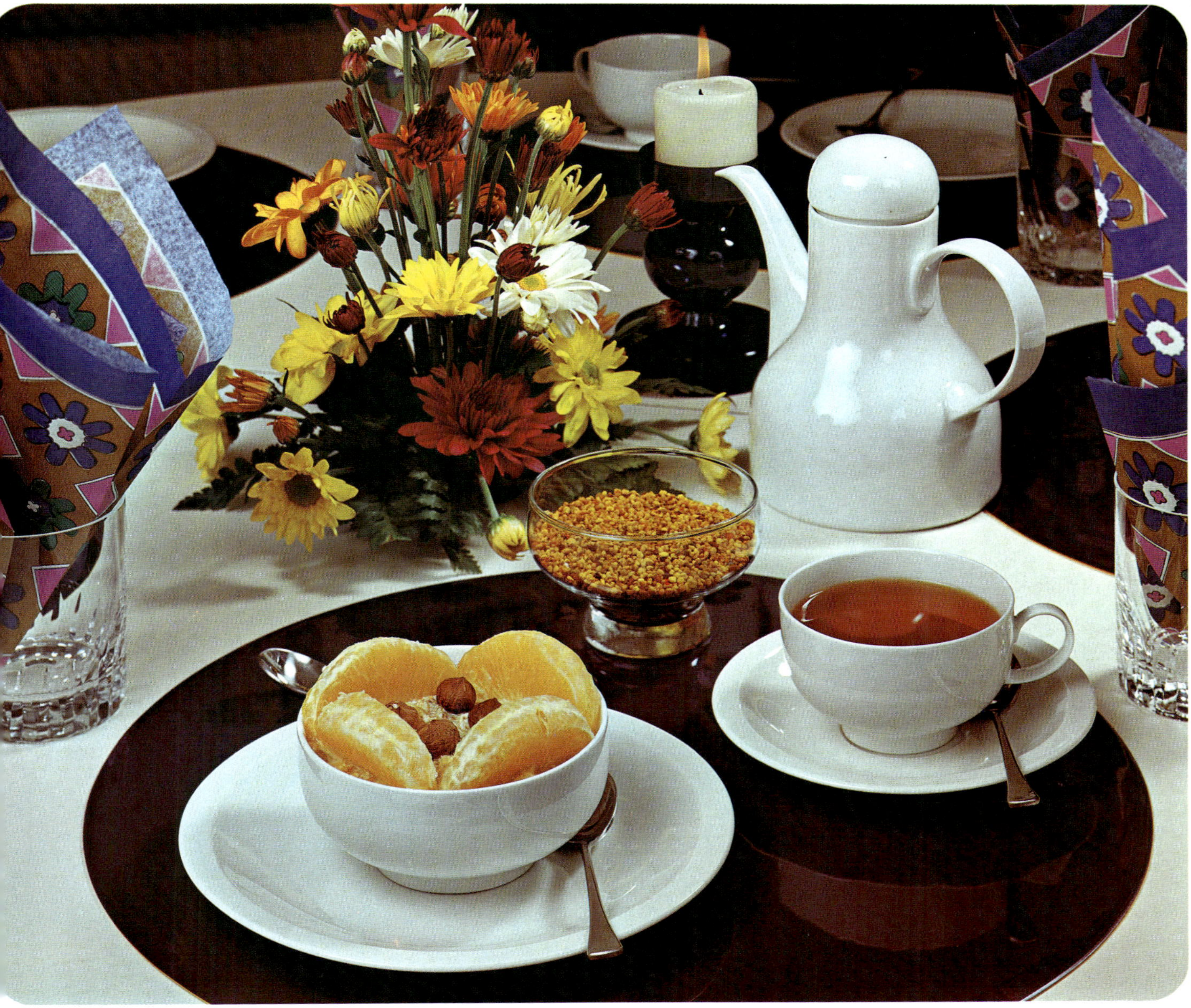

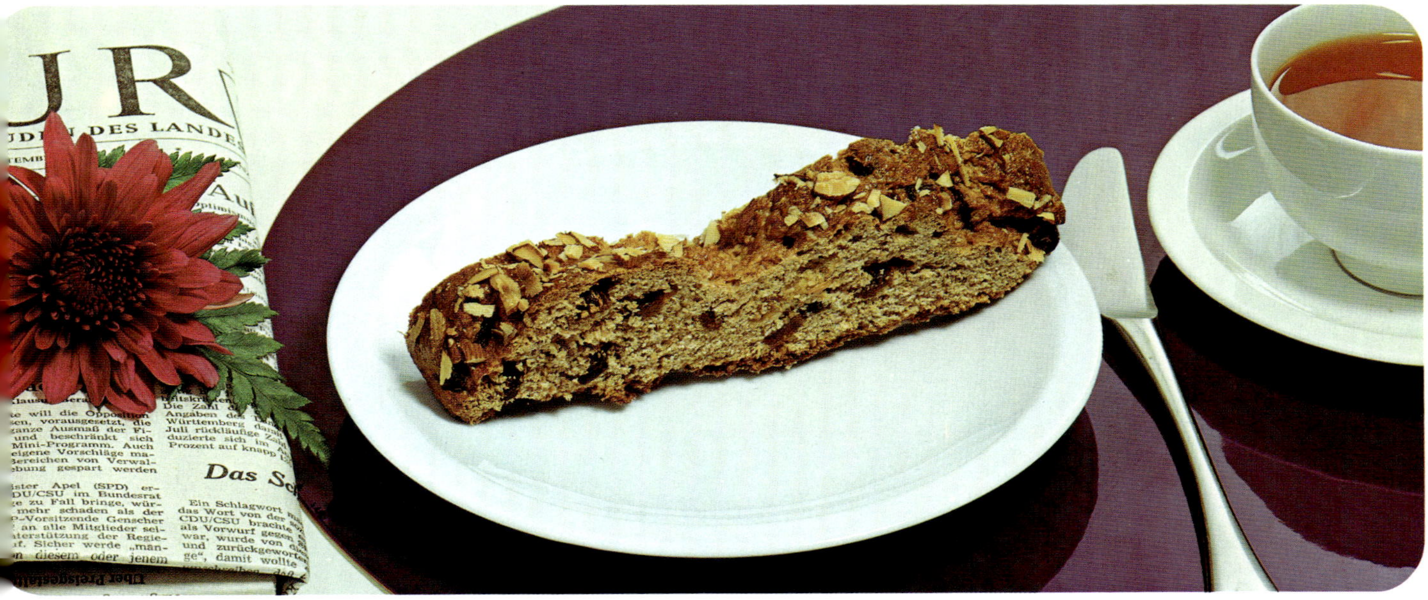
DES LANDES

2. Tag mittags

Zutaten pro Person	Intensivkost kcal	Intensivkost kJ	Intensivkost BE	Normalkost kcal	Normalkost kJ	Normalkost BE	Zubereitung
Bunter Endiviensalat							
2 TL Distelöl	89,90	377,6	–				Endiviensalat in zarte Streifen schneiden, waschen und in die vorbereitete Soße geben. Die Orangen und den Apfel schälen und beides in dünne Streifen schneiden. Ebenfalls in die Soße geben und alles gut miteinander vermengen. Sofort servieren.
1 TL Obstessig	–	–	–				
Liebstöckel, Zitronenmelisse	–	–	–				
Rosmarin, Pimpernelle	–	–	–				
1 TL Zitronensaft	1,19	5,0	–				
100 g Endiviensalat	13,15	55,0	–				
1/2 Orange	19,13	80,0	0,50				
1/2 Apfel	25,11	105,0	0,50				
	148,48	622,6	1,00	148,48	622,6	1,00	

Nicht vergessen:
30 g Weizen aus kontrolliertem Anbau, mittelgrob geschrotet, in 55 g frischem Wasser einweichen. Wasser an den angekeimten Weizenkörnern und Sojabohnen erneuern.

Zutaten pro Person	Intensivkost kcal	Intensivkost kJ	Intensivkost BE	Normalkost kcal	Normalkost kJ	Normalkost BE	Zubereitung
Tomaten in Meerrettichsoße							
10 g frisch geriebener Meerrettich	3,94	16,5	–				Meerrettichsoße aus frischem, geriebenem Meerrettich, geriebenem Apfel und Zitronensaft zubereiten. Nur bei Normalkost: Sauermilch dazugeben. Die in Scheiben geschnittenen Tomaten leicht unterheben.
1 TL Distelöl	44,95	188,8	–				
1/2 Apfel, gerieben	25,11	105,0	0,50				
1 TL Zitronensaft	1,19	5,0	–				
100 g Tomaten	17,94	75,0	–				
Nur bei NK:	93,13	390,3	0,50	93,13	390,3	0,50	
1 EL Sauermilch				12,67	53,0	–	
				105,80	443,3	0,50	
Gurkensalat							
1 TL Obstessig	–	–	–				Die Salatgurke gut waschen und mit der Schale in die Soße aus Distelöl, Obstessig, Paprika und frisch geriebenem weißem Pfeffer reiben. Nur bei Normalkost: saure Sahne unterheben. Gut vermengen und mit feingehacktem Schnittlauch überstreuen. Mit Tomatenachteln garnieren.
1 TL Distelöl	44,95	188,8	–				
Paprika edelsüß, weißer Pfeffer	–	–	–				
1 Salatgurke (200 g)	14,35	60,0	–				
1 Tomate	8,97	37,5	–				
Schnittlauch	–	–	–				
Nur bei NK:	68,27	286,3	–	68,27	286,3	–	
1 EL saure Sahne				19,00	79,5	–	
				87,27	365,8	–	
Kresse-Roggenschrot							
30 g eingeweichter Roggenschrot	107,65	450,0	1,50				Den morgens eingeweichten Roggenschrot mit der kleingehackten Kresse vermengen. Mit etwas restlicher Kresse garnieren und in einem kleinen Teller servieren.
kleingehackte Kresse	9,18	38,4	–				
Dazu: Frisches Leitungswasser oder mineralarmes Tafelwasser	116,83	488,4	1,50	116,83	488,4	1,50	
Zusätzlich bei Schnitzer-Normalkost							
Kartoffelbrei mit Butterflocken							
200 g biolog. Kartoffeln				136,36	570,0	3,07	Kartoffeln schälen und in Wasser mit Vollmeersalz garen. Durch die Kartoffelpresse in einen Topf drücken. Die Butterflocken mit angewärmtem Wasser dazu geben und alles mit einem Schneebesen kräftig schlagen. Mit Muskat abschmecken.
5 g Butterflocken				38,75	162,0	–	
1 EL Wasser				–	–	–	
1 Prise Vollmeersalz				–	–	–	
Muskat				–	–	–	
				175,11	732,0	3,07	
Bananen mit Schlagsahne							
1 kleine Banane				65,78	275,0	2,00	Die Banane schälen, in dünne Scheiben schneiden. In einem Schälchen wie Dachziegel auslegen. Die süße Sahne steif schlagen und darübergeben.
1 1/2 EL süße Sahne				90,43	378,0	–	
				156,21	653,0	2,00	
Summe Mittagessen:	426,71	1787,6	3,00	789,70	3305,1	8,07	

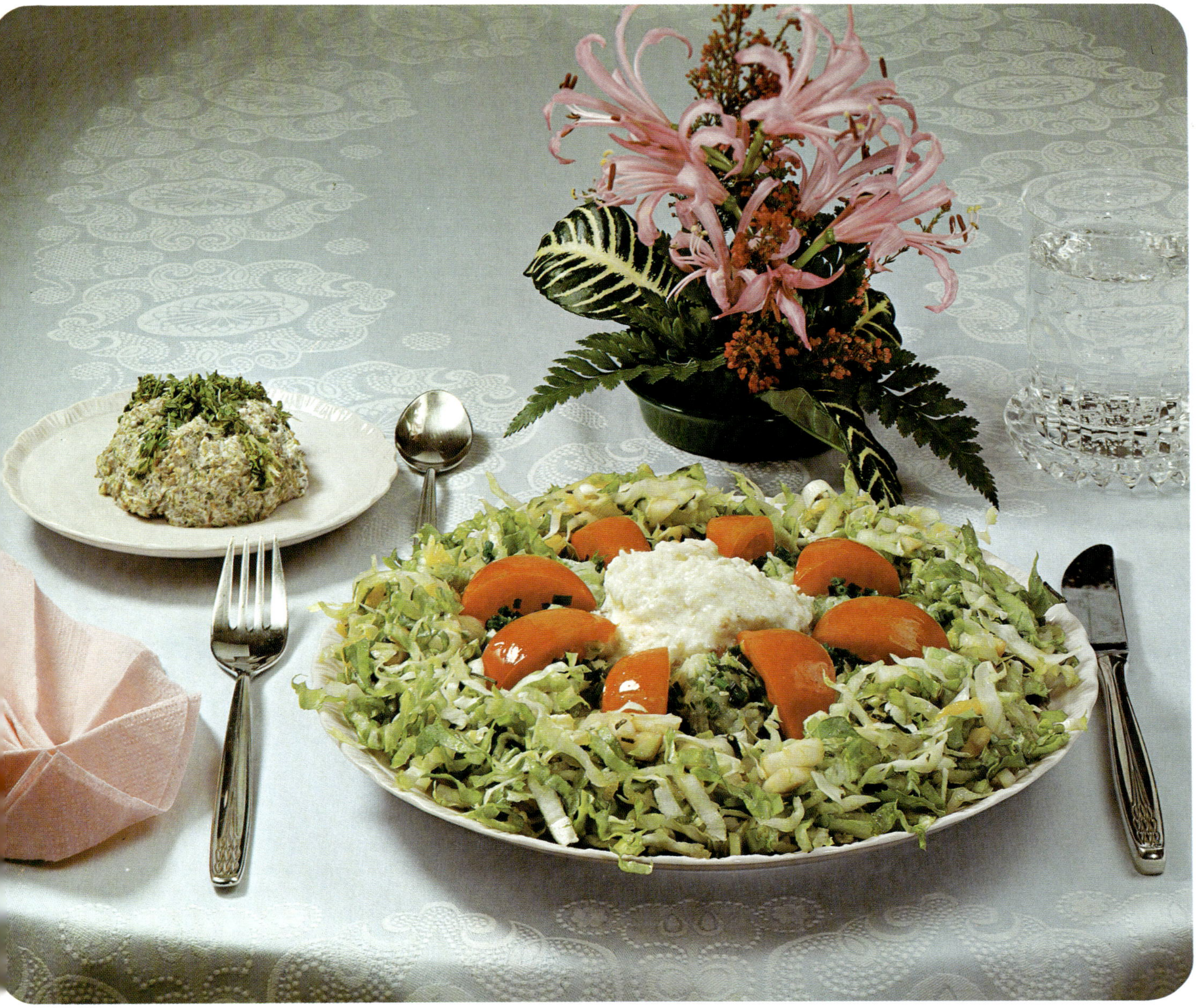

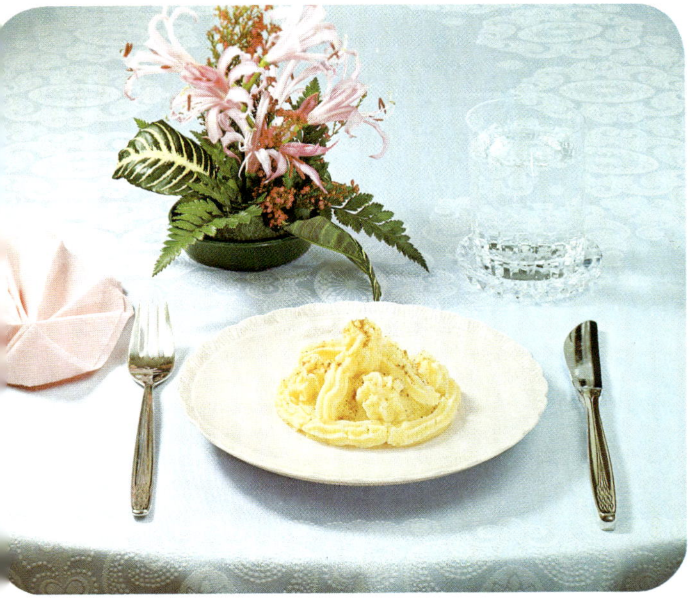

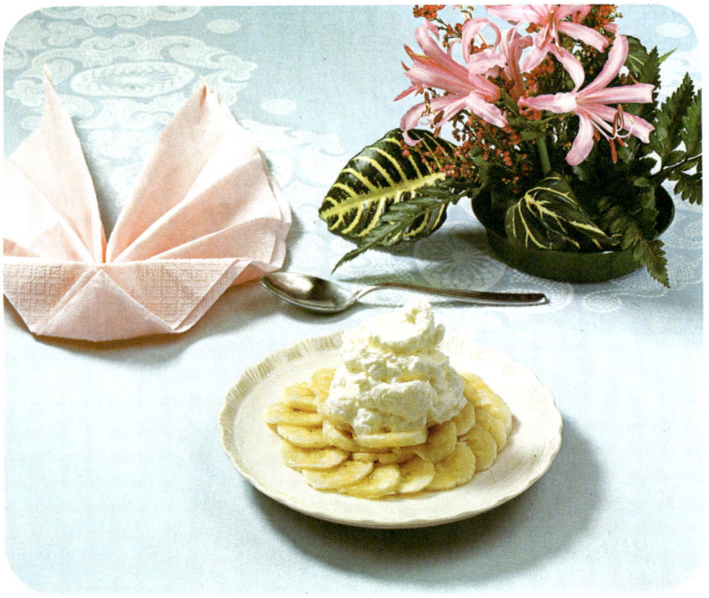

2. Tag abends

Zutaten pro Person	Intensivkost kcal	kJ	BE	Normalkost kcal	kJ	BE	Zubereitung
Feldsalat mit Radieschen							
2 EL Distelöl	179,80	755,2	–				Distelöl, Obstessig, Dill und die klein zerhackte Zwiebel miteinander vermengen. Den Feldsalat sorgfältig putzen, wiegen, gut waschen, abtrocknen und in die Soße geben. 4 Radieschen in dünne Scheiben schneiden und untermengen. 6 Radieschen als Röschen aufschneiden und damit garnieren, oder 10 Röschen schneiden zum Garnieren.
1 EL Obstessig	–	–	–				
Dill, Borretsch, Rosmarin	–	–	–				
1 kl. zerhackte Zwiebel	12,56	52,5	–				
100 g Feldsalat	21,53	90,0	–				
10 Radieschen	23,92	100,0	–				
	237,81	997,7	–	237,81	997,7	–	
Möhrensalat							
1 EL Zitronensaft	2,39	10,0	–				Zitronensaft, Distelöl und die gehackten Haselnüsse vermischen. Die Möhren putzen, raspeln und mit der Tunke vermengen. Auf zwei Salatblättern, mit Petersilie garniert, anrichten.
2 TL Distelöl	89,90	377,6	–				
5 gehackte Haselnüsse	57,60	241,1	0,08				
2 Salatblätter	–	–	–				
100 g Möhren	28,70	120,0	–				
Petersilie	–	–	–				
	178,59	748,7	0,08	178,59	748,7	0,08	
Knoblauch-Weizenschrot							
30 g eingeweichter Weizenschrot	109,09	456,0	1,50				In den morgens eingeweichten Weizenschrot eine Knoblauchzehe hinein reiben. Nur bei Normalkost: süße Sahne untermischen. Mit Dill garnieren.
1 geriebene Knoblauchzehe	3,10	13,0	–				
Dill	–	–	–				
Nur bei NK:	112,19	469,0	1,50	112,19	469,0	1,50	
1 EL süße Sahne				60,28	252,0	–	
				172,47	721,0	1,50	
Dazu: Beliebigen Tee							

Nicht vergessen:
60 g Weizen aus kontrolliertem Anbau, mittelgrob geschrotet, mit 110 g Wasser für das Naturmüsle zum Frühstück des nächsten Tages einweichen. Wasser an den angekeimten Weizenkörnern und Sojabohnen erneuern.

Zusätzlich bei Schnitzer-Normalkost

Zutaten pro Person	Intensivkost kcal	kJ	BE	Normalkost kcal	kJ	BE	Zubereitung
Eierköpfe							
2 hartgekochte Eier				167,46	700,0	–	Standfläche der hartgekochten Eier am dicken Ende abschneiden und jedes Ei auf eine Gurkenscheibe setzen. Die Augen mit 2 Sojabohnen und den Mund mit einem dünnen Tomatenstreifen garnieren. Dazu leichte Einschnitte in das Ei vornehmen. Als Haare frische Dillsträußchen aufstecken.
4 Sojabohnen angekeimt				–	–	–	
2 Gurkenscheiben				0,35	1,5	–	
2 Tomatenstreifen				–	–	–	
Dill				–	–	–	
				167,81	701,5	–	
1 Scheibe Vollkorn-Knäckebrot				36,90	155,0	0,50	Dazu eine Scheibe Vollkorn-Knäckebrot mit Butter reichen.
5 g Butter				38,75	162,0	–	
				75,65	317,0	0,50	
Summe Abendessen:	528,59	2215,4	1,58	832,33	3485,9	2,08	
Tagessumme:	kcal	kJ	BE	kcal	kJ	BE	
	1325,98	5552,50	10,43	2267,81	9491,00	18,00	
	E	F	KH	E	F	KH	
	26,35	60,74	151,05	53,39	117,03	203,95	

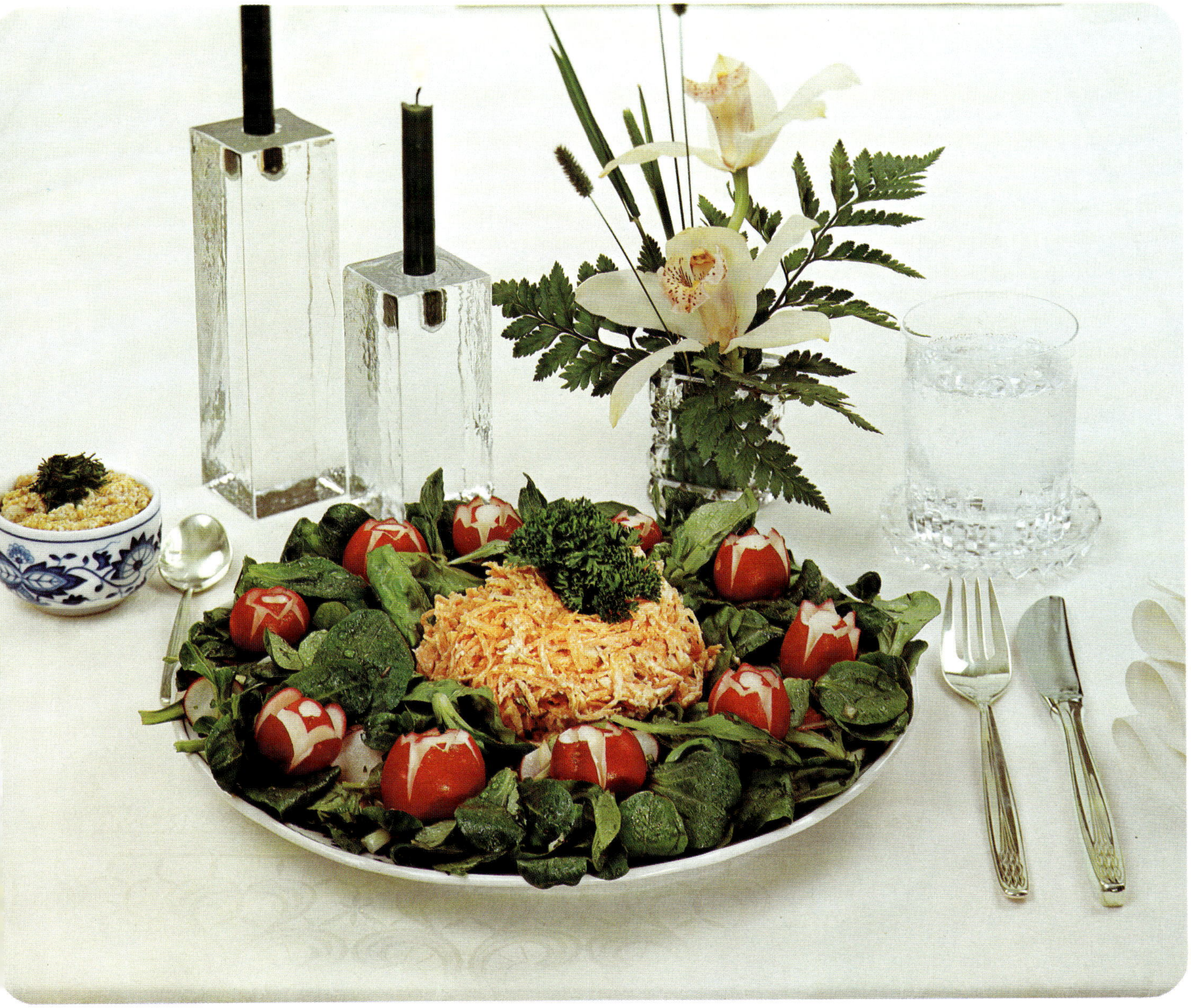

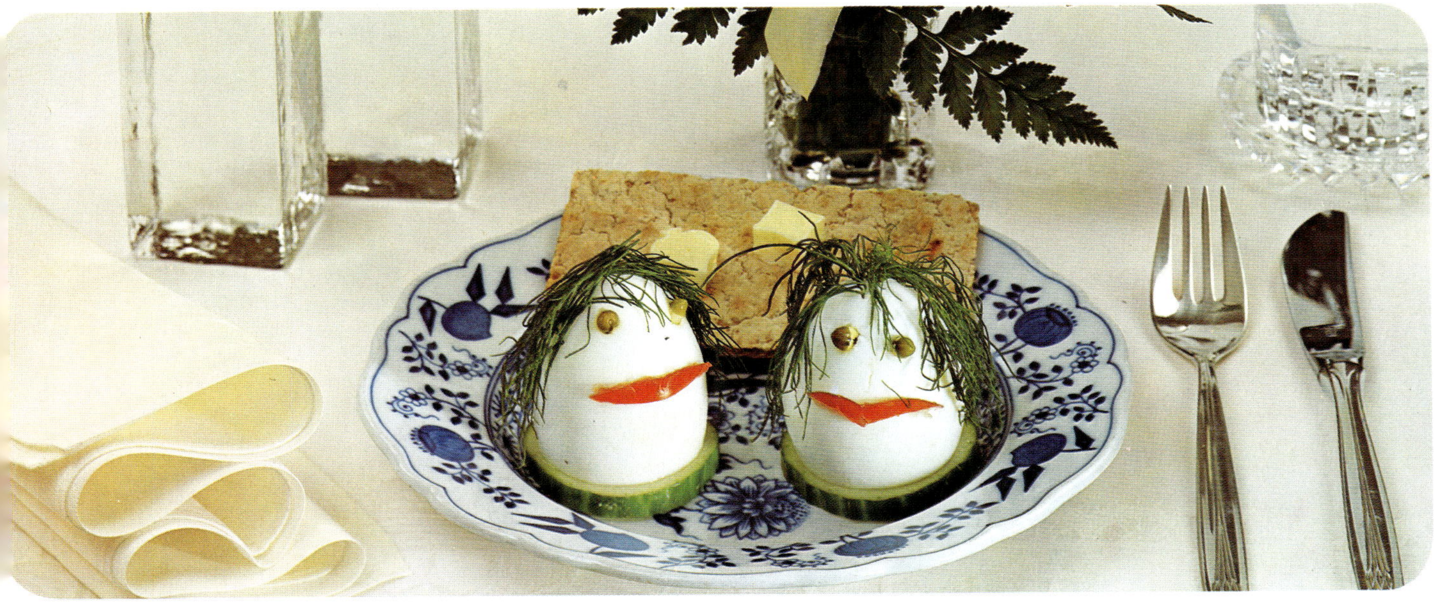

3. Tag morgens

Zutaten pro Person	Intensivkost kcal	kJ	BE	Normalkost kcal	kJ	BE	Zubereitung
Schnitzer-Naturmüsle mit Mandarinen							
1. Vorbereitung (Weizen mahlen und einweichen)							
2. Weitere Zubereitung (Zitronensaft und Apfel) genau wie am 1. Tag beschrieben	259,57	1085,0	3,80				
3. Tischfertigmachen							
1 TL Pulvin	–	–	–				Pulvin unter den Brei mischen. Nur bei Normalkost: Sauermilch unterheben. Drei Mandarinenschnitze zur Seite legen, den Rest in kleine Teile schneiden und daruntergeben.
2 Mandarinen (100 g)	38,27	160,0	1,00				Mit den 3 zur Seite gelegten Mandarinenschnitzen und den 3 Cashewkernen garnieren.
3 Cashewkerne	24,16	101,0	0,10				
Nur bei NK:	322,00	1346,0	4,90	322,00	1346,0	4,90	
1 EL Sauermilch				12,67	53,0	–	
				334,67	1399,0	4,90	
Dazu oder hinterher: 1 Tasse beliebigen Tee und 1 TL Blütenpollen							**Nicht vergessen:** Wasser an den angekeimten Weizenkörnern und Sojabohnen erneuern.

Zusätzlich bei Schnitzer-Normalkost

Zutaten pro Person	Intensivkost kcal	kJ	BE	Normalkost kcal	kJ	BE	Zubereitung
Mohn-Vollkornbrötchen							
1 Mohn-Vollkornbrötchen				182,41	762,5	2,25	Das selbstgebackene oder bei einem Schnitzer-Vollkornbäcker gekaufte Mohn-Vollkornbrötchen mit der Butter als Beilage zum Naturmüsle mit Mandarinen servieren.
5 g Butter				38,75	162,0	–	
				221,16	924,5	2,25	
Summe Frühstück:	322,00	1346,0	4,90	555,83	2323,5	7,15	

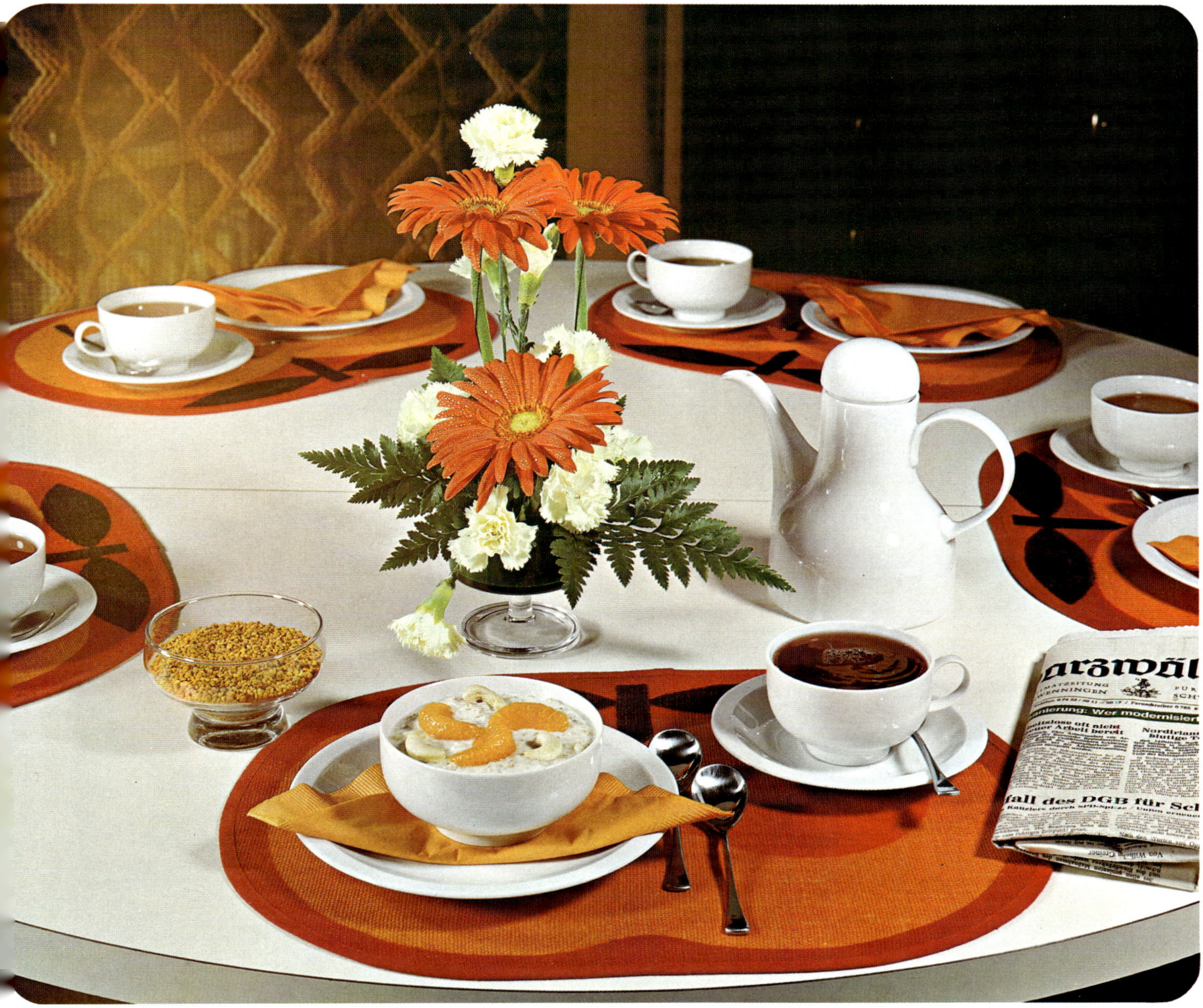

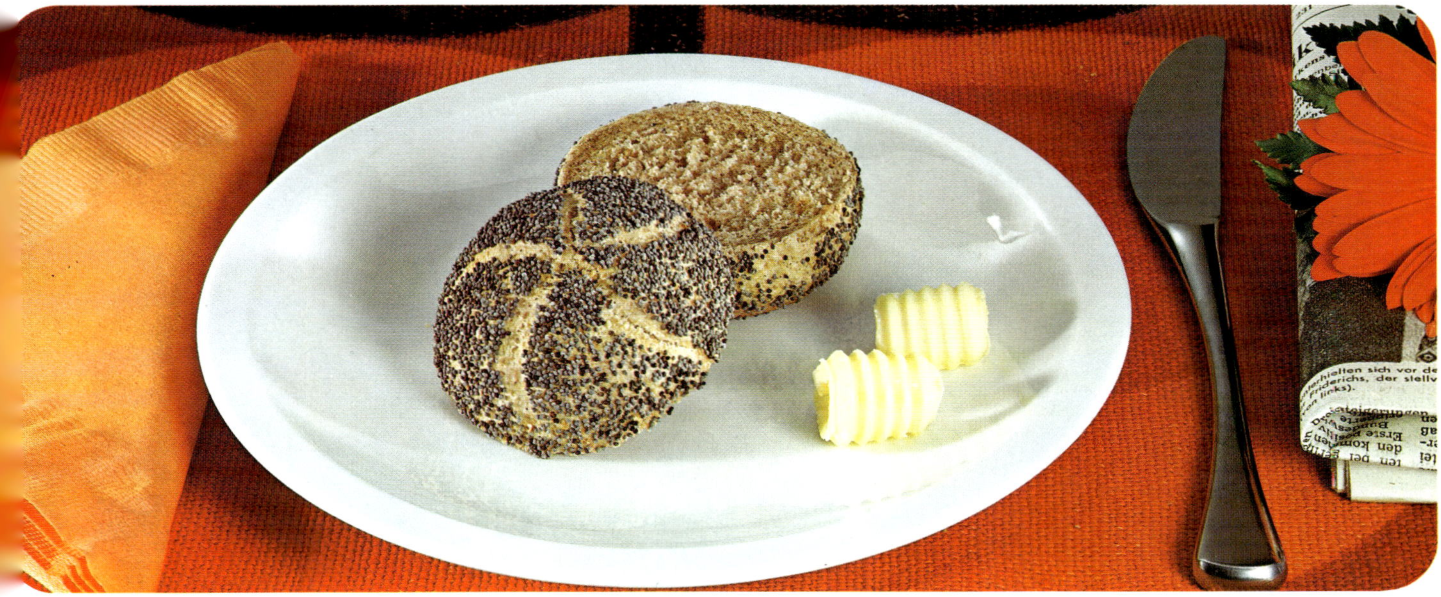

Zutaten pro Person	Intensivkost kcal	Intensivkost kJ	Intensivkost BE	Normalkost kcal	Normalkost kJ	Normalkost BE
Weißkohlsalat						
2 TL Distelöl	89,90	377,6	–			
1 TL Obstessig	–	–	–			
Kümmel, weißer Pfeffer	–	–	–			
100 g Weißkohl roh	19,13	80,0	–			
1 Tomate	17,94	75,0	–			
Nur bei NK:	126,97	532,6	–	126,97	532,6	–
1 EL Sauermilch				12,67	53,0	–
				139,64	585,6	–

Zubereitung

Tunke aus Distelöl und Obstessig zubereiten und mit Kümmel und weißem, frisch gemahlenem Pfeffer würzen. Den Weißkohlkopf von den welken Blättern trennen und vom Strunk her in vier Teile schneiden. Zwei große schöne Blätter beiseite legen. Aus den Vierteln den Strunk herausschneiden und die Viertel dann in dünne Streifen schneiden. Gut mit der Tunke vermengen und ca. 1 Stunde ziehen lassen. Nur bei Normalkost: Sauermilch hinzufügen. Auf den zwei großen Weißkohlblättern mit Tomatenachteln garniert servieren.

Zutaten pro Person	Intensivkost kcal	Intensivkost kJ	Intensivkost BE	Normalkost kcal	Normalkost kJ	Normalkost BE
Rote-Bete-Salat						
1 TL Distelöl	44,95	188,8	–			
1 TL Obstessig	–	–	–			
1 EL Zitronensaft	2,39	10,0	–			
100 g Rote Bete roh	28,70	120,0	–			
Petersilie	–	–	–			
Nur bei NK:	76,04	318,8	–	76,04	318,8	–
2 EL süße Sahne				120,57	504,0	–
				196,61	822,8	–

Soße aus Distelöl, Obstessig und Zitronensaft zubereiten. Nur bei Normalkost: süße Sahne hinzufügen. Die Roten Bete schälen und fein direkt in die Soße raspeln. Gut untermengen und mit Petersiliensträußchen garnieren.

> **Nicht vergessen:** 30 g Weizen aus kontrolliertem Anbau, mittelgrob geschrotet, mit 55 g frischem Wasser einweichen.

Zutaten pro Person	Intensivkost kcal	Intensivkost kJ	Intensivkost BE	Normalkost kcal	Normalkost kJ	Normalkost BE
Erbsensalat						
1 TL Distelöl	44,95	188,8	–			
1 TL Obstessig	–	–	–			
Paprika edelsüß	–	–	–			
100 g rohe Erbsen	37,08	155,0	5,00			
Salatblätter	–	–	–			
Nur bei NK:	82,03	343,8	5,00	82,03	343,8	5,00
1 EL Sauermilch				12,67	53,0	–
				94,70	396,8	5,00

Obstessig und Distelöl vermischen und mit Paprika abschmecken. Nur bei Normalkost: Sauermilch hinzufügen. Die frischen Erbsen mit dem Daumen aus der geöffneten Schote drücken, wiegen und rasch kalt abspülen. Auf den Salatblättern häufchenweise verteilen und die Soße darübergeben.

Zutaten pro Person	Intensivkost kcal	Intensivkost kJ	Intensivkost BE	Normalkost kcal	Normalkost kJ	Normalkost BE
Gekeimte Körner						
20 g gek. Weizenkörner	72,72	304,0	1,00			
20 g gek. Sojabohnen	88,99	372,0	0,50			
	161,71	676,0	1,50	161,71	676,0	1,50

Die inzwischen gekeimten Weizenkörner und Sojabohnen noch einmal gut waschen und in zwei verschiedenen kleinen Näpfchen, oder vermischt in einer kleinen Schüssel servieren.

Dazu: Frisches Leitungswasser oder mineralarmes Tafelwasser

> **Nicht vergessen:** 20 g Weizen und 20 g Sojabohnen getrennt zum Keimen anfeuchten.

Zusätzlich bei Schnitzer-Normalkost

Zutaten pro Person	Intensivkost kcal	Intensivkost kJ	Intensivkost BE	Normalkost kcal	Normalkost kJ	Normalkost BE
Pellkartoffeln mit Butterflocken						
150 g biolog. Kartoffeln				102,27	427,5	2,30
10 g Butterflocken				77,51	324,0	–
				179,78	751,5	2,30

Kartoffeln waschen und im Dämpftopf garen. Mit der Schale und den Butterflocken servieren.

Zutaten pro Person	Intensivkost kcal	Intensivkost kJ	Intensivkost BE	Normalkost kcal	Normalkost kJ	Normalkost BE
Johannisbeer-Birnensalat						
1 kleine Birne (65 g)				35,76	149,5	0,65
50 g rote Johannisbeeren				22,12	92,5	0,41
1 EL Zitronensaft				2,39	10,0	–
1 EL süße Sahne				60,28	252,0	–
3 Haselnüsse				34,96	144,5	0,05
				155,51	648,5	1,11

Tunke aus Zitronensaft und süßer Sahne zubereiten. Die Birne schälen, vierteln, entkernen und in kleine Würfel schneiden. Zusammen mit den Johannisbeeren in die Tunke geben und unterheben. Mit der gehackten Haselnuß bestreuen.

	Intensivkost kcal	Intensivkost kJ	Intensivkost BE	Normalkost kcal	Normalkost kJ	Normalkost BE
Summe Mittagessen:	446,75	1871,2	6,50	927,95	3881,2	9,91

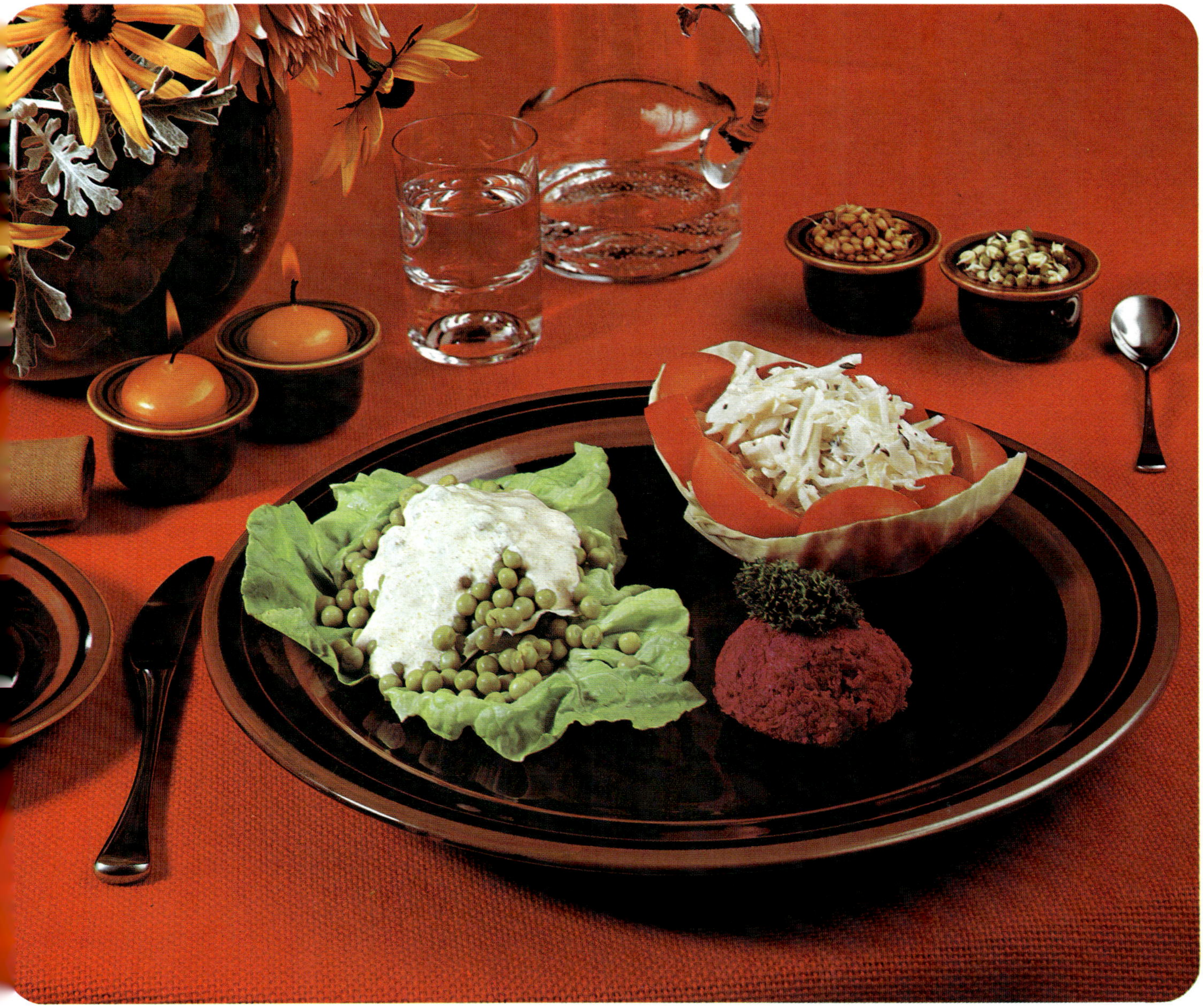
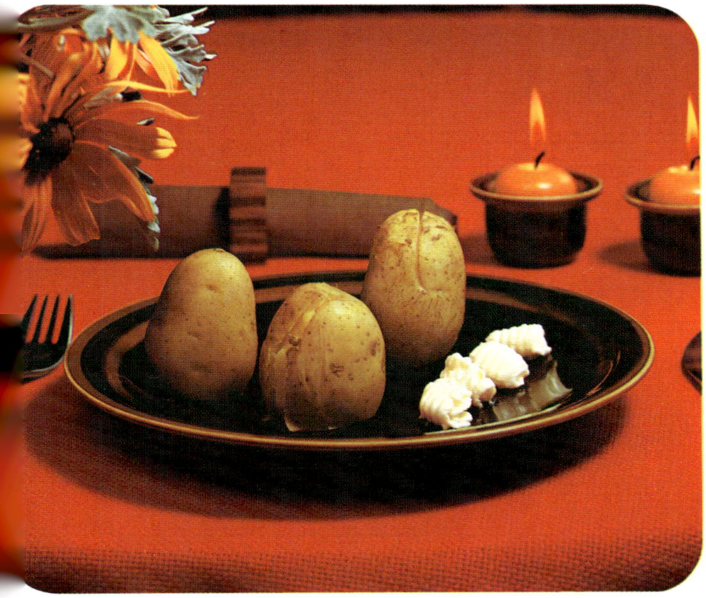
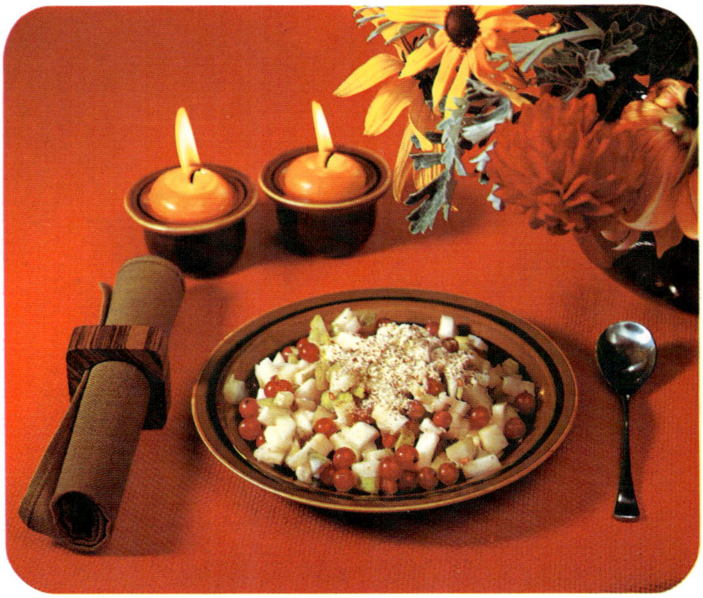

3. Tag abends

Kressesalat in Tomaten

Zutaten pro Person	Intensivkost kcal	kJ	BE	Normalkost kcal	kJ	BE
2 große Tomaten	21,53	90,0	–			
1 TL Distelöl	44,95	188,8	–			
1 TL Obstessig	–	–	–			
200 g Kresse	42,10	176,0	–			
Petersilie	–	–	–			
	108,58	454,8	–	108,58	454,8	–

Zubereitung: Die zwei Tomaten halbieren und entkernen. Die gewaschene, kleingeschnittene Kresse mit Distelöl, Obstessig und dem Inhalt der Tomaten vermengen. Dann in die 4 Tomatenhälften zurückfüllen und mit Petersilie garnieren.

Rettichsalat

Zutaten pro Person	Intensivkost kcal	kJ	BE	Normalkost kcal	kJ	BE
2 TL Distelöl	89,9	377,6	–			
1 TL Obstessig	–	–	–			
weißer Pfeffer	–	–	–			
100 g rote oder weiße Rettiche	15,55	65,0	–			
Nur bei NK:	105,45	442,6	–	105,45	442,6	–
1 TL süße Sahne				30,14	126,0	–
				135,59	568,6	–

Tunke aus Distelöl und Obstessig zubereiten und mit frisch gemahlenem Pfeffer würzen. Nur bei Normalkost: süße Sahne unterheben.
Die Rettiche direkt in die Tunke raspeln, vermengen und vor dem Servieren 10 Minuten ziehen lassen.

Nuß-Weizenschrot

Zutaten pro Person	Intensivkost kcal	kJ	BE	Normalkost kcal	kJ	BE
30 g eingeweichter Weizenschrot	109,09	456,0	1,50			
20 g Sonnenblumenkerne	104,80	440,2	–			
12 gehackte Haselnüsse	138,24	578,0	0,20			
	352,13	1474,2	1,70	352,13	1474,2	1,70
Nur bei NK: 1 EL Bioghurt				9,60	40,4	–
				361,73	1514,6	1,70

Den mittags eingeweichten Weizenschrot mit Sonnenblumenkernen und gehackten Haselnüssen vermengen. Nur bei Normalkost: Bioghurt dazu geben.

Nicht vergessen:
Je 30 g Weizen und Roggen, mittelgrob geschrotet, mit je 55 g Wasser getrennt einweichen für das Naturmüsle zum Frühstück des nächsten Tages. Wasser an den angekeimten Weizenkörnern und Sojabohnen erneuern.

Dazu: Beliebigen Tee

Zusätzlich bei Schnitzer-Normalkost

Tomatengervais mit Roggen-Vollkornbrot

Zutaten pro Person	Intensivkost kcal	kJ	BE	Normalkost kcal	kJ	BE
½ Gervais-Frischkäse (50 %) = 30 g				32,58	136,2	–
1 Tomate				10,76	45,0	–
1 TL süße Sahne				30,14	126,0	–
Zwiebelringe				–	–	–
				73,48	307,2	–
1 Scheibe Roggen-Vollkornbrot (30 g)				69,97	292,5	0,80
5 g Butter				38,75	162,0	–
				108,72	454,5	0,80
Summe Abendessen:	566,16	2371,6	1,70	788,10	3299,7	2,50

Die Tomate sehr klein zerschneiden, zerdrücken und mit dem halben Gervais-Frischkäse und der süßen Sahne gut vermengen. Getrennt in einem kleinen Schälchen, mit Zwiebelringen garniert, zu Roggen-Vollkornbrot und Butter servieren.

Tagessumme:	kcal	kJ	BE	kcal	kJ	BE
	1334,91	5588,80	13,10	2271,88	9504,40	19,56
	E	F	KH	E	F	KH
	41,42	77,70	140,08	63,71	181,30	223,35

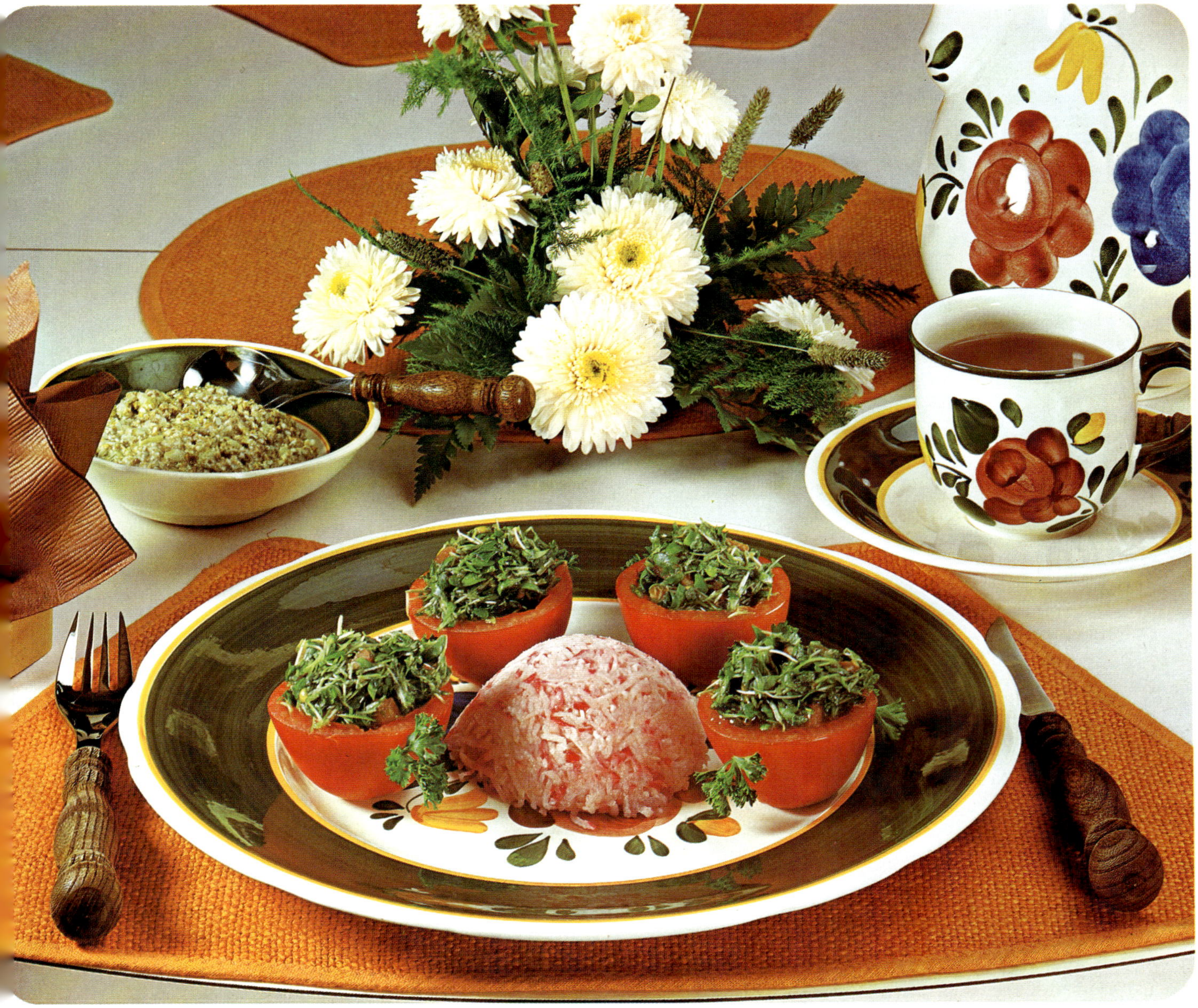

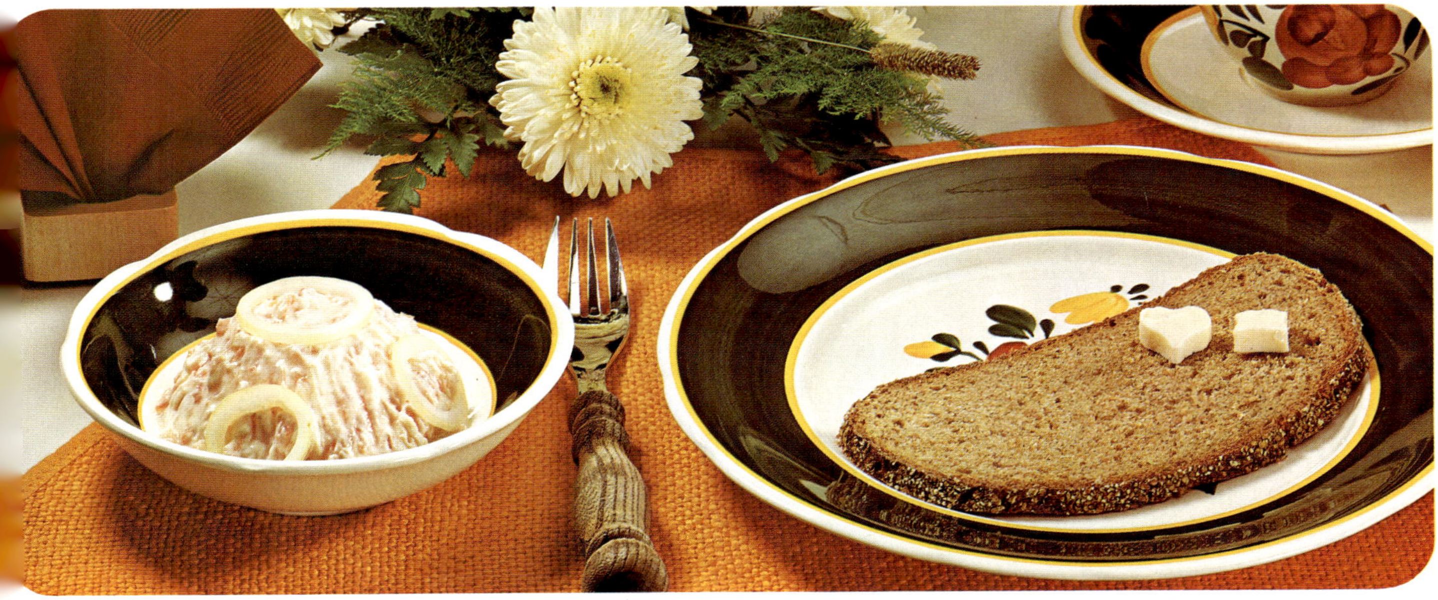

4. Tag morgens

Schnitzer-Naturmüsle mit Banane

Zutaten pro Person	Intensivkost kcal	Intensivkost kJ	Intensivkost BE	Normalkost kcal	Normalkost kJ	Normalkost BE
1. Vorbereitung (Weizen und Roggen mahlen und einweichen)						
2. Weitere Zubereitung (Zitronensaft und Apfel beigeben)	259,57	1085,0	3,80			
3. Tischfertigmachen						
1 TL Pulvin	–	–	–			
1 Banane*	86,52	357,5	1,00			
20 g Pinienkerne	134,80	566,2	0,48			
Nur bei NK:	480,89	2008,7	5,28	480,89	2008,7	5,28
1 EL saure Sahne				19,00	79,5	–
				499,89	2088,2	5,28

* Diabetiker nehmen anstelle von Banane 150 g Kirschen

Zubereitung: Das Pulvin untermengen. Nur bei Normalkost: saure Sahne unterheben. Die Banane in dünne Scheiben schneiden; 4 Scheiben zur Seite legen. Die restlichen Scheiben unterheben. In das Schälchen geben, die Pinienkerne überstreuen und die 4 beiseite gelegten Bananenscheiben senkrecht daraufstecken.
Diabetiker halbieren die Kirschen, außer 4 Stück zum Garnieren, und heben diese gut unter. Die 4 übrigen ebenfalls entkernen und zum Garnieren verwenden.

Dazu oder hinterher:
1 Tasse beliebigen Tee und 1 TL Blütenpollen

> **Nicht vergessen:**
> Wasser an den angekeimten Weizenkörnern und Sojabohnen erneuern.
> 30 g Weizen aus kontrolliertem Anbau, mittelgrob geschrotet, in 55 g frischem Wasser einweichen für die Beilage am Mittag.

Zusätzlich bei Schnitzer-Normalkost

Leinsamen-Vollkornbrötchen

Zutaten pro Person	Intensivkost kcal	Intensivkost kJ	Intensivkost BE	Normalkost kcal	Normalkost kJ	Normalkost BE
1 Leinsamen-Vollkornbrötchen				182,41	762,5	2,25
5 g Butter				38,75	162,0	–
				221,16	924,5	2,25
Summe Frühstück:	480,89	2008,7	5,28	721,05	3012,7	7,53

Zubereitung: Das selbstgebackene oder bei einem Schnitzer-Vollkornbäcker gekaufte Leinsamen-Vollkornbrötchen mit Butter bestreichen und als Beilage servieren.

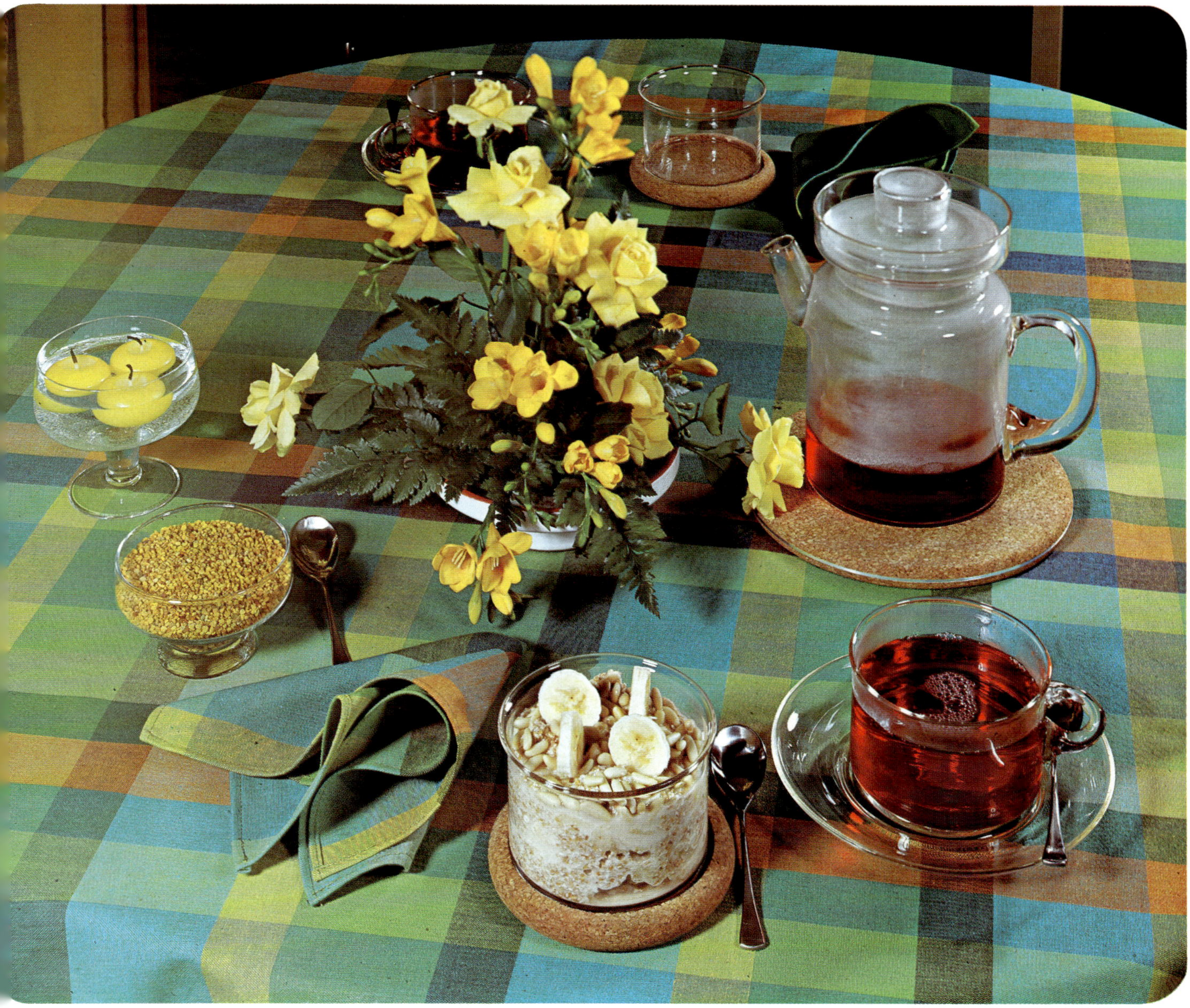

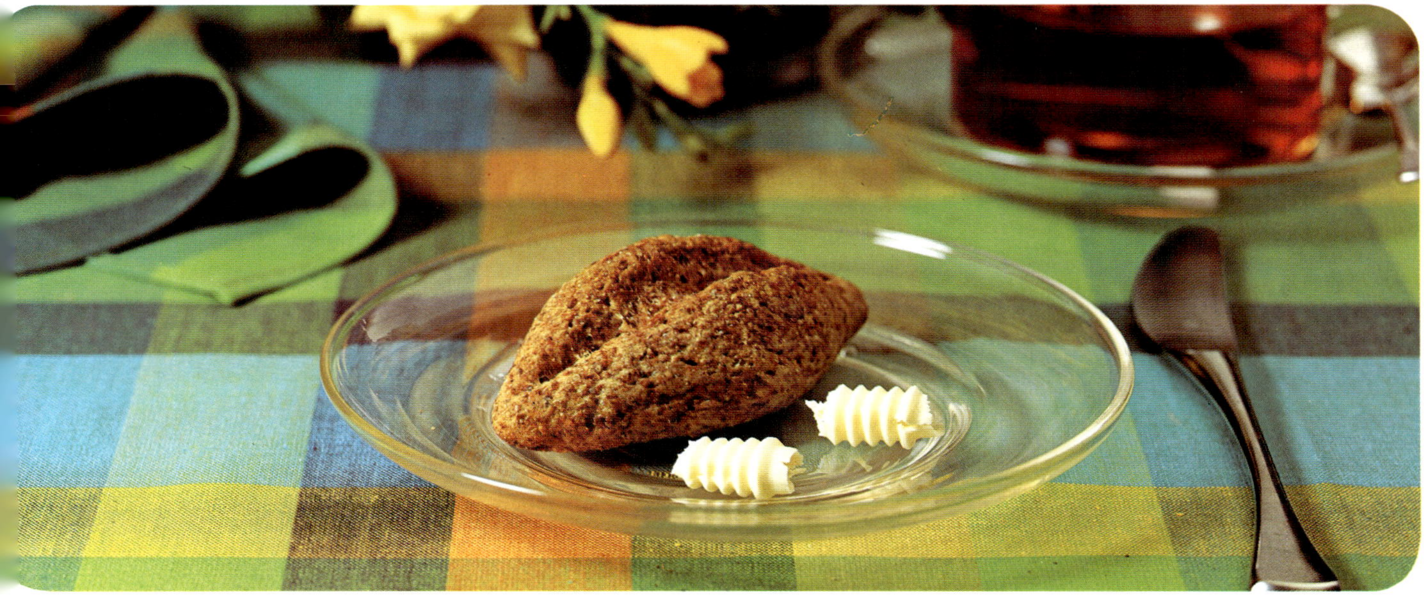

4. Tag mittags

Zutaten pro Person	Intensivkost kcal	Intensivkost kJ	Intensivkost BE	Normalkost kcal	Normalkost kJ	Normalkost BE	Zubereitung
Roter Chicorée-Salat							
1 TL Distelöl	44,95	188,8	–				Tunke aus Distelöl, Obstessig und gehacktem Dill zubereiten. Nur bei Normalkost: saure Sahne unterheben. Den Chicorée vom Strunk lösen, die Blätter vierteln, waschen und in die Tunke geben. Leicht unterheben. Mit Mandarinenschnitzen verziert servieren.
1 TL Obstessig	–	–	–				
gehackter Dill	–	–	–				
100 g roter Chicorée	14,35	60,0	–				
1 Mandarine (50 g)	19,13	80,0	0,62				
Nur bei NK:	78,43	328,8	0,62	78,43	328,8	0,62	
1 EL saure Sahne				19,00	79,5	–	
				97,43	408,3	0,62	
Broccoli-Salat							
1 EL Distelöl	89,90	377,6	–				Distelöl und Obstessig mit Knoblauchgewürz abschmecken. Den Broccoli waschen, fein schneiden und hineingeben. Die Cashewkerne in einer Schlagmessermühle zerkleinern und mit dem Broccoli vermischen. Mit Petersilie garnieren.
1 EL Obstessig	–	–	–				
Knoblauchgewürz	–	–	–				
100 g Broccoli roh	33,15	138,6	–				
12 Cashewkerne (15 g)	90,61	378,7	0,37				
Petersilie	–	–	–				
	213,66	894,9	0,37	213,66	894,9	0,37	
Rote-Bete-Rohkost							
2 TL Distelöl	89,90	377,6	–				Distelöl mit Obstessig vermengen und mit Rosenpaprika beliebig würzen. Nur bei Normalkost: süße Sahne unterheben. Je 50 g in Scheiben geschnittene, rohe Rote Bete auf ein Salatblatt legen, Soße übergießen und mit gehackter Petersilie bestreuen.
1 TL Obstessig	–	–	–				
Rosenpaprika	–	–	–				
2 Kopfsalatblätter	–	–	–				
100 g Rote Bete	28,70	120,0	–				
Petersilie	–	–	–				
Nur bei NK:	118,60	497,6	–	118,60	497,6	–	
1 TL süße Sahne				30,14	126,0	–	
				148,74	623,6	–	
Pfeffer-Weizenschrot							
30 g eingeweichter Weizenschrot	109,09	456,0	1,50				Den morgens eingeweichten Weizenschrot nach Belieben mit frisch gemahlenem weißem Pfeffer würzen. Nur bei Normalkost: süße Sahne unterheben.
weißer Pfeffer	–	–	–				
Nur bei NK:	109,09	456,0	1,50	109,09	456,0	1,50	
1 TL süße Sahne				30,14	126,0	–	
				139,23	582,0	1,50	
Dazu: Frisches Leitungswasser oder mineralarmes Tafelwasser							

Nicht vergessen:
Wasser an den angekeimten Weizenkörnern und Sojabohnen erneuern.

Zusätzlich bei Schnitzer-Normalkost

Zutaten pro Person	Intensivkost kcal	Intensivkost kJ	Intensivkost BE	Normalkost kcal	Normalkost kJ	Normalkost BE	Zubereitung
Rosmarin-Kartoffeln							
150 g mittelgroße biologische Kartoffeln				102,27	427,5	2,30	Die gewaschenen und abgetrockneten Kartoffeln ungeschält oben kreuzweise einschneiden, mit Öl bepinseln und mit Rosmarin bestreuen. Für jede Kartoffel ein Stück Alufolie mit Öl bepinseln, die Kartoffel darin einschlagen und ca. 60 Minuten bei 250 Grad auf einem Backblech im Backofen garen. Die fertigen Kartoffeln auspacken und mit Butterflocken bestreut auftragen.
Rosmarin				–	–	–	
1 TL Olivenöl				44,95	188,8	–	
5 g Butterflocken				38,75	162,0	–	
				185,97	778,3	2,30	
Kirschen mit Sauermilch							
100 g Kirschen (süß)				59,80	250,0	1,00	Kirschen waschen, entstielen und entkernen. In Hälften geschnitten in ein Schälchen legen und die Sauermilch darübergeben.
2 EL Sauermilch				25,35	106,0	–	
				85,15	356,0	1,00	
Summe Mittagessen:	519,78	2177,35	2,49	870,18	3643,1	5,79	

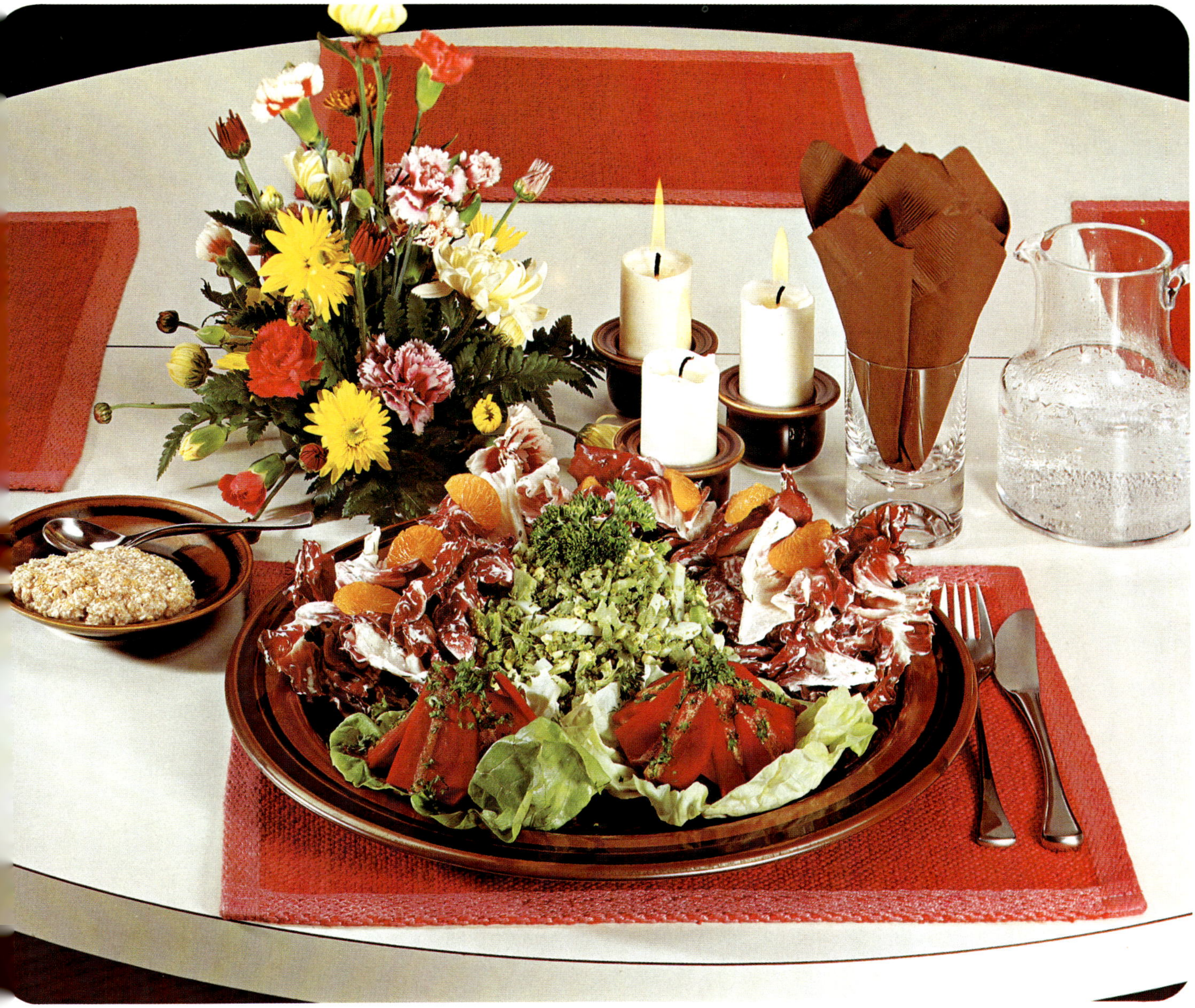

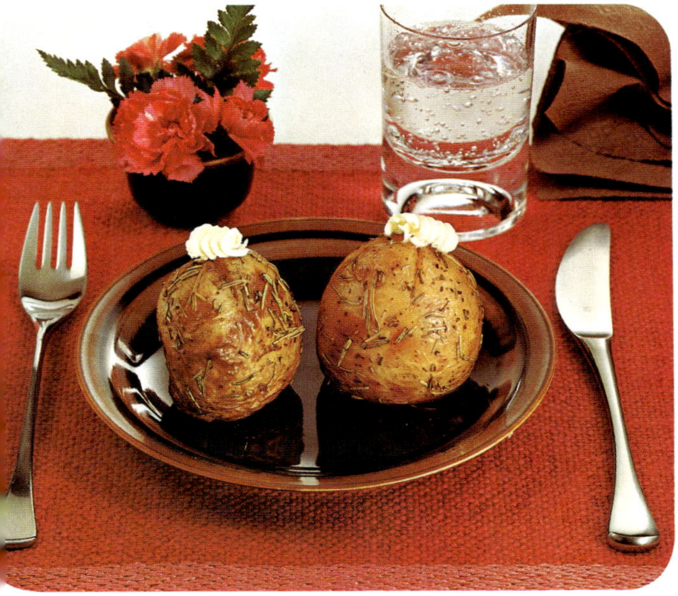

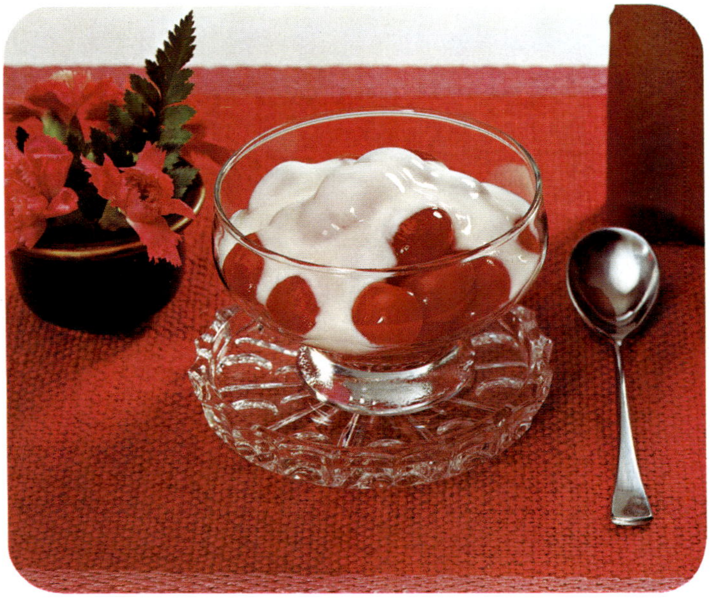

4. Tag abends

Zutaten pro Person	Intensivkost kcal	Intensivkost kJ	Intensivkost BE	Normalkost kcal	Normalkost kJ	Normalkost BE
Griechischer Salat						
1 EL Distelöl	89,90	377,6	–			
1 EL Obstessig	–	–	–			
Estragon, Basilikum	–	–	–			
weißer Pfeffer	–	–	–			
100 g Paprikaschote	21,53	90,0	1,00			
100 g Aubergine	25,11	105,0	–			
1 TL Zitronensaft (5 g)	1,19	5,0	–			
1 Honigmelone (100 g)	26,12	109,2	0,66			
Petersilie	–	–	–			
5 gehackte Haselnüsse	57,60	241,1	0,08			
	221,45	927,9	1,74	221,45	927,9	1,74

Zubereitung: Soße aus Distelöl, Obstessig, Estragon, Basilikum und frisch gemahlenem Pfeffer zubereiten.
Die Paprikaschote halbieren, entstielen, entkernen, die weißen Scheidewände entfernen, waschen, in dünne Streifen schneiden.
Die Aubergine schälen und in Streifen schneiden. Zitrone darüber.
Nun wird die Honigmelone gewaschen, abgetrocknet, der Deckel abgeschnitten, die Melone ausgehöhlt und das Melonenfleisch in Würfel geschnitten. Diese Würfel unter den Salat mengen und diesen wieder in die Melone füllen. Mit Petersilie garnieren.

Zutaten pro Person	Intensivkost kcal	Intensivkost kJ	Intensivkost BE	Normalkost kcal	Normalkost kJ	Normalkost BE
Gekeimte Körner						
20 g gek. Weizenkörner	72,72	304,0	1,00			
20 g gek. Sojabohnen	88,99	372,0	0,50			
	161,71	676,0	1,50	161,71	676,0	1,50

Zubereitung: Die inzwischen gekeimten Weizenkörner und Sojabohnen noch einmal gut waschen und in zwei verschiedenen kleinen Näpfchen, oder vermischt auf einem kleinen Teller, servieren.

Nicht vergessen:
60 g Weizen aus kontrolliertem Anbau, mittelgrob geschrotet, mit 110 g Wasser für das Naturmüsle des nächsten Tages einweichen.

Dazu: Beliebigen Tee

Zusätzlich bei Schnitzer-Normalkost

Zutaten pro Person	Intensivkost kcal	Intensivkost kJ	Intensivkost BE	Normalkost kcal	Normalkost kJ	Normalkost BE
Knäcke-Rohkost-brote						
3 Scheiben Vollkorn-Knäckebrot				110,70	465,0	1,50
10 g Butter				77,5	324,0	–
2 EL = 60 g Quark (20 %)				53,1	222,0	–
100 g Gurkenscheiben				7,17	30,0	–
3 mittelgroße Radieschen				5,98	25,0	–
Paprika edelsüß				–	–	–
Petersilie				–	–	–
				254,45	1066,0	1,50
Summe Abendessen:	383,16	1603,9	3,24	637,61	2669,9	4,74

Zubereitung: Die Vollkorn-Knäckebrotscheiben dünn mit Butter bestreichen. Auf jede Scheibe einen EL Quark verteilen und mit Gurkenscheiben belegen. Diese mit Paprika edelsüß bestreuen.
Die 3 Radieschen halbieren und die Brote damit und mit Petersilie garnieren.

Tagessumme:	kcal	kJ	BE	kcal	kJ	BE
	1383,83	5789,95	11,01	2228,84	9325,70	18,06
	E	F	KH	E	F	KH
	36,53	64,71	153,63	63,27	153,67	244,11

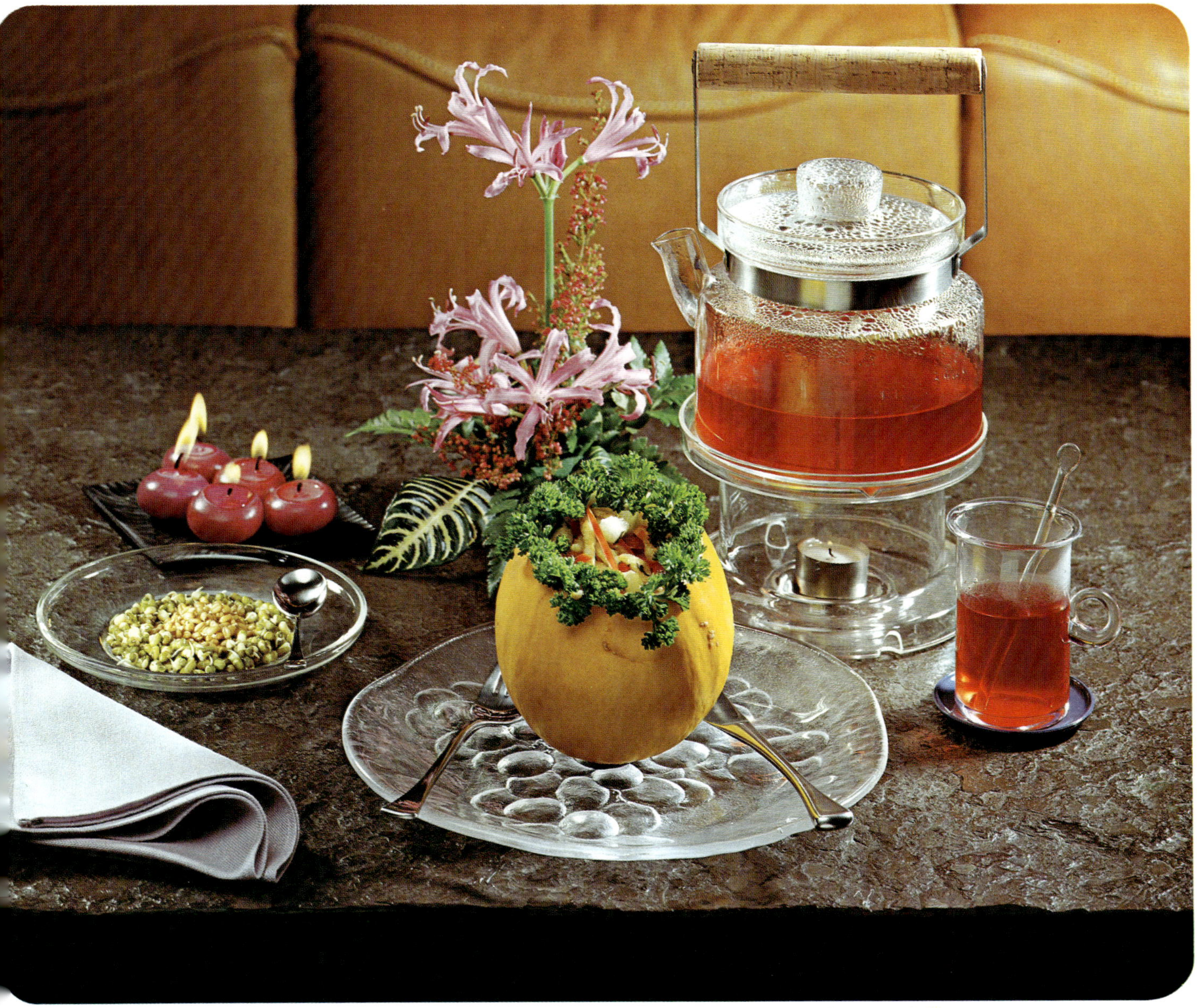

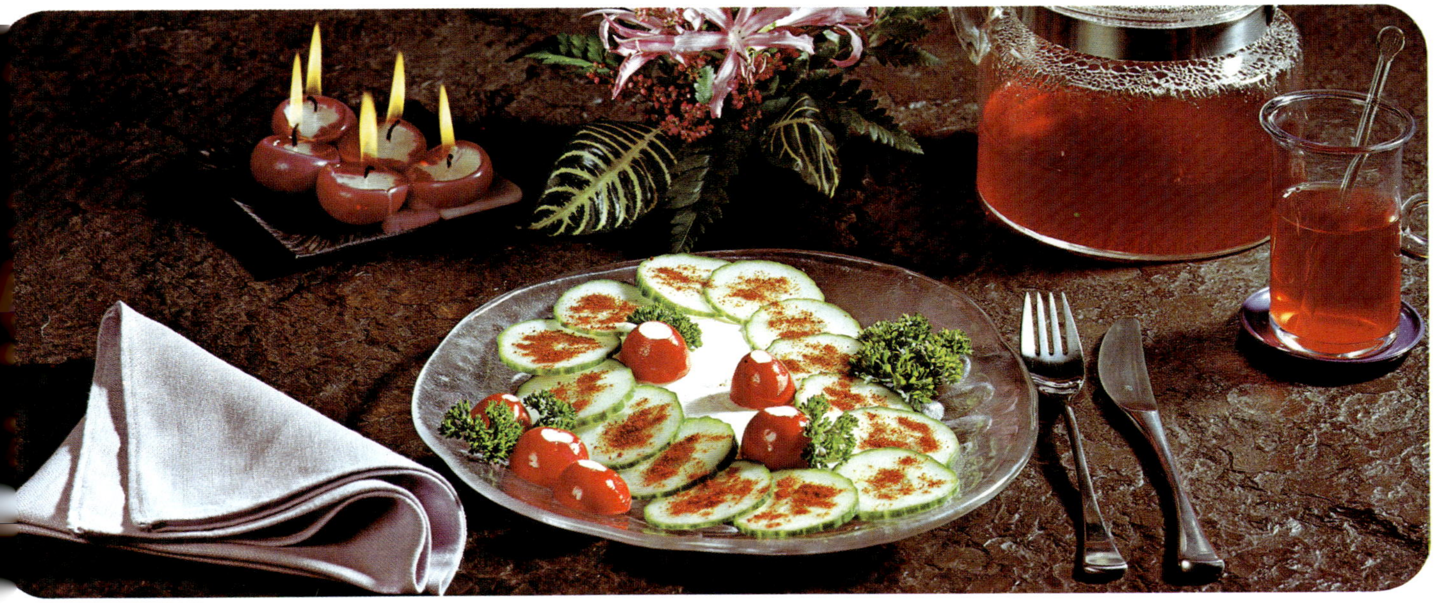

5. Tag morgens

Zutaten pro Person	Intensivkost kcal	Intensivkost kJ	Intensivkost BE	Normalkost kcal	Normalkost kJ	Normalkost BE	Zubereitung
Schnitzer-Naturmüsle mit Aprikosen							
1. Vorbereitung (Weizen mahlen und einweichen)							
2. Weitere Zubereitung (Zitronensaft und Apfel beigeben)	259,57	1085,0	3,80				
3. Tischfertigmachen							Das Pulvin unter den Brei mischen. Nur bei Normalkost: Sanoghurt unterheben. Eine Aprikose beiseite legen, den Rest in kleine Stücke schneiden und unterheben.
1 TL Pulvin	–	–	–				
100 g Aprikosen	49,04	205,0	1,50				
2 Walnußkerne	20,00	84,0	0,04				
Nur bei NK:	328,61	1374,0	5,34	328,61	1374,0	5,34	Die beiseite gelegte Aprikose vierteln und sternförmig auf das Müsle setzen. In die Mitte die Walnuß setzen.
2 EL Sanoghurt (1,5 %)				9,60	40,0	–	
				338,21	1414,0	5,34	
Dazu oder hinterher: 1 Tasse beliebigen Tee und 1 TL Blütenpollen							
Zusätzlich bei Schnitzer-Normalkost							
Vollkorn-Quarkstollen							
1 Scheibe Vollkorn-Quarkstollen (50 g)				123,39	515,7	2,00	Von dem selbstgebackenen oder bei einem Schnitzer-Vollkornbäcker gekauften Vollkorn-Quarkstollen eine Scheibe mit 50 g abschneiden und zum oder nach dem Müsle reichen.
Summe Frühstück:	328,61	1374,0	5,34	461,60	1929,7	7,34	

Nicht vergessen:
30 g Roggen aus kontrolliertem Anbau, mittelgrob geschrotet, in 55 g Wasser einweichen.
Je 20 g Weizen und 20 g grüne Sojabohnen getrennt zum Keimen anfeuchten.

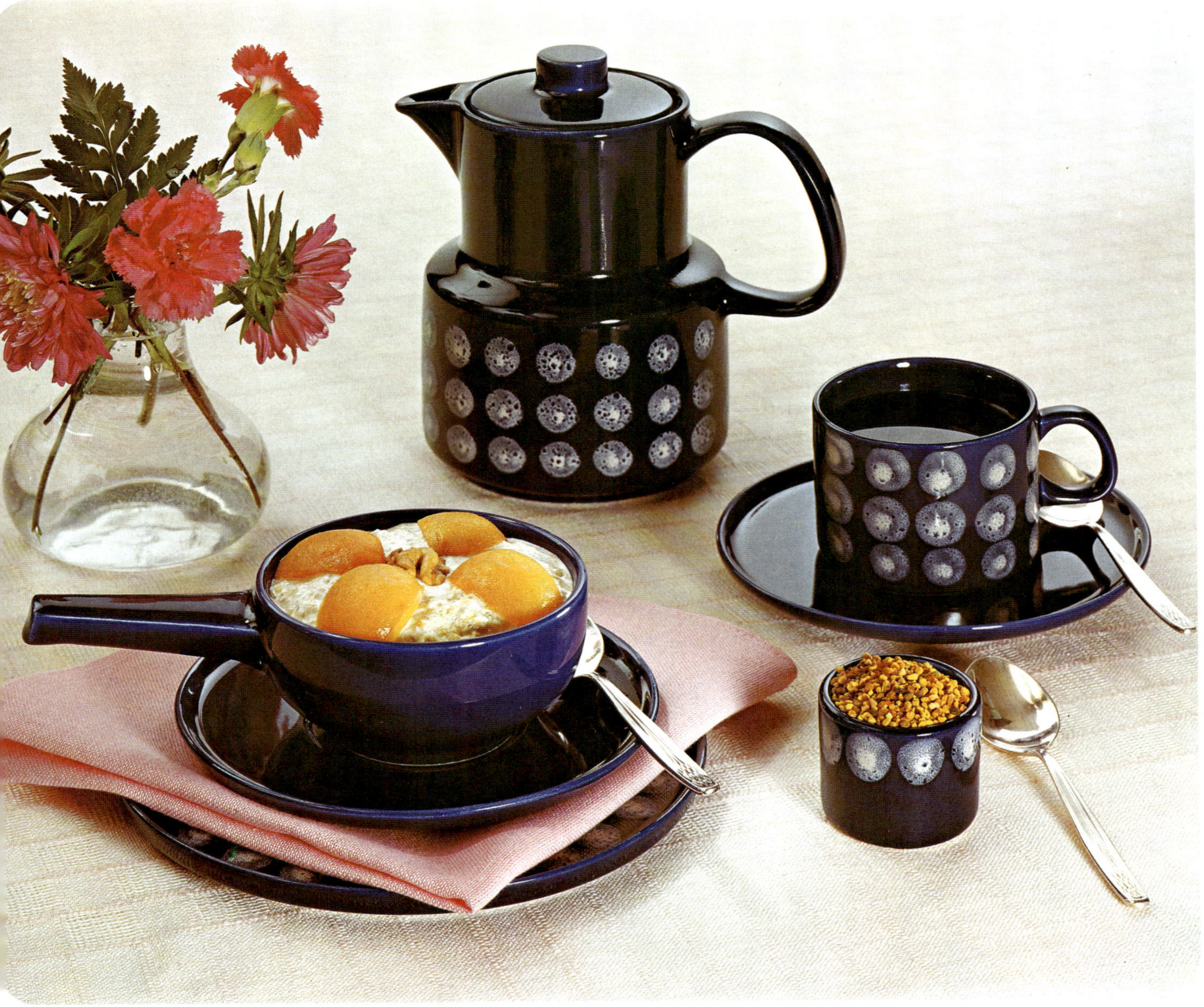

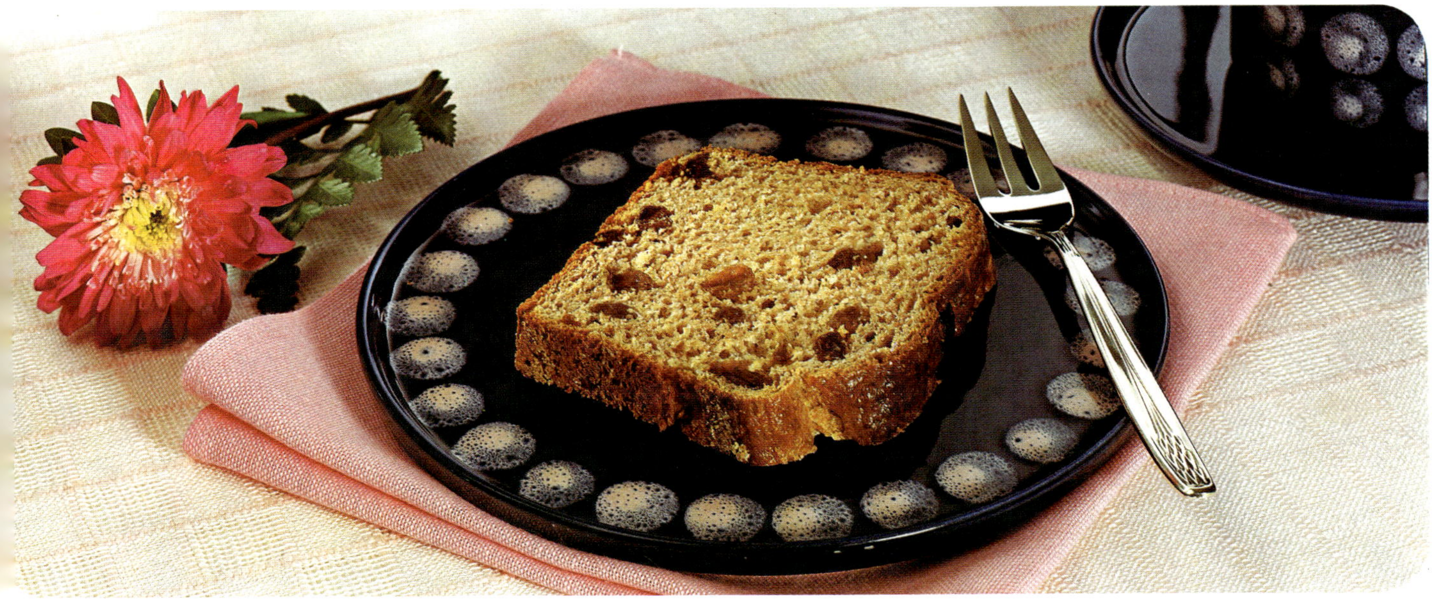

5. Tag mittags

Weißer Chicorée-Salat

Zutaten pro Person	Intensivkost kcal	Intensivkost kJ	Intensivkost BE	Normalkost kcal	Normalkost kJ	Normalkost BE
1 TL Distelöl	44,95	188,8	–			
1 EL Zitronensaft	2,39	10,0	–			
Pfeffer	–	–	–			
Paprika edelsüß	–	–	–			
100 g weißer Chicorée	14,35	60,0	–			
Nur bei NK:	61,69	258,8	–	61,69	258,8	–
1 Banane				65,78	275,0	2,00
1 EL süße Sahne				60,28	252,0	–
				187,75	785,8	2,00

Zubereitung: Tunke aus Distelöl, Obstessig, frisch gemahlenem weißem Pfeffer und Paprika zubereiten. Den Chicorée von den schlechten Außenblättern befreien. Alle übrigen Blätter gründlich waschen und abtropfen lassen. Bündelweise in Rädchen schneiden.
Die gerührte Tunke über den Salat geben und diesen gleich servieren, da Chicorée sehr rasch welk wird und dadurch sehr an Wirkung und Geschmack verliert.
Nur bei Normalkost: süße Sahne und in Scheiben geschnittene Banane hinzufügen.

Gurkenwürfel mit Tomateneckchen

Zutaten pro Person	Intensivkost kcal	Intensivkost kJ	Intensivkost BE	Normalkost kcal	Normalkost kJ	Normalkost BE
1 EL Distelöl	89,90	377,6	–			
1 TL Obstessig	–	–	–			
weißer Pfeffer	–	–	–			
Paprika scharf	–	–	–			
Dill	–	–	–			
1 Salatgurke (300 g)	21,00	90,0	–			
2 Tomaten (150 g)	27,00	112,5	–			
Nur bei NK:	137,90	580,1	–	137,90	580,1	–
2 EL Sauermilch				25,35	106,0	–
				163,25	686,1	–

Zubereitung: Distelöl und Obstessig mit frisch gemahlenem Pfeffer, Paprika und Dill vermengen. Die Gurke gut waschen und mit der Schale in kleine Würfelchen schneiden. In eine Fruchtschale füllen und mit Tomateneckchen verzieren.
Nur bei Normalkost: Sauermilch darübergeben.

Meerrettich-Roggenschrot

Zutaten pro Person	Intensivkost kcal	Intensivkost kJ	Intensivkost BE	Normalkost kcal	Normalkost kJ	Normalkost BE
30 g eingeweichter Roggenschrot	107,65	450,0	1,50			
20 g frisch geriebenen Meerrettich	7,89	33,0	–			
Nur bei NK:	115,54	483,0	1,50	115,54	483,0	1,50
1 EL süße Sahne				60,28	252,0	–
				175,82	735,0	1,50

Zubereitung: Den morgens eingeweichten Roggenschrot mit dem geriebenen Meerrettich gut vermengen. In einem kleinen Teller als Beigabe zum Salat servieren.
Nur bei Normalkost: süße Sahne unterheben.

Dazu: Frisches Leitungswasser oder mineralarmes Tafelwasser

> **Nicht vergessen:**
> 30 g Weizen aus kontrolliertem Anbau, mittelgrob geschrotet, in 55 g Wasser einweichen.
> Wasser an den angekeimten Weizenkörnern und Sojabohnen erneuern.

Zusätzlich bei Schnitzer-Normalkost

Kartoffel-Reibekuchen

Zutaten pro Person	Intensivkost kcal	Intensivkost kJ	Intensivkost BE	Normalkost kcal	Normalkost kJ	Normalkost BE
200 g biol. Kartoffeln				136,36	570,0	3,07
1 Prise Vollmeersalz				–	–	–
½ Ei				41,86	175,0	–
20 g biologischer Weizen				72,72	304,0	–
1 kleine Zwiebel				20,93	87,5	–
Petersilie				–	–	–
				271,87	1136,5	3,07

Zubereitung: Kartoffeln mit oder ohne Schale roh reiben. Mit dem Vollmeersalz, dem ½ Ei, der frisch geriebenen Zwiebel und dem feingemahlenen Weizen vermengen.
Eßlöffelweise ohne Fett in eine Pfanne geben, flachstreichen und gut durchbacken.
Mit Petersilie bestreut nebeneinander auf einem vorgewärmten Teller servieren.

Orangen-Sauermilch-Dessert

Zutaten pro Person	Intensivkost kcal	Intensivkost kJ	Intensivkost BE	Normalkost kcal	Normalkost kJ	Normalkost BE
1 Orange				38,27	160,0	1,00
2 EL Sauermilch				25,35	106,0	–
				63,62	266,0	1,00

Zubereitung: Die Orange schälen, 4 Schnitze davon zur Seite legen, den Rest in kleine Stücke schneiden und mit der Sauermilch vermengen. Mit den 4 beiseite gelegten Orangen-Schnitzen garnieren.

	Intensivkost kcal	Intensivkost kJ	Intensivkost BE	Normalkost kcal	Normalkost kJ	Normalkost BE
Summe Mittagessen:	315,13	1321,9	1,50	862,31	3609,4	7,57

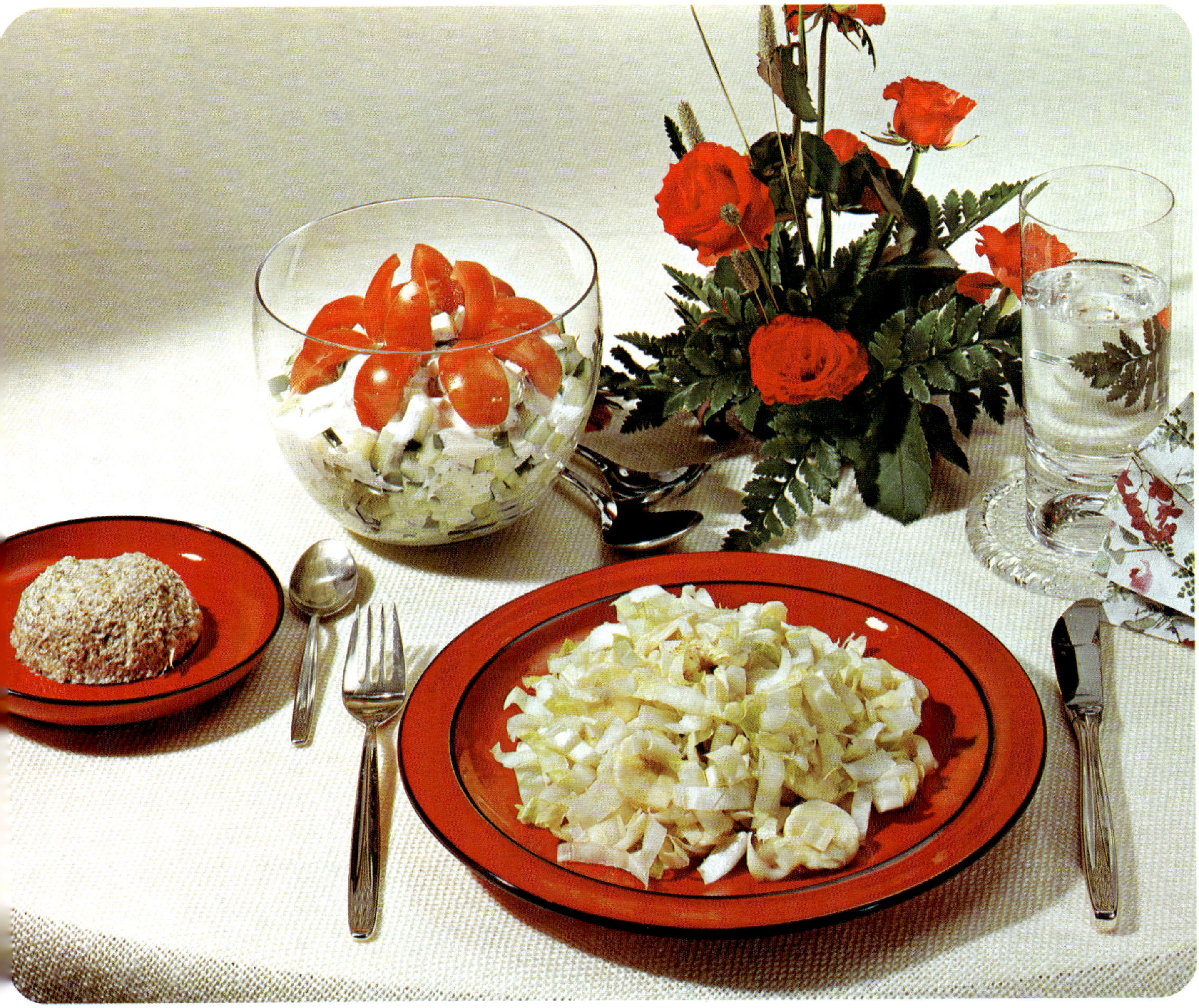

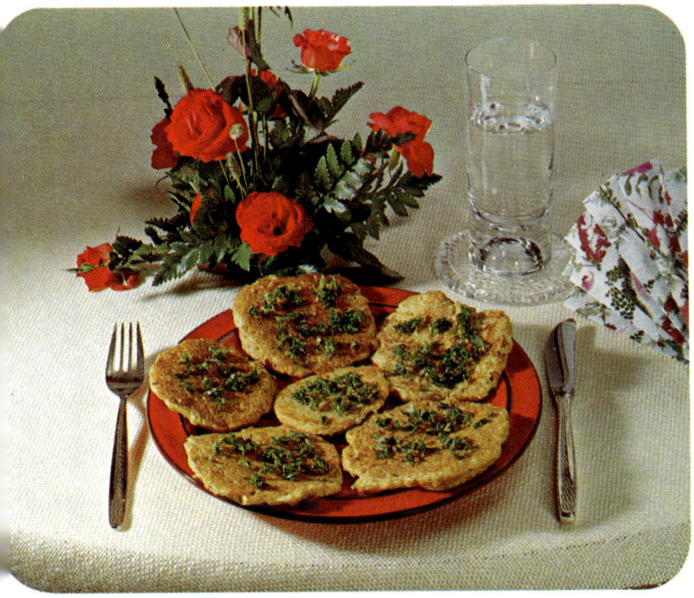

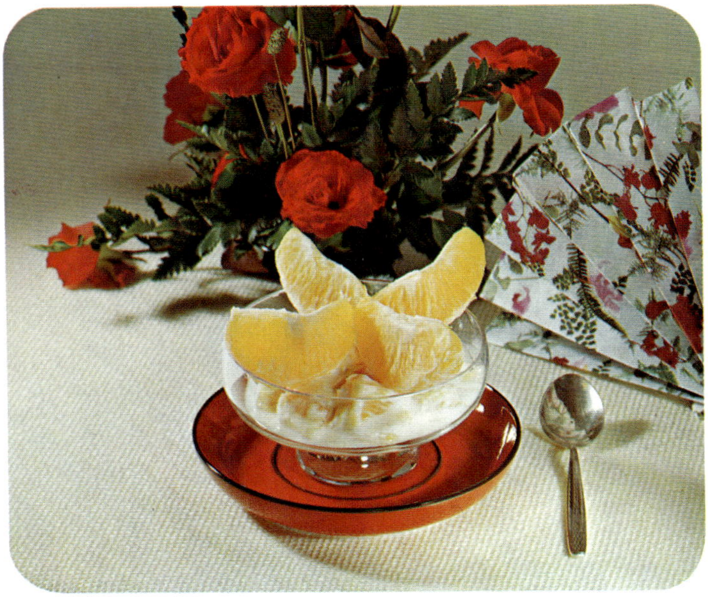

5. Tag abends

Zutaten pro Person	Intensivkost kcal	Intensivkost kJ	Intensivkost BE	Normalkost kcal	Normalkost kJ	Normalkost BE
Sauerkraut-Salat						
1 TL Distelöl	44,95	188,8	–			
1 EL Zitronensaft	2,39	10,0	–			
1 kleine gehackte Zwiebel (50 g)	20,93	87,5	0,20			
200 g Sauerkraut	52,62	220,0	–			
50 g Weintrauben *	34,68	145,0	1,00			
15 g gehackte Haselnüsse	98,40	413,25	0,15			
Salatblätter	–	–	–			
1 Tomate (50 g)	8,97	37,5	–			
Nur bei NK:	262,94	1102,0	1,35	262,94	1102,0	1,35
1 EL saure Sahne				19,00	79,5	–
* für Diabetiker 50 g Birne				281,94	1181,5	1,35
Radieschensalat						
1 TL Distelöl	44,95	188,8	–			
1 TL Obstessig	–	–	–			
Kümmel	–	–	–			
1 Bund = 80 g Radieschen	9,56	40,0	–			
Salatblätter, Schnittlauch	–	–	–			
Nur bei NK:	54,51	228,8	–	54,51	228,8	–
1 EL saure Sahne				19,00	79,5	–
				73,51	308,3	–
Kopfsalat						
2 TL Distelöl	89,90	377,6	–			
2 TL Obstessig	–	–	–			
Dill, Liebstöckel	–	–	–			
100 g Kopfsalat	9,56	40,0	–			
Nur bei NK:	99,46	417,6	–	99,46	417,6	–
50 g Sauermilch				57,29	239,5	–
				156,75	657,1	–
Schnittlauch-Weizenschrot						
30 g eingeweichter Weizenschrot	109,05	456,0	1,50			
Schnittlauch	–	–	–			
	109,05	456,0	1,50	109,05	456,0	1,50
Dazu: Beliebigen Tee						

Zubereitung

Sauerkraut-Salat: Die Soße aus Zitronensaft, Distelöl und der kleinen, zerhackten Zwiebel anrühren. Das kleingeschnittene rohe Sauerkraut und die halbierten Trauben (kleingeschnittene Birne für Diabetiker) hineingeben und leicht untermengen. Nur bei Normalkost: saure Sahne unterheben.
Auf Salatblättern anrichten und mit Tomatenscheiben schmücken.

Radieschensalat: Tunke aus Distelöl, Obstessig und Kümmel zubereiten. Radieschen putzen, nicht schälen, in dünne Scheibchen schneiden und mit der Tunke vermengen. Nur bei Normalkost: saure Sahne unterheben.
Auf Salatblättern anrichten und mit feingehacktem Schnittlauch bestreuen.

Kopfsalat: Das Distelöl mit dem Obstessig und den gehackten Kräutern vermengen. Nur bei Normalkost: Sauermilch zugeben. Den Kopfsalat waschen, abtropfen lassen und unterheben. Mit gehacktem Dill bestreuen.

Nicht vergessen:
Wasser an den angekeimten Weizenkörnern und Sojabohnen erneuern.

Schnittlauch-Weizenschrot: Den morgens eingeweichten Weizenschrot mit kleingehacktem Schnittlauch vermengen. Mit restlichem Schnittlauch bestreut in einem kleinen Teller servieren.

Zusätzlich bei Schnitzer-Normalkost

Zutaten pro Person	Intensivkost kcal	Intensivkost kJ	Intensivkost BE	Normalkost kcal	Normalkost kJ	Normalkost BE
Käsetoast						
1 Scheibe Weizen-Vollkornbrot (40 g)				87,85	367,2	1,60
5 g Butter				38,75	162,0	–
1 Scheibe = 20 g Edamer (45 %)				38,99	163,0	–
Paprika edelsüß				–	–	–
1 Apfelscheibe				19,07	63,0	0,30
1 kleine feste Tomate				8,97	37,5	–
Schnittlauch				–	–	–
				193,63	792,7	1,90
Summe Abendessen:	525,96	2204,4	2,85	814,88	3395,6	4,75

Käsetoast: Das Weizen-Vollkornbrot mit Butter bestreichen und mit der Käsescheibe belegen. Paprika darüberstreuen. Solange in den vorgeheizten Backofen schieben, bis der Käse zerläuft.
Mit der Apfelscheibe und Tomateneckchen garniert und mit Schnittlauch bestreut servieren.

Tagessumme:	kcal	kJ	BE	kcal	kJ	BE
	1169,70	4900,30	9,68	2138,79	8934,70	19,66
	E	F	KH	E	F	KH
	28,04	52,07	143,71	59,43	88,43	265,74

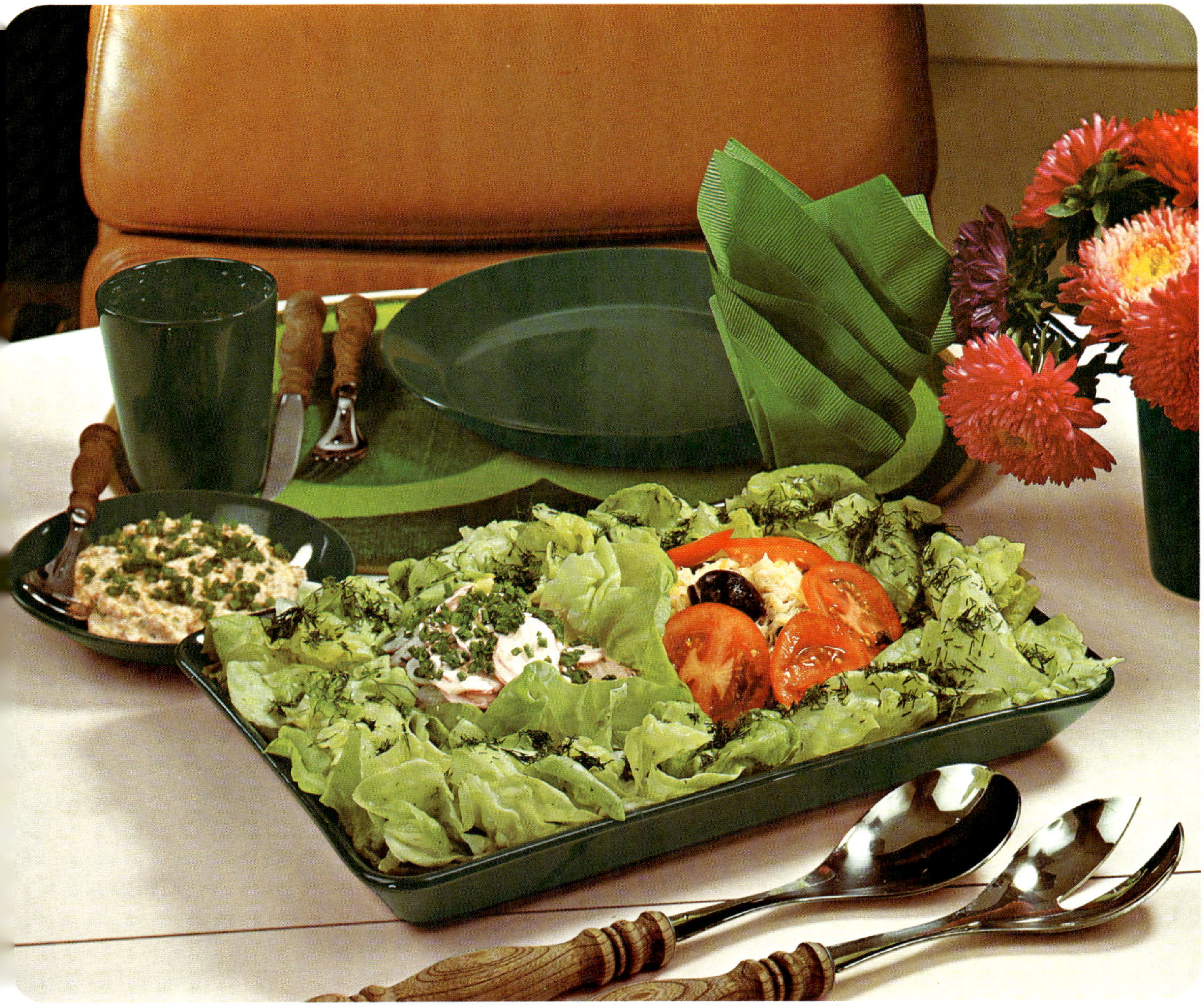

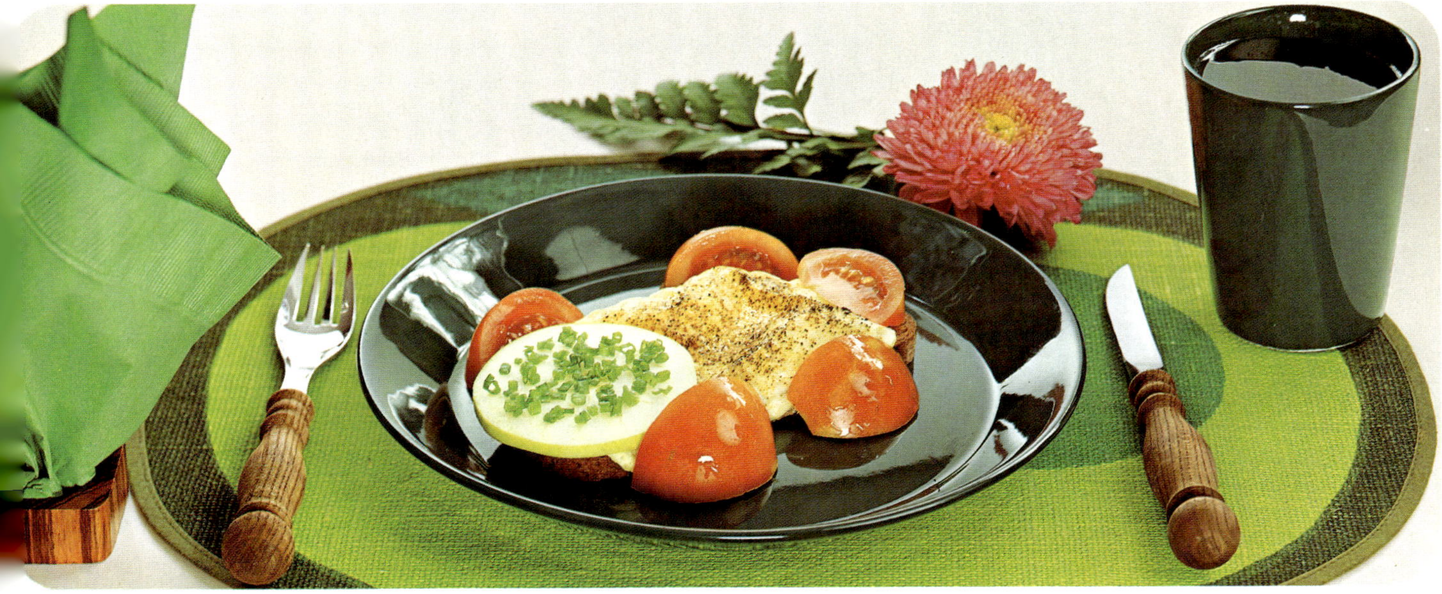

6. Tag morgens

Zutaten pro Person	Intensivkost kcal	Intensivkost kJ	Intensivkost BE	Normalkost kcal	Normalkost kJ	Normalkost BE	Zubereitung
Schnitzer-Naturmüsle (Hafer) mit Pflaumen							
1. Vorbereitung 60 g Sprießkornhafer in der Schnitzer-Getreidemühle mahlen und mit 110 g frischem Wasser vermengen	232,53	972,0	3,00				
2. Weitere Zubereitung Zitronensaft und geriebenen Apfel beigeben	41,38	173,0	0,80				
3. Tischfertigmachen 1 TL Pulvin	–	–	–				Das Pulvin untermengen. 1 Pflaume beiseite legen, den Rest in kleine Stücke schneiden und unterheben. Nur bei Normalkost: süße Sahne untermischen. In das Schälchen geben und mit Vierteln der restlichen Pflaume und 5 Cashewkernen verzieren.
100 g Pflaumen	66,98	280,0	1,25				
5 Cashewkerne (10 g)	60,28	252,0	0,25				
Nur bei NK:	401,17	1677,0	5,30	401,17	1677,0	5,30	
1 EL süße Sahne				60,28	252,0	–	
				461,45	1929,0	5,30	
Dazu oder hinterher: 1 Tasse beliebigen Tee und 1 TL Blütenpollen							**Nicht vergessen:** Wasser an den angekeimten Weizenkörnern und Sojabohnen erneuern.

Zusätzlich bei Schnitzer-Normalkost

Zutaten pro Person	Intensivkost kcal	Intensivkost kJ	Intensivkost BE	Normalkost kcal	Normalkost kJ	Normalkost BE	Zubereitung
Nuß-Vollkorn-Brötchen							
1 Nuß-Vollkorn-Brötchen				186,29	778,7	2,50	Das selbstgebackene oder bei einem Schnitzer-Vollkornbäcker gekaufte Nuß-Vollkornbrötchen mit Butter bestreichen und als Beilage servieren.
5 g Butter				38,75	162,0	–	
				225,04	940,7	2,50	
Summe Frühstück:	401,17	1677,0	5,30	686,49	2869,7	7,80	

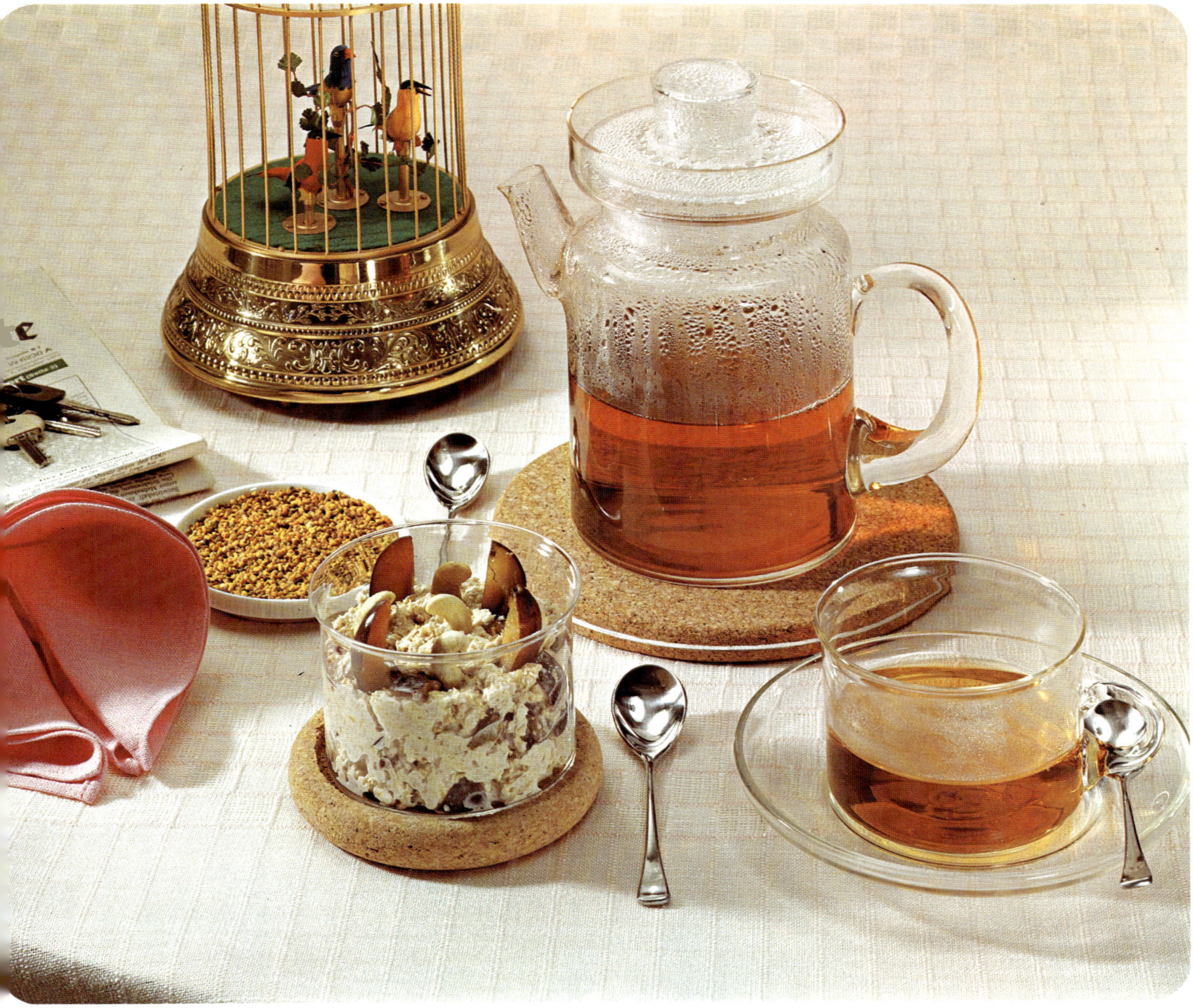

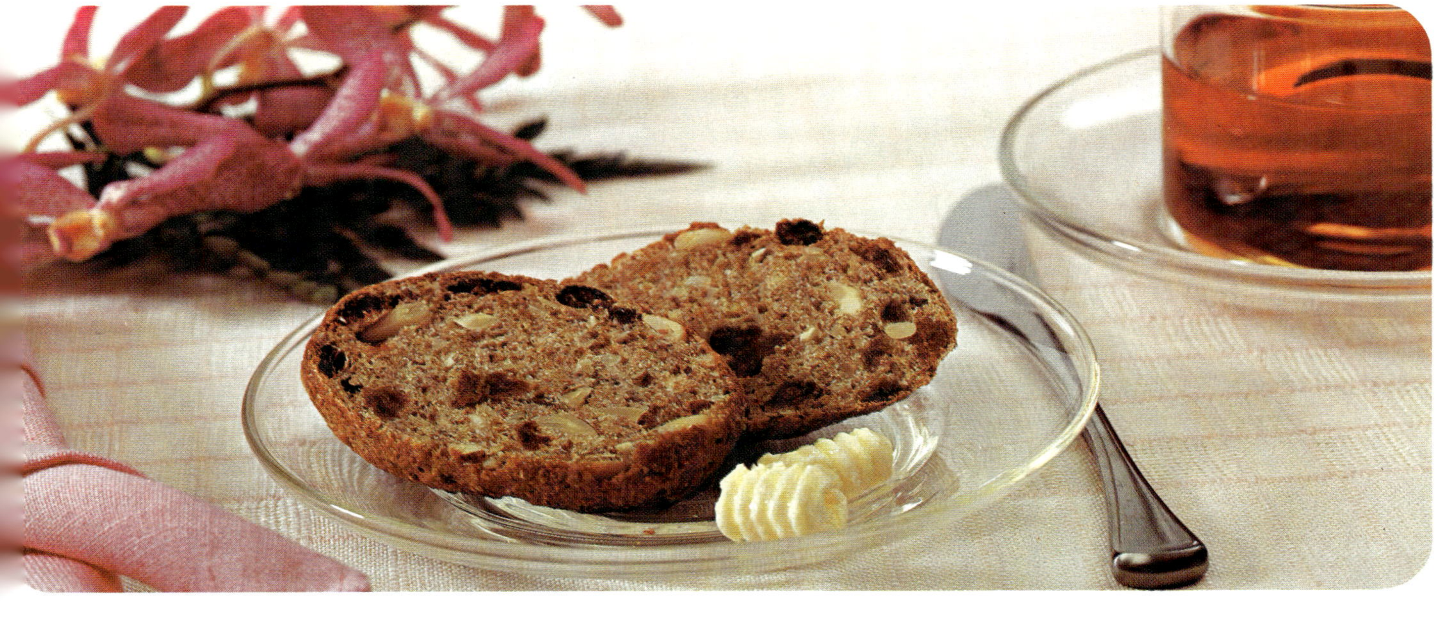

6. Tag mittags

Spinatsalat

Zutaten pro Person	Intensivkost kcal	Intensivkost kJ	Intensivkost BE	Normalkost kcal	Normalkost kJ	Normalkost BE
1 EL Distelöl	89,90	377,6	–			
1 EL Obstessig	–	–	–			
Basilikum	–	–	–			
weißer Pfeffer	–	–	–			
100 g frischer Spinat	30,14	126,0	–			
1 Apfel (80 g)	40,19	168,0	0,80			
Nur bei NK:	160,23	671,6	0,80	160,23	671,6	0,80
1 EL Sauermilch				12,67	53,0	–
				172,90	724,6	0,80

Den Spinat waschen, die dicken Stiele entfernen, nochmals waschen und abtropfen lassen. Für die Tunke das Distelöl und den Obstessig mit Basilikum und frisch gemahlenem Pfeffer verrühren. Nur bei Normalkost: Sauermilch unterheben.
Spinat und den in Würfel geschnittenen Apfel hineingeben und alles gut miteinander vermengen.

Karottensalat

Zutaten pro Person	Intensivkost kcal	Intensivkost kJ	Intensivkost BE	Normalkost kcal	Normalkost kJ	Normalkost BE
1 TL Distelöl	44,95	187,8	–			
1 TL Obstessig	–	–	–			
1 TL Zitronensaft	1,19	5,0	–			
Schnittlauch, Kerbel	–	–	–			
150 g Karotten	43,06	180,0	–			
	89,20	372,8	–	89,20	372,8	–

Tunke aus Distelöl, Obstessig, Zitronensaft, kleingehacktem Schnittlauch und Kerbel zubereiten. Die Karotten direkt in die Tunke reiben und gut vermengen. Zum Servieren mit einem Rest gehacktem Schnittlauch bestreuen.

Blumenkohlsalat

Zutaten pro Person	Intensivkost kcal	Intensivkost kJ	Intensivkost BE	Normalkost kcal	Normalkost kJ	Normalkost BE
1 EL Distelöl	89,90	377,6	–			
1 EL Zitronensaft	2,39	10,0	–			
weißer Pfeffer	–	–	–			
feingewiegter Dill	–	–	–			
100 g Blumenkohl roh	16,74	70,0	–			
Zitronenscheiben	–	–	–			
Nur bei NK:	109,03	457,6	–	109,03	457,6	–
2 EL Sauermilch				25,35	106,0	–
				134,38	563,6	–

Aus Distelöl, Zitronensaft, frisch gemahlenem Pfeffer und feingewiegtem Dill die Tunke zubereiten. Nur bei Normalkost: Sauermilch dazugeben.
Den Blumenkohl vom Strunk lösen, waschen, ganz fein schneiden und unterheben. Mit dünnen Zitronenscheiben garnieren.

Gekeimte Körner

Zutaten pro Person	Intensivkost kcal	Intensivkost kJ	Intensivkost BE	Normalkost kcal	Normalkost kJ	Normalkost BE
20 g gek. Weizenkörner	72,72	304,0	1,00			
20 g gek. Sojabohnen	88,99	372,0	0,50			
	161,71	676,0	1,50	161,71	676,0	1,50

Die inzwischen gekeimten Weizenkörner und Sojabohnen noch einmal gut waschen und mit auf der Salatplatte anrichten.

Nicht vergessen:
30 g Roggen aus kontrolliertem Anbau, mittelgrob geschrotet, in 55 g Wasser einweichen.
Je 20 g Weizen und 20 g grüne Sojabohnen getrennt zum Keimen anfeuchten.

Dazu: Frisches Leitungswasser oder mineralarmes Tafelwasser

Zusätzlich bei Schnitzer-Normalkost

Rührei

Zutaten pro Person	Intensivkost kcal	Intensivkost kJ	Intensivkost BE	Normalkost kcal	Normalkost kJ	Normalkost BE
1 Ei				83,73	350,0	–
1 EL Wasser				–	–	–
Liebstöckel				–	–	–
1 Prise Vollmeersalz				–	–	–
				83,73	350,0	–

Ei, Wasser, Vollmeersalz und kleingewiegtes Liebstöckel gut miteinander verrühren und in einer Pfanne ohne Fett backen.

Sahne-Himbeeren

Zutaten pro Person	Intensivkost kcal	Intensivkost kJ	Intensivkost BE	Normalkost kcal	Normalkost kJ	Normalkost BE
50 g Himbeeren				19,73	82,5	0,33
1 TL süße Sahne				30,14	126,0	–
				49,87	208,5	0,33

Die Himbeeren gut waschen, in einen Glaskelch geben und die Sahne darübergießen.

	Intensivkost kcal	Intensivkost kJ	Intensivkost BE	Normalkost kcal	Normalkost kJ	Normalkost BE
Summe Mittagessen:	520,17	2178,0	2,30	691,79	2895,5	2,63

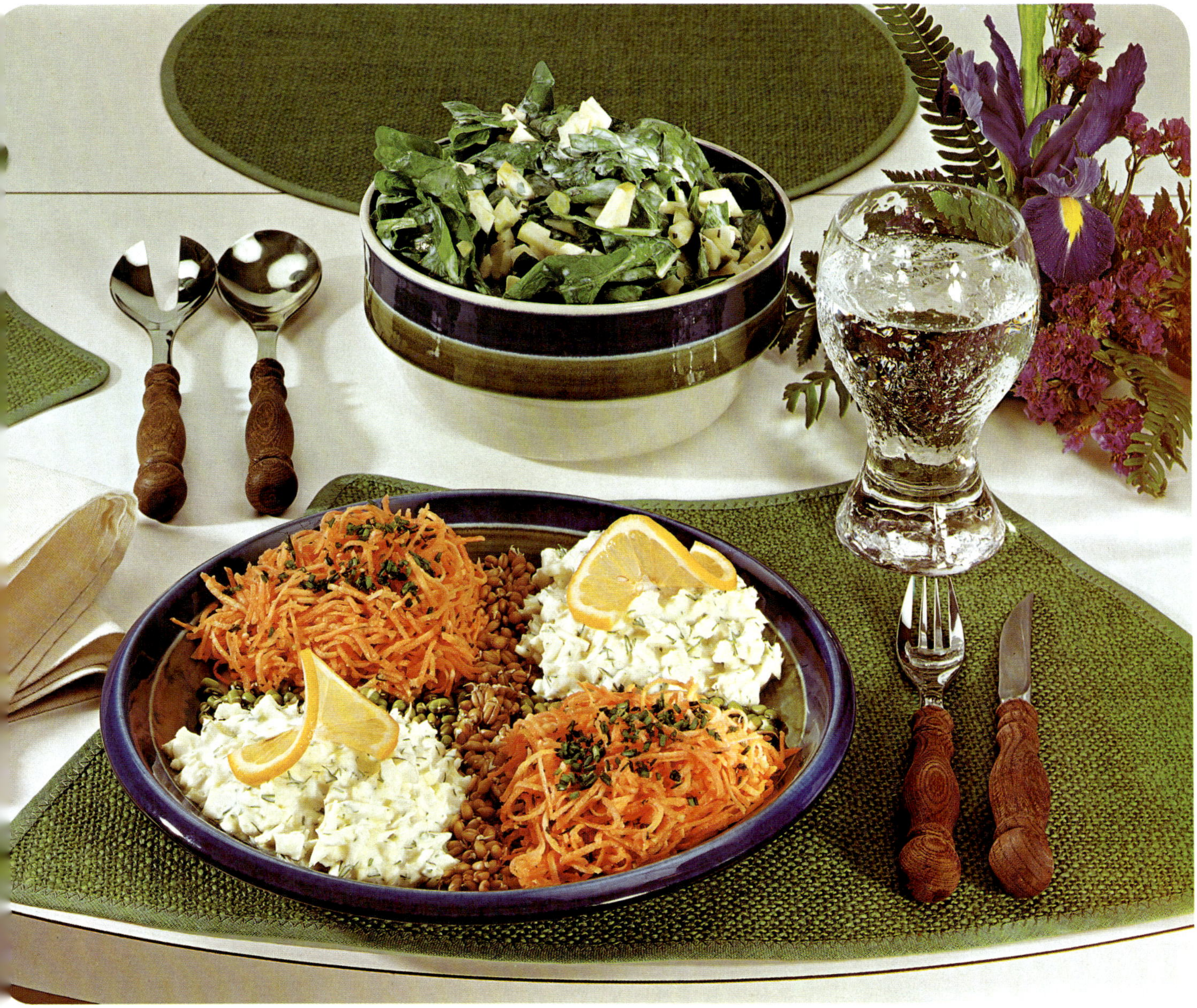

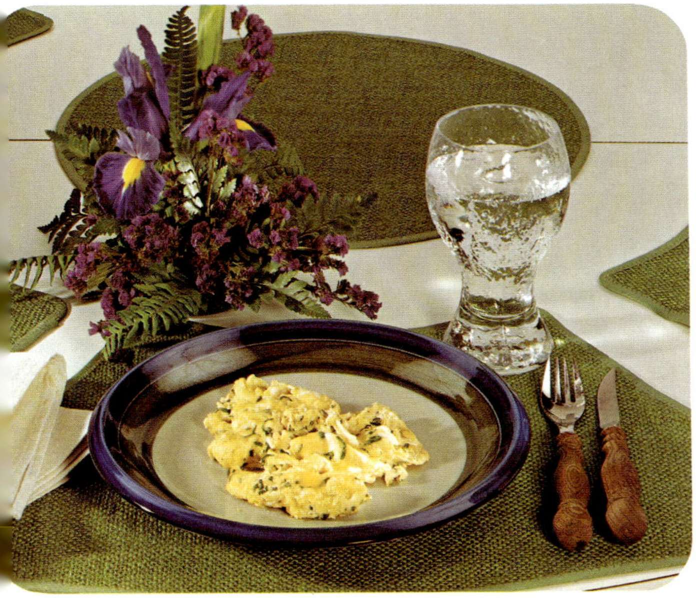

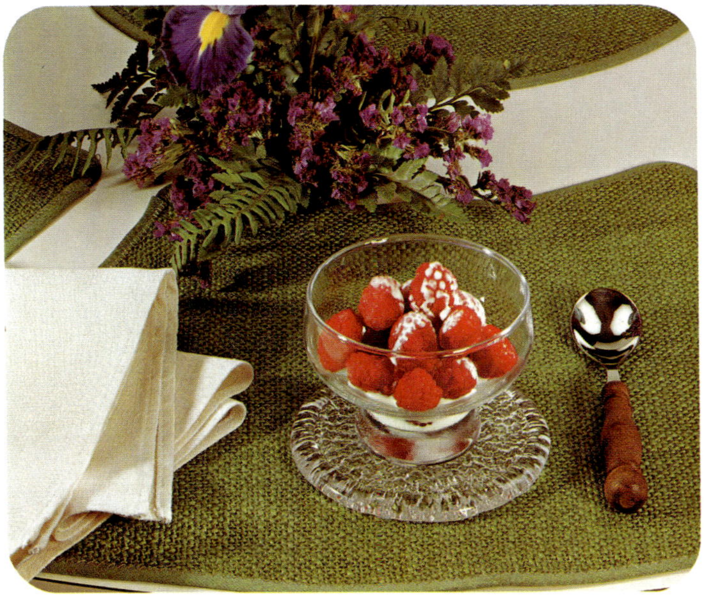

6. Tag abends

Zutaten pro Person	Intensivkost kcal	Intensivkost kJ	Intensivkost BE	Normalkost kcal	Normalkost kJ	Normalkost BE	Zubereitung
Sellerie-Salat							
1 EL Zitronensaft	2,39	10,0	–				Tunke aus Zitronensaft, Distelöl und zerhackten Walnüssen zubereiten; mit Pfeffer und Borretsch würzen. Nur bei Normalkost: süße Sahne unterheben. 1 Mandarine und 1 Apfel in kleine Würfelchen schneiden und untermengen. Den frischen, ungekochten Sellerie direkt in diese Tunke raspeln und damit vermengen. Mit den Schnitzen einer Mandarine sternförmig garnieren.
1 TL Distelöl	44,95	187,8	–				
5 Walnußkerne gehackt	100,00	418,6	0,18				
Borretsch	–	–	–				
weißer Pfeffer	–	–	–				
1 Mandarine (60 g)	22,96	96,0	0,60				
1 Apfel (80 g)	40,19	168,0	0,80				
100 g frischen ungekochten Sellerie	27,51	115,0	0,50				
Nur bei NK:	238,00	995,4	2,08	238,00	995,4	2,08	
1 TL süße Sahne				30,14	126,0	–	
				268,14	1121,4	2,08	
Tomatensalat							
1 TL Distelöl	44,95	187,8	–				Soße aus Distelöl, Obstessig und frisch gemahlenem Pfeffer zubereiten. Die Tomaten fein in Scheiben schneiden und diese in eine flache Schale wie Dachziegel legen. Soße darübergießen und mit kleingehackter Zwiebel und Schnittlauch bestreuen.
1 TL Obstessig	–	–	–				
weißer Pfeffer	–	–	–				
100 g Tomaten	17,94	75,0	–				
1 kleine Zwiebel (50 g)	20,93	87,5	–				
Schnittlauch	–	–	–				
	83,82	350,3	–	83,82	350,3	–	
Estragon-Roggenschrot							
30 g eingeweichter Roggenschrot	107,65	450,0	1,50				Den mittags eingeweichten Roggenschrot mit Estragon gut verrühren und als Beilage servieren. Nur bei Normalkost: süße Sahne dazugeben.
Estragon	–	–	–				
Nur bei NK:	107,65	450,0	1,50	107,65	450,0	1,50	
1 EL süße Sahne				60,28	252,0	–	
				167,93	702,0	1,50	
Dazu: Beliebigen Tee							

Nicht vergessen:
Wasser an den angekeimten Weizenkörnern und Sojabohnen erneuern.
60 g Weizen aus kontrolliertem Anbau, mittelgrob geschrotet, mit 110 g Wasser für das Naturmüsle des nächsten Tages einweichen.

Zusätzlich bei Schnitzer-Normalkost

Zutaten pro Person	Intensivkost kcal	Intensivkost kJ	Intensivkost BE	Normalkost kcal	Normalkost kJ	Normalkost BE	Zubereitung
Knäckebrote mit Kräuterbutter							
2 Vollkorn-Knäckebrote				73,80	310,0	1,00	Die Butter schaumig rühren und mit den feingewiegten Kräutern (Persilie, Pimpernelle, Estragon, Schnittlauch, Kerbel, Dill), einer Prise frisch gemahlenem Pfeffer und dem Zitronensaft gut vermischen. Mit zwei Vollkorn-Knäckebroten auftragen.
25 g Butter				193,77	810,0	–	
1 EL Kräuter				–	–	–	
1 Prise weißen Pfeffer				–	–	–	
1–2 Tropfen Zitronensaft				–	–	–	
				267,57	1120,0	1,00	
Summe Abendessen:	429,47	1795,7	3,58	787,46	3293,7	4,58	

Tagessumme:	kcal	kJ	BE	kcal	kJ	BE
	1350,81	5650,70	11,18	2165,74	9058,90	15,01
	E	F	KH	E	F	KH
	36,24	58,57	140,16	54,35	126,35	188,28

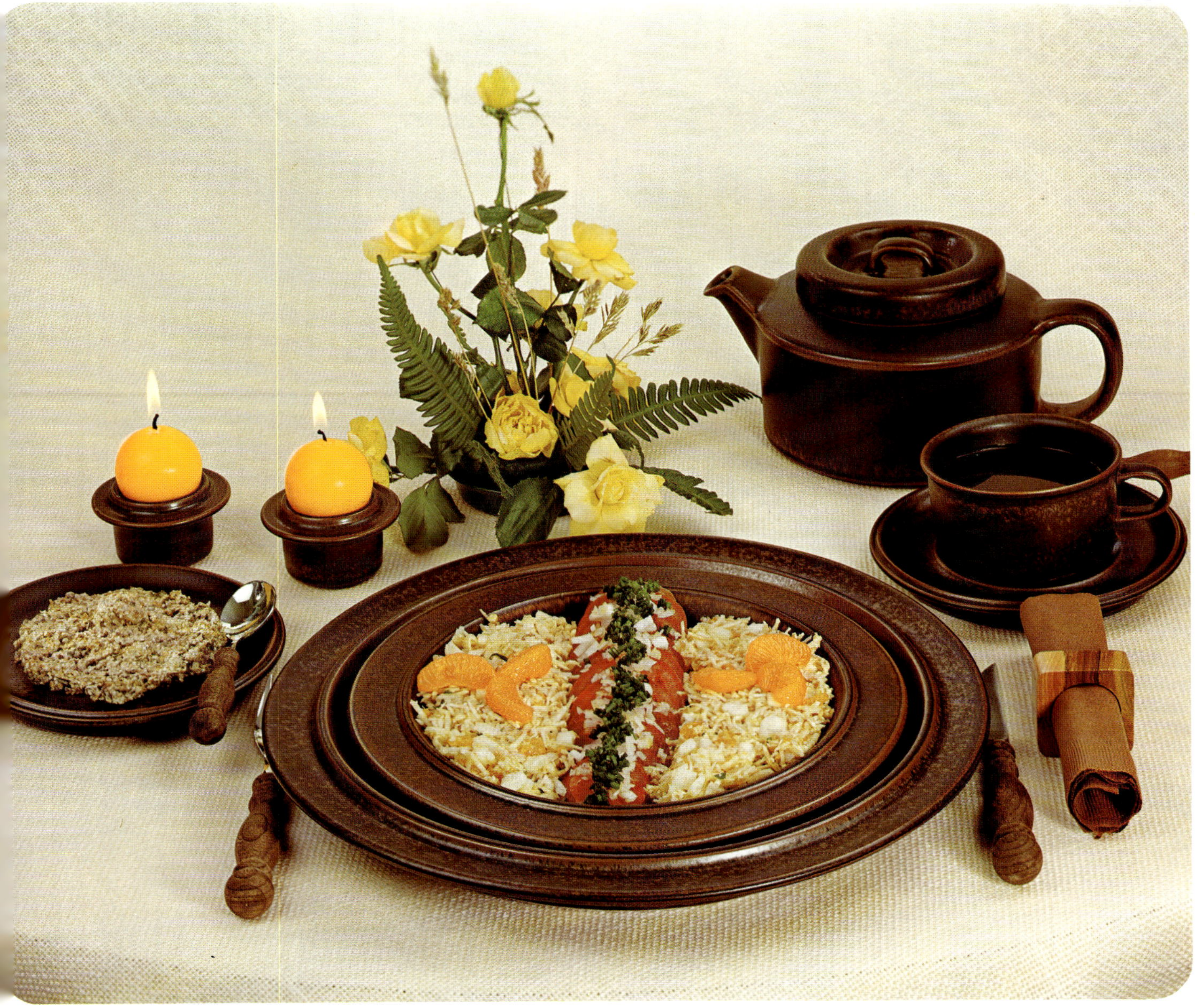

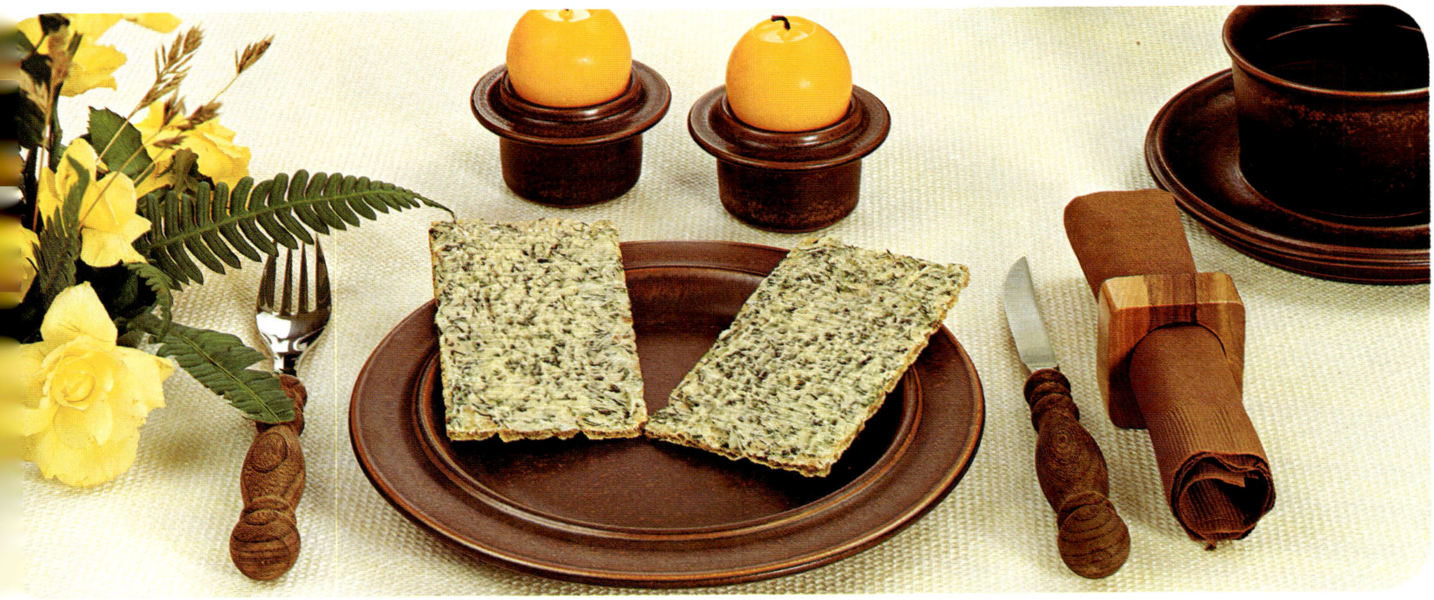

7. Tag morgens

Schnitzer-Naturmüsle mit Kirschen

Zutaten pro Person	Intensivkost kcal	Intensivkost kJ	Intensivkost BE	Normalkost kcal	Normalkost kJ	Normalkost BE
1. Vorbereitung (Weizen mahlen und einweichen)						
2. Weitere Zubereitung (Zitronensaft und Apfel beigeben)	259,57	1085,0	3,80			
3. Tischfertigmachen						
1 TL Pulvin	–	–	–			
100 g Kirschen (süß)	57,41	240,0	1,25			
	316,98	1325,0	5,05	316,98	1325,0	5,05
Nur bei NK: 2 EL Sauermilch (40 g)				25,35	106,0	–
				342,33	1431,0	5,05
Bei IK zusätzlich: 25 g Cashewkerne gehackt	150,00	630,0	0,62			
	466,98	1955,0	5,67			

Zubereitung

Das Pulvin unter den Brei mischen. Nur bei Normalkost: Sauermilch unterheben.
Die Kirschen waschen, entstielen, 5 Stück zur Seite legen und den Rest entkernen und unterheben. Bei Intensivkost: Cashewkerne zugeben.
Mit den restlichen 5 Kirschen verziert servieren.

Dazu oder hinterher:
1 Tasse beliebigen Tee und 1 TL Blütenpollen

> **Nicht vergessen:**
> 30 g Weizen aus kontrolliertem Anbau, mittelgrob geschrotet, in 55 g Wasser einweichen.
> Wasser an den angekeimten Weizenkörnern und Sojabohnen erneuern.

Zusätzlich bei Schnitzer-Normalkost

Rosinen-Vollkornbrötchen

Zutaten pro Person	Intensivkost kcal	Intensivkost kJ	Intensivkost BE	Normalkost kcal	Normalkost kJ	Normalkost BE
1 Rosinen-Vollkornbrötchen				151,69	634,1	2,50
5 g Butter				38,75	162,0	–
				190,44	796,1	2,50
Summe Frühstück:	466,98	1955,0	5,67	532,77	2227,1	7,55

Zubereitung

Das selbstgebackene oder bei einem Schnitzer-Vollkornbäcker gekaufte Rosinen-Vollkornbrötchen zusammen mit 5 g Butter als Beilage servieren.

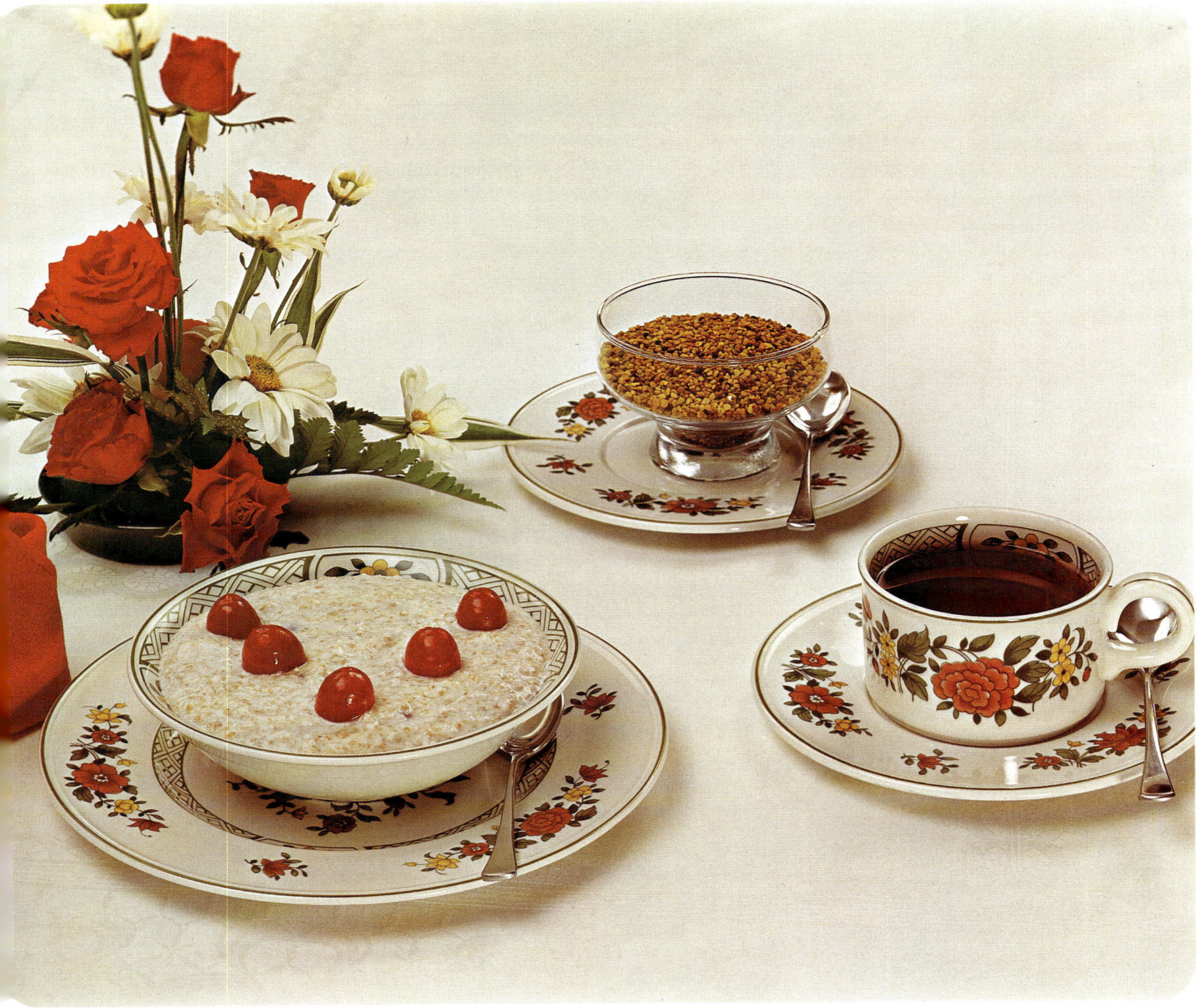

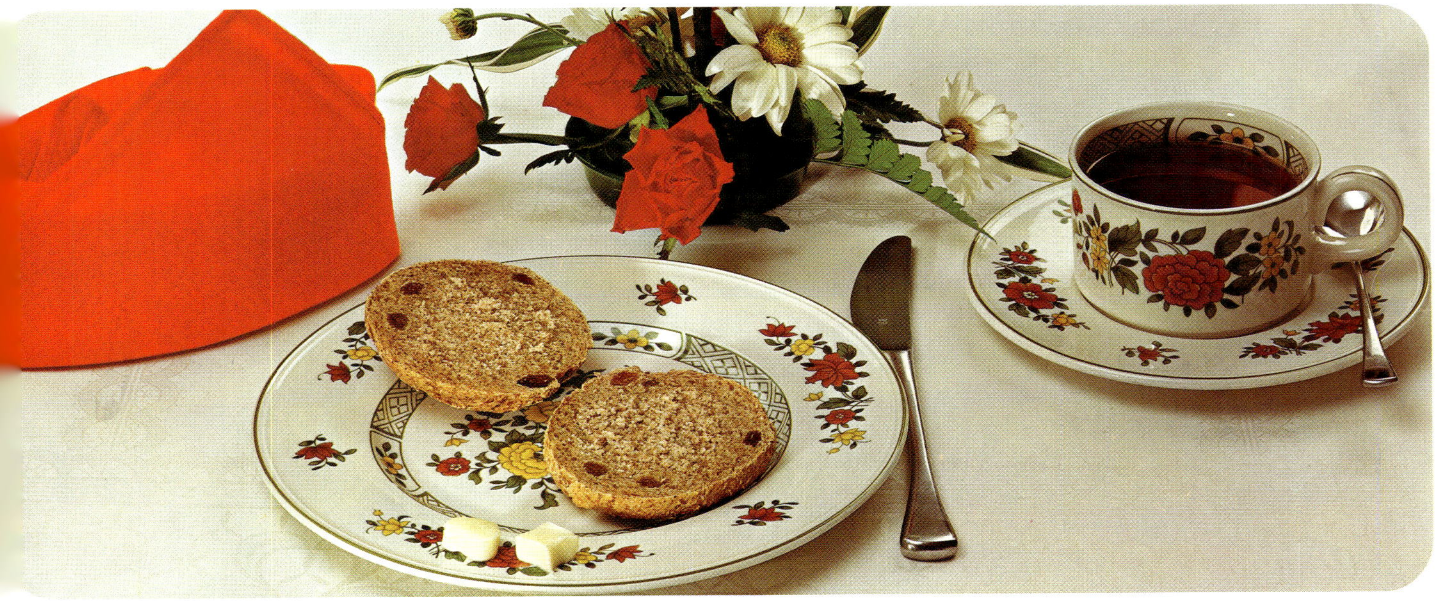

7. Tag mittags

Zutaten pro Person	Intensivkost kcal	Intensivkost kJ	Intensivkost BE	Normalkost kcal	Normalkost kJ	Normalkost BE
Rotkohlsalat						
1 EL Distelöl	89,90	377,6	–			
1 TL Obstessig	–	–	–			
1 EL Zitronensaft	2,39	10,0	–			
1 kleine Zwiebel (50 g)	20,93	87,5	–			
100 g Rotkohl roh	21,53	90,0	–			
Zitronenscheiben	–	–	–			
	134,75	565,1	–	134,75	565,1	–

Den Rotkohl waschen, in zarte Streifen schneiden und in die vorbereitete Tunke aus Distelöl, Obstessig, Zitronensaft und kleingehackter Zwiebel geben. Gut untermengen und ca. 1 Stunde ziehen lassen. Mit Zitronenscheiben garniert servieren.

Zutaten pro Person	Intensivkost kcal	Intensivkost kJ	Intensivkost BE	Normalkost kcal	Normalkost kJ	Normalkost BE
Rettichsalat						
1 TL Distelöl	44,95	188,8	–			
1 TL Obstessig	–	–	–			
weißer Pfeffer	–	–	–			
100 g rote oder weiße Rettiche	15,55	65,0	–			
Nur bei NK:	60,50	253,8	–	60,50	253,8	–
1 EL süße Sahne				60,28	252,0	–
				120,78	505,8	–

Tunke aus Distelöl und Obstessig zubereiten und mit frisch gemahlenem Pfeffer würzen. Nur bei Normalkost: süße Sahne dazugeben.
Die Rettiche direkt in die Tunke raspeln, vermengen und vor dem Servieren 10 Minuten ziehen lassen.

Zutaten pro Person	Intensivkost kcal	Intensivkost kJ	Intensivkost BE	Normalkost kcal	Normalkost kJ	Normalkost BE
Kressesalat						
1 TL Distelöl	44,95	188,8	–			
1 TL Obstessig	–	–	–			
Dill	–	–	–			
Paprika edelsüß	–	–	–			
100 g Kresse	45,93	192,0	–			
Nur bei NK:	90,88	380,8	–	90,88	380,8	–
1 EL Sanoghurt (1,5 %)				4,80	20,0	–
				95,68	400,8	–

Soße aus Distelöl, Obstessig, feingehacktem Dill und Paprika zubereiten. Nur bei Normalkost: Sanoghurt zugeben.
Die Kresse waschen und sorgfältig unterheben. Mit Paprika bestreut servieren.

> **Nicht vergessen:**
> Wasser an den angekeimten Weizenkörnern und Sojabohnen erneuern.

Zutaten pro Person	Intensivkost kcal	Intensivkost kJ	Intensivkost BE	Normalkost kcal	Normalkost kJ	Normalkost BE
Petersilie-Weizenschrot						
30 g eingeweichter Weizenschrot	109,09	456,0	1,50			
Petersilie	–	–	–			
Nur bei NK:	109,09	456,0	1,50	109,09	456,0	1,50
1 EL Sauermilch				12,67	53,0	–
				121,76	509,0	1,50

Den morgens eingeweichten Weizenschrot mit der kleingehackten Petersilie gut vermischen. Nur bei Normalkost: Sauermilch dazugeben.
Mit Petersilie garniert in einem kleinen Näpfchen anrichten.

Dazu: Frisches Leitungswasser oder mineralarmes Tafelwasser

Zusätzlich bei Schnitzer-Normalkost

Zutaten pro Person	Intensivkost kcal	Intensivkost kJ	Intensivkost BE	Normalkost kcal	Normalkost kJ	Normalkost BE
Vollkorn-Waffeln						
60 g Weizen				218,18	912,0	3,00
6 g frische Hefe				5,75	24,0	–
80 g Wasser				–	–	–
½ Ei				41,86	175,0	–
1 g Vollmeersalz				–	–	–
				265,79	1111,0	3,00

Die Hefe gut im kalten Wasser auflösen, ½ Ei und Vollmeersalz dazugeben. Den Weizen ganz fein mahlen und nach und nach gut damit vermengen.
Am Tisch auf kleiner Stufe in einem Teflon-Waffeleisen backen.

Zutaten pro Person	Intensivkost kcal	Intensivkost kJ	Intensivkost BE	Normalkost kcal	Normalkost kJ	Normalkost BE
Trauben-Dessert						
5 helle und 5 blaue Trauben*				36,41	152,2	1,00
1 EL süße Sahne				60,28	252,0	–
				96,69	404,2	1,00
Summe Mittagessen:	395,22	1655,7	1,50	835,45	3495,9	5,50

* für Diabetiker 50 g Birne

Die Trauben halbieren, in einen Glaskelch füllen und mit steifgeschlagener süßer Sahne garnieren.
Diabetiker: Birne in kleine Würfel schneiden und Sahne darübergeben.

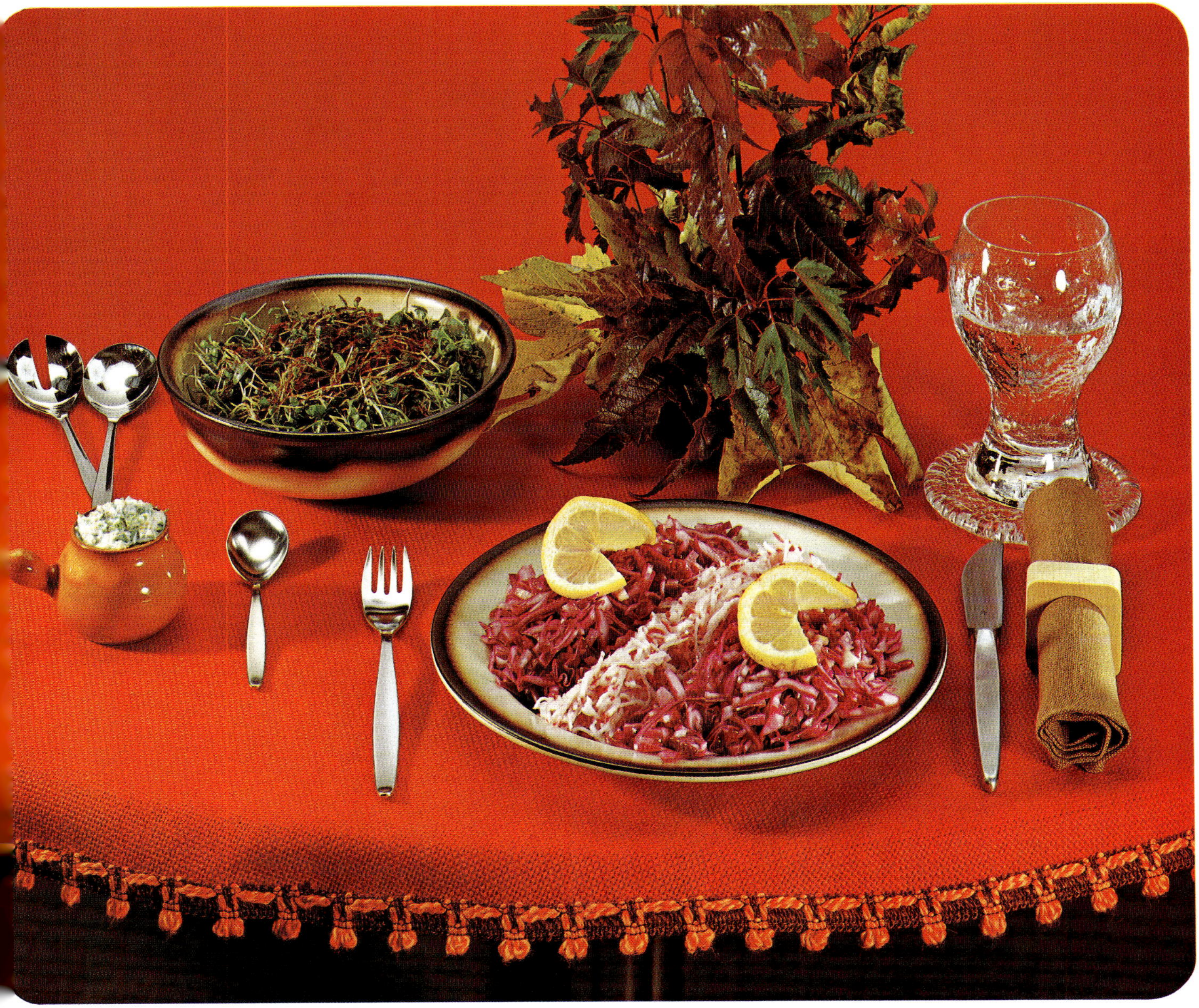
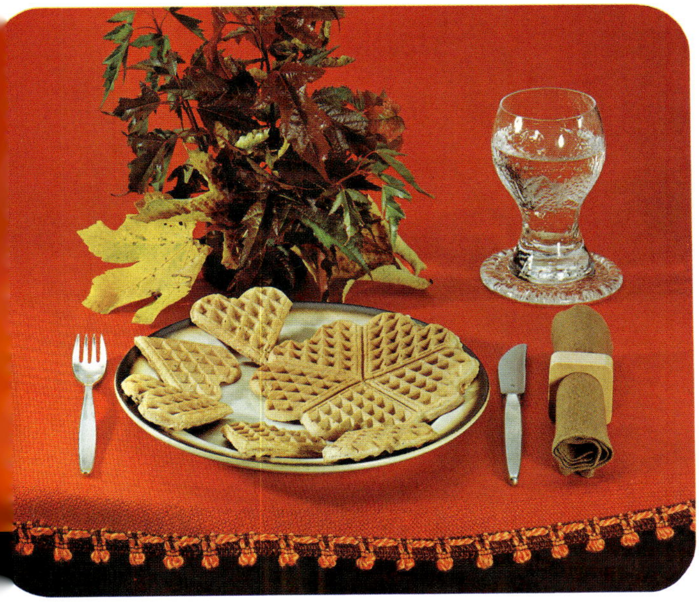
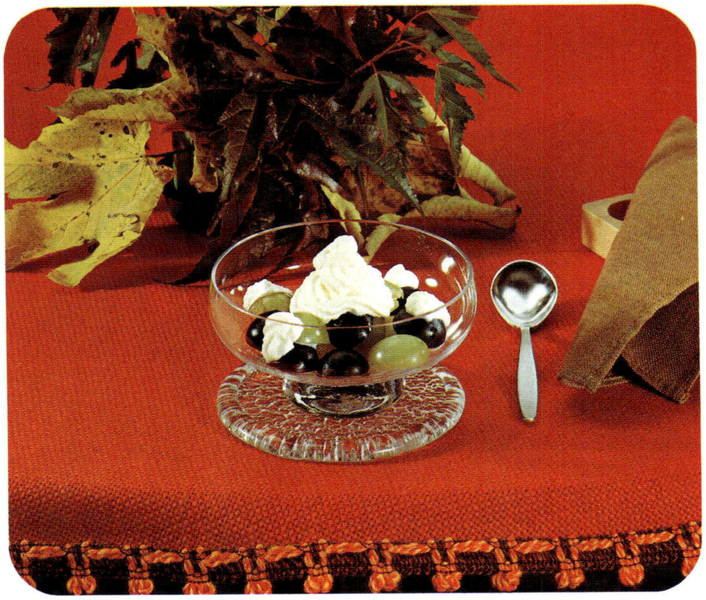

7. Tag abends

Zutaten pro Person	Intensivkost kcal	Intensivkost kJ	Intensivkost BE	Normalkost kcal	Normalkost kJ	Normalkost BE
Rohkostplatte						
3 TL Distelöl	134,85	566,4	–			
1 TL Zitronensaft	1,19	5,0	–			
1 TL Obstessig	–	–	–			
1 Bund Radieschen (150 g)	30,14	126,0	–			
1 Kohlrabi (150 g)	46,65	195,0	–			
Salatblätter	–	–	–			
1 Tomate (60 g)	10,76	45,0	–			
1 Salatgurke (350 g)	25,11	105,0	–			
100 g Kresse	45,93	192,0	–			
Nur bei NK:	294,63	1234,4	–	294,63	1234,4	–
1 Banane (100 g)				65,78	275,0	2,00
1 EL süße Sahne				60,28	252,0	–
				420,69	1761,4	2,00

Zubereitung:

Die geraspelten Radieschen und Kohlrabi mit der Tunke aus Distelöl und Zitronensaft vermischen. Auf Salatblättern anrichten.
Die Tomate halbieren und entkernen. Die Salatgurke längs halbieren und ebenfalls entkernen.
Den Tomaten- und Gurkeninhalt zusammen mit der Tunke aus Distelöl und Obstessig vermischen und diese Tunke wieder in die Tomaten- und Gurkenhälften füllen. Nur bei Normalkost: eine Banane zerdrücken und mit süßer Sahne unterheben.
Beides mit Sträußchen aus frischer Kresse verzieren.

Zutaten pro Person	Intensivkost kcal	Intensivkost kJ	Intensivkost BE	Normalkost kcal	Normalkost kJ	Normalkost BE
Gekeimte Körner						
20 g gek. Weizenkörner	72,72	304,0	1,00			
20 g gek. Sojabohnen	88,99	372,0	0,50			
	161,71	676,0	1,50	161,71	676,0	1,50

Die inzwischen gekeimten Weizenkörner und Sojabohnen noch einmal gut waschen und mit Petersilie garniert als Beilage servieren.

Nicht vergessen:
60 g Weizen aus kontrolliertem Anbau, mittelgrob geschrotet, mit 110 g Wasser für das Naturmüsle des nächsten Tages einweichen.

Dazu: Beliebigen Tee

Zusätzlich bei Schnitzer-Normalkost

Zutaten pro Person	Intensivkost kcal	Intensivkost kJ	Intensivkost BE	Normalkost kcal	Normalkost kJ	Normalkost BE
„Fliegenpilz" und gefüllte Tomate						
1 hartgekochtes Ei				83,73	350,0	–
1 große, feste Tomate				21,00	88,0	–
1 TL Mayonnaise (50 %)				49,23	205,8	0,04
10 g Gervais (40 %)				34,01	124,2	–
Petersilie				–	–	–
				187,97	768,0	0,04
Summe Abendessen:	456,34	1910,4	1,50	770,37	3205,4	3,54

Das Ei kochen, Standfläche und Spitze abschneiden und von der Tomate den Deckel abschneiden, auf das Ei setzen und mit Mayonnaisetupfern garnieren.
Die restliche Tomate aushöhlen, den Inhalt mit Gervais vermischen, wieder zurück in die ausgehöhlte Tomate füllen und mit Petersilie garnieren.

Tagessumme:	Intensivkost			Normalkost		
	kcal	kJ	BE	kcal	kJ	BE
	1318,54	5521,10	8,67	2138,59	8928,47	16,59
	E	F	KH	E	F	KH
	41,97	55,40	151,83	68,55	95,03	250,43

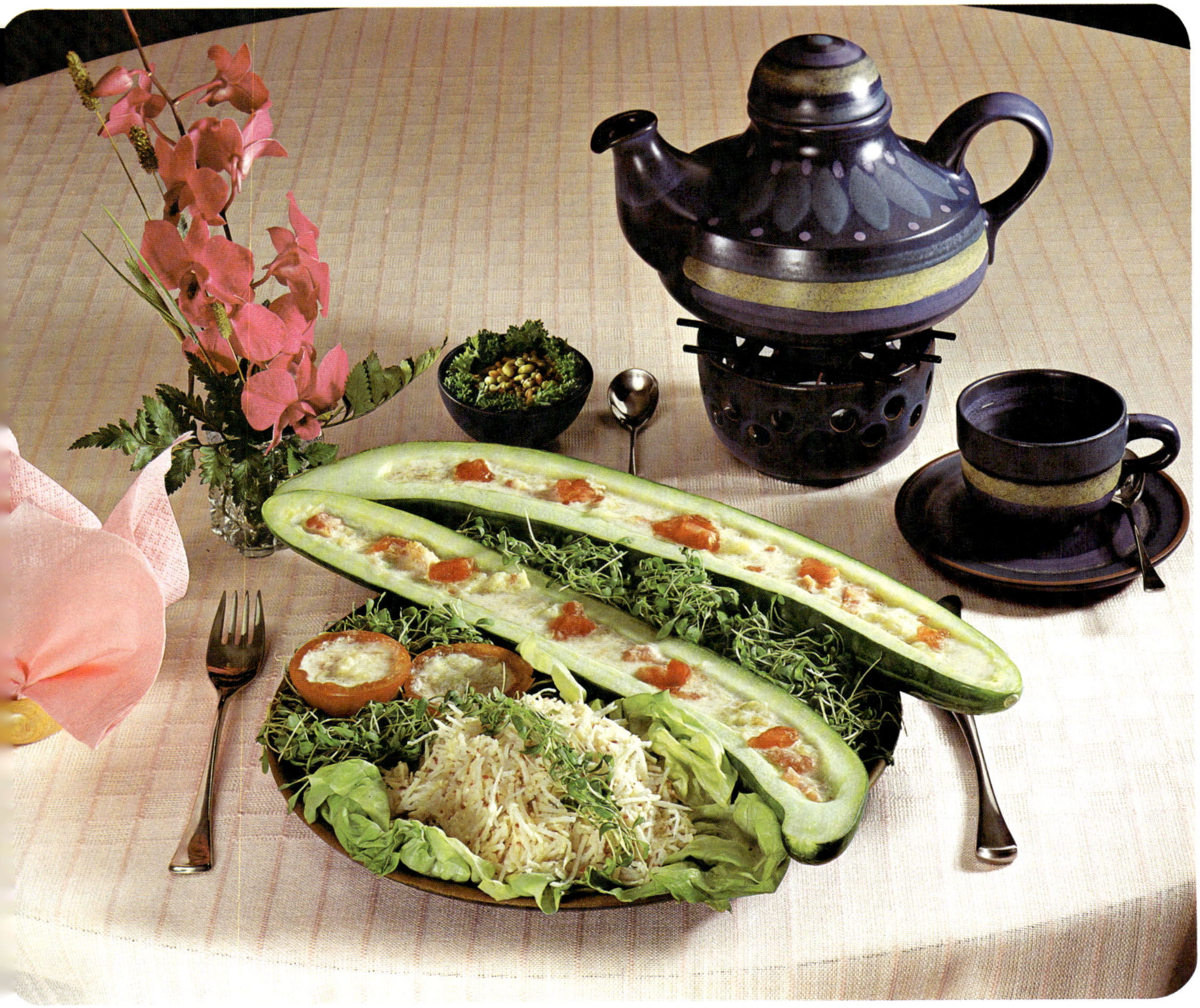

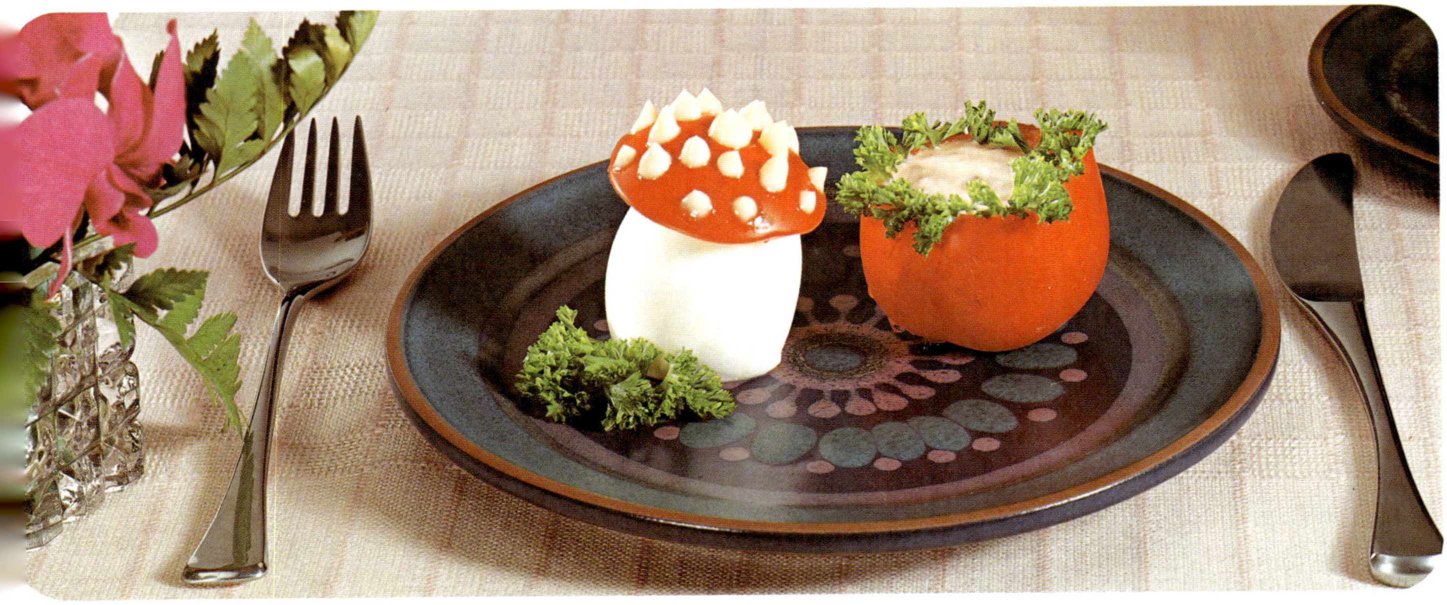

8. Tag morgens

Zutaten pro Person	Intensivkost kcal	kJ	BE	Normalkost kcal	kJ	BE	Zubereitung
Schnitzer-Naturmüsle mit Erdbeeren							
1. Vorbereitung (Weizen mahlen und einweichen)							
2. Weitere Zubereitung (Zitronensaft und Apfel beigeben)	259,57	1085,0	3,80				
3. Tischfertigmachen							Das Pulvin unter den Brei mischen. Die Erdbeeren entstielen, waschen und 4 davon beiseite legen. Den Rest vierteln und untermengen. Nur bei Normalkost: süße Sahne unterheben.
1 TL Pulvin	–	–	–				
100 g Erdbeeren	35,88	150,0	0,66				
6 Haselnüsse	69,13	289,0	0,10				
	364,58	1524,0	4,56	364,58	1524,0	4,56	Die 5 Haselnüsse in einer Schlagmessermühle grob mahlen und über das Müsle geben. Mit den restlichen 4 Erdbeeren garniert auftragen.
Nur bei NK: 1 EL süße Sahne				60,28	252,0	–	
				424,86	1776,0	4,56	
Dazu oder hinterher: 1 Tasse beliebigen Tee und 1 TL Blütenpollen							

> **Nicht vergessen:**
> 30 g Roggen aus kontrolliertem Anbau, mittelgrob geschrotet, in 55 g Wasser einweichen.
> Je 20 g Weizen und 20 g grüne Sojabohnen getrennt zum Keimen anfeuchten.

Zusätzlich bei Schnitzer-Normalkost

Zutaten pro Person	Intensivkost kcal	kJ	BE	Normalkost kcal	kJ	BE	Zubereitung
Weizen-Vollkornbrötchen							
1 Weizen-Vollkornbrötchen				157,06	656,5	2,25	Das selbstgebackene oder bei einem Schnitzer-Vollkornbäcker gekaufte Brötchen mit einem scharfen Messer aufschneiden und mit Butter bestreichen.
5 g Butter				38,75	162,0	–	
				195,81	818,5	2,25	
Summe Frühstück:	364,58	1524,0	4,56	620,67	2594,5	6,81	

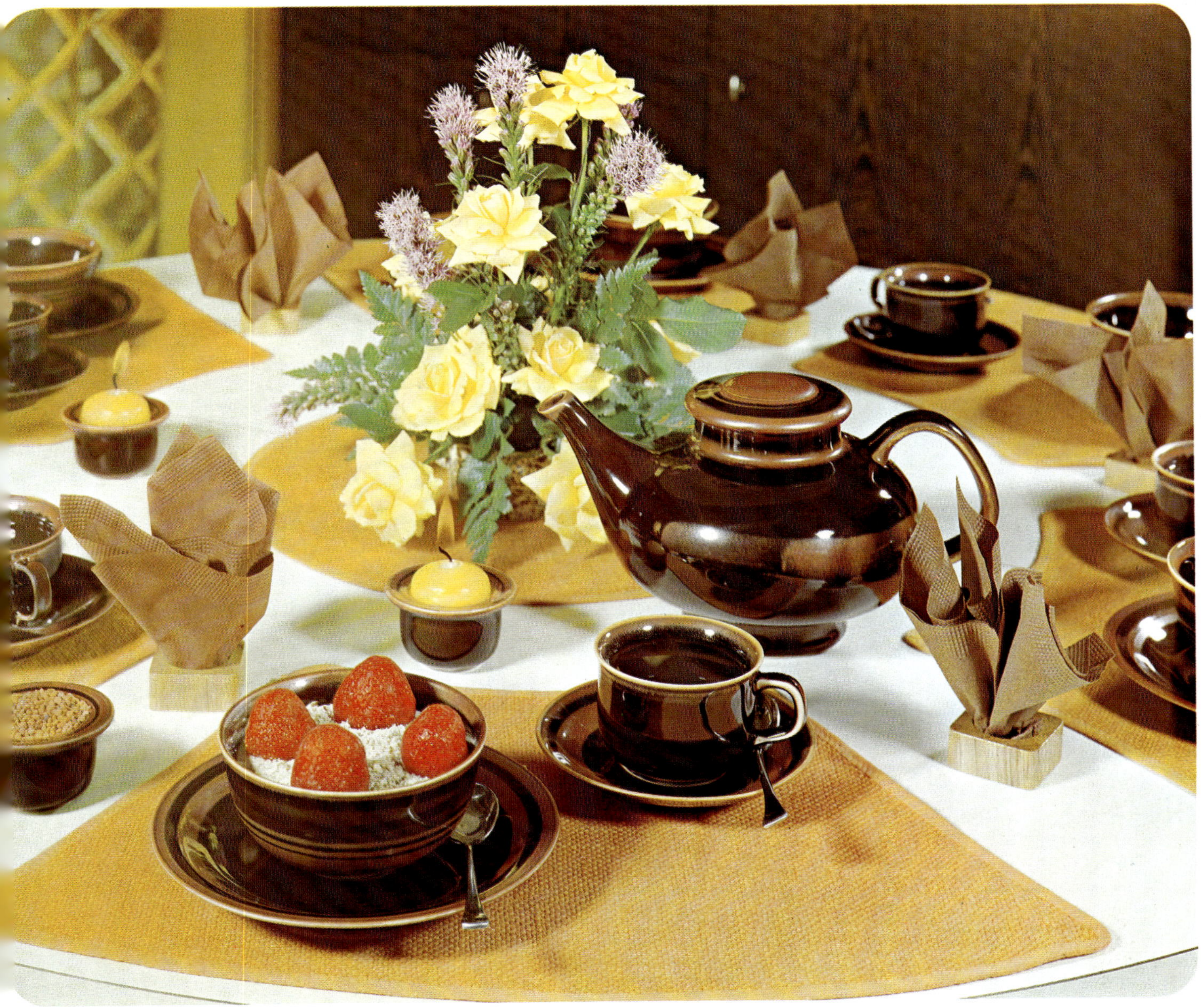

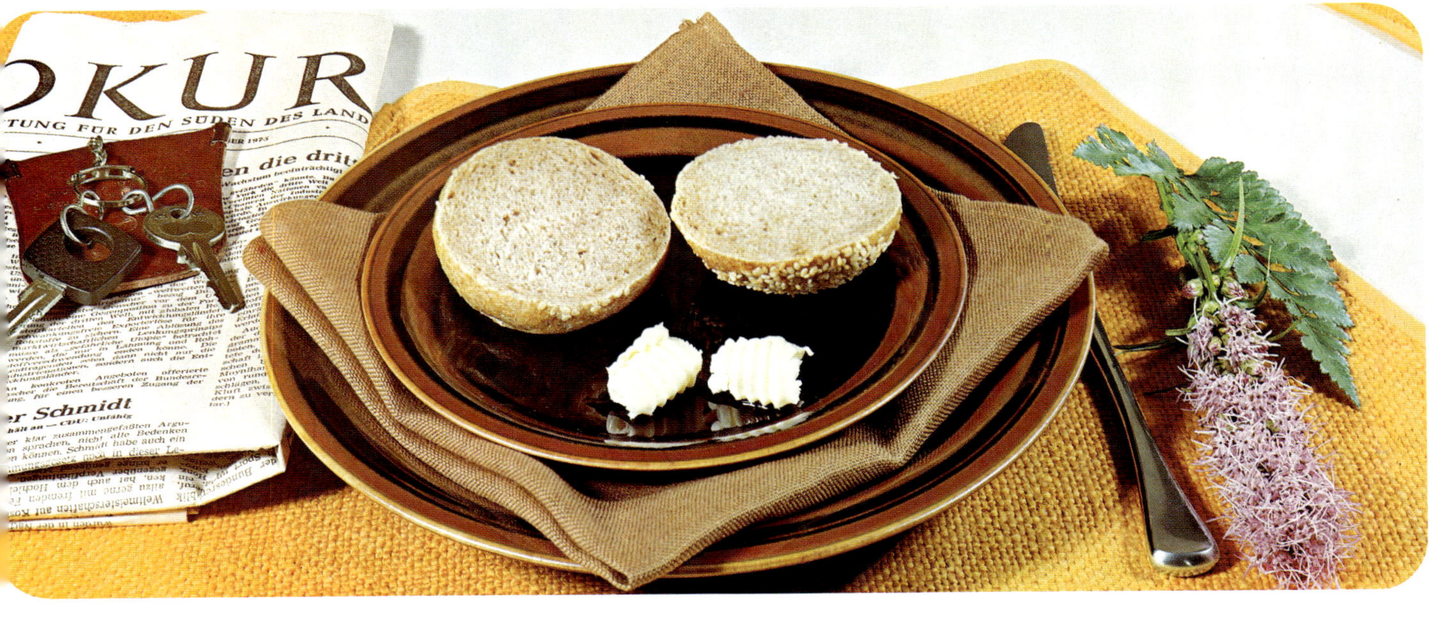
KUR
TUNG FÜR DEN SÜDEN DES LAND

8. Tag mittags

Tomatenkörbchen gefüllt mit Spargel

Zutaten pro Person	Intensivkost kcal	Intensivkost kJ	Intensivkost BE	Normalkost kcal	Normalkost kJ	Normalkost BE
1 TL Distelöl	44,95	188,8	–			
1 TL Obstessig	–	–	–			
100 g frischen Spargel	26,07	109,0	–			
3 Tomaten (150 g)	26,91	112,5	–			
weißer Pfeffer, Petersilie	–	–	–			
	97,93	410,3	–	97,93	410,3	–

Zubereitung: Salattunke aus Distelöl und Obstessig zubereiten und den frischen, in kleine Stücke geschnittenen Spargel hineingeben. Die Tomaten waschen, abtrocknen, quer halbieren und aushöhlen. Den Inhalt ebenfalls in die Tunke geben und mit dem Spargel vermengen. Die Tomatenhälften mit Pfeffer bestreuen, den Salat darin anrichten und mit gehackter Petersilie bestreuen.

Endiviensalat

Zutaten pro Person	Intensivkost kcal	Intensivkost kJ	Intensivkost BE	Normalkost kcal	Normalkost kJ	Normalkost BE
1 EL Distelöl	89,90	377,6	–			
1 TL Obstessig	–	–	–			
½ Zwiebel (50 g)	20,93	87,5	–			
weißer Pfeffer	–	–	–			
Petersilie, Kerbel	–	–	–			
Estragon, Borretsch	–	–	–			
100 g Endiviensalat	13,15	55,0	–			
1 Radieschen	2,99	12,5	–			
	126,97	532,6	–	126,97	532,6	–

Distelöl, Obstessig, feingeriebene Zwiebel, frisch gemahlenen Pfeffer und die Kräuter zu einer Tunke zubereiten. Den in schmale Streifen geschnittenen und gewaschenen Endiviensalat zugeben. Gut untermischen. Mit einer Radieschen-Tulpe (Radieschen an der Wurzelspitze mehrfach über Kreuz tief einschneiden) verzieren.

> **Nicht vergessen:**
> Wasser an den angekeimten Weizenkörnern und Sojabohnen erneuern.

Gurkensalat

Zutaten pro Person	Intensivkost kcal	Intensivkost kJ	Intensivkost BE	Normalkost kcal	Normalkost kJ	Normalkost BE
1 TL Obstessig	–	–	–			
1 TL Distelöl	44,95	188,8	–			
Paprika edelsüß	–	–	–			
weißer Pfeffer	–	–	–			
1 Salatgurke (300 g)	21,53	90,0	–			
1 Tomate (50 g)	8,97	37,5	–			
Schnittlauch	–	–	–			
Nur bei NK:	75,45	316,3	–	75,45	316,3	–
1 EL saure Sahne				19,00	79,5	–
				94,45	395,8	–

Die Salatgurke gut waschen und mit der Schale in die Tunke aus Obstessig, Distelöl, Paprika und frisch gemahlenem weißem Pfeffer reiben. Nur bei Normalkost: saure Sahne unterheben. Gut vermengen und mit feingehacktem Schnittlauch überstreuen. Mit Tomatenachteln garnieren.

> **Nicht vergessen:**
> 30 g Weizen aus kontrolliertem Anbau, mittelgrob geschrotet, in 55 g frischem Wasser einweichen.

Dill-Roggenschrot

Zutaten pro Person	Intensivkost kcal	Intensivkost kJ	Intensivkost BE	Normalkost kcal	Normalkost kJ	Normalkost BE
30 g eingeweichter Roggenschrot	107,65	450,0	1,50			
Dill	–	–	–			
Nur bei NK:	107,65	450,0	1,50	107,65	450,0	1,50
1 EL Sanoghurt (1,5 %)				4,80	20,0	–
				112,45	470,0	1,50

Den morgens eingeweichten Roggenschrot mit dem kleingewiegten Dill vermengen. Nur bei Normalkost: Sanoghurt dazugeben. Mit etwas Dill garniert als Beilage servieren.

Dazu: Frisches Leitungswasser oder mineralarmes Tafelwasser

Zusätzlich bei Schnitzer-Normalkost

Vollkornpfannkuchen mit Käse überbacken

Zutaten pro Person	Intensivkost kcal	Intensivkost kJ	Intensivkost BE	Normalkost kcal	Normalkost kJ	Normalkost BE
50 g Weizen				181,81	760,0	2,50
2 EL (40 g) süße Sahne				120,57	504,0	–
4 EL (80 g) Wasser				–	–	–
½ Ei				41,86	175,0	–
1 Prise Vollmeersalz				–	–	–
30 g Edamer (2 dünne Scheiben)				83,97	351,0	–
				428,21	1790,0	2,50

Den Weizen ganz fein mahlen und zusammen mit der süßen Sahne, dem Wasser, dem Eigelb und Vollmeersalz zu einem dünnen Pfannkuchenteig anrühren. Zuletzt das steifgeschlagene Eiweiß unterziehen. In einer Pfanne ohne Fett 2–3 dünne Pfannkuchen ausbacken. Diese auf eine feuerfeste Platte legen, mit je 1 Käsescheibe belegen und im vorgeheizten Backofen so lange überbacken, bis der Käse zerläuft.

Dessert

Zutaten pro Person	Intensivkost kcal	Intensivkost kJ	Intensivkost BE	Normalkost kcal	Normalkost kJ	Normalkost BE
1 Pfirsich (100 g)				41,86	175,0	1,00
Summe Mittagessen:	408,00	1709,2	1,50	901,87	3773,7	5,00

Den Pfirsich mit Obstmesser und Wassernäpfchen servieren.

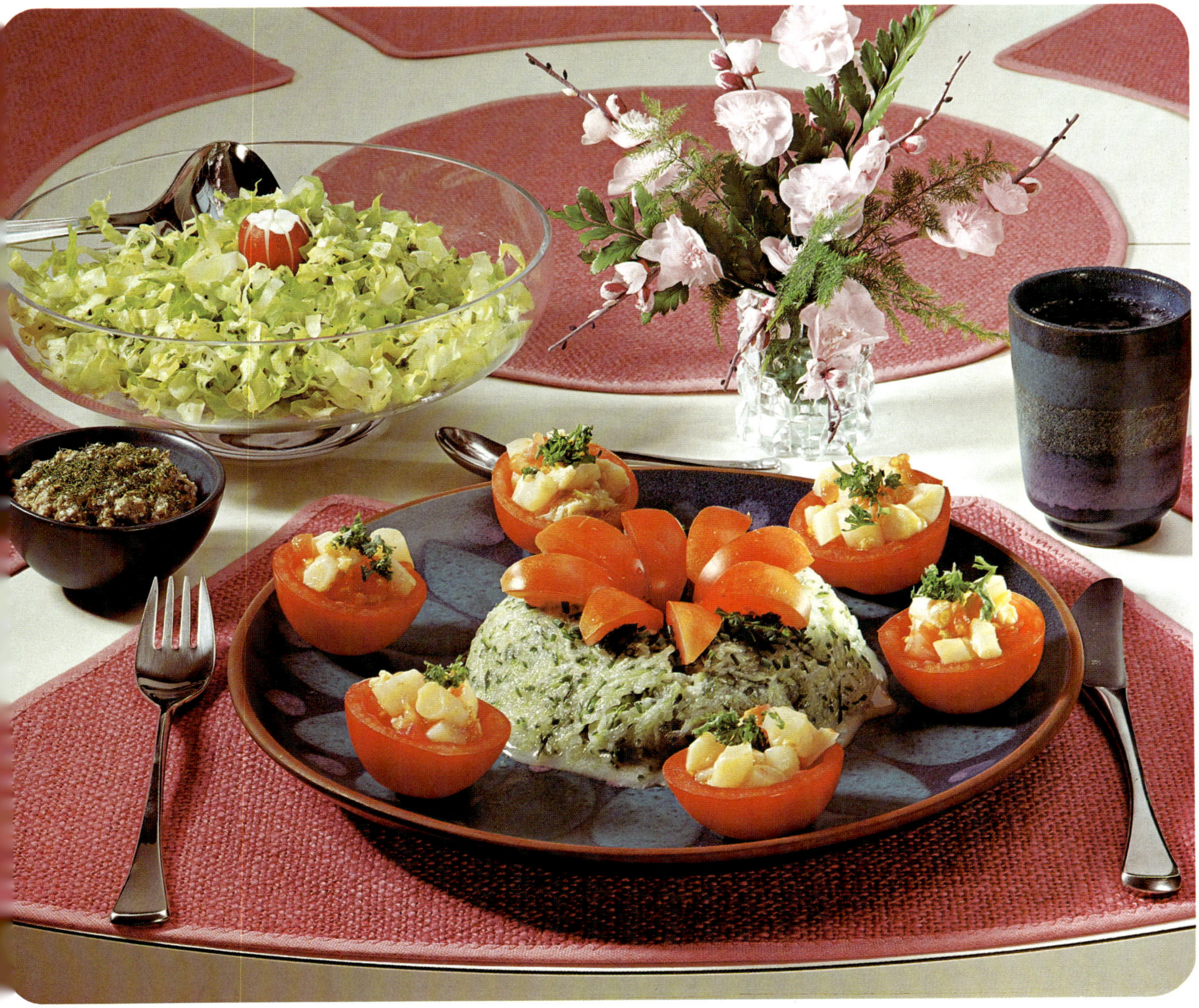

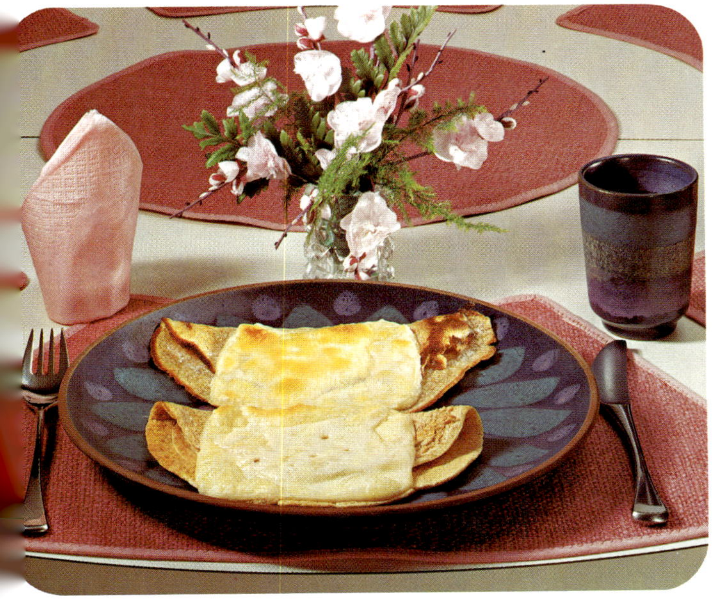

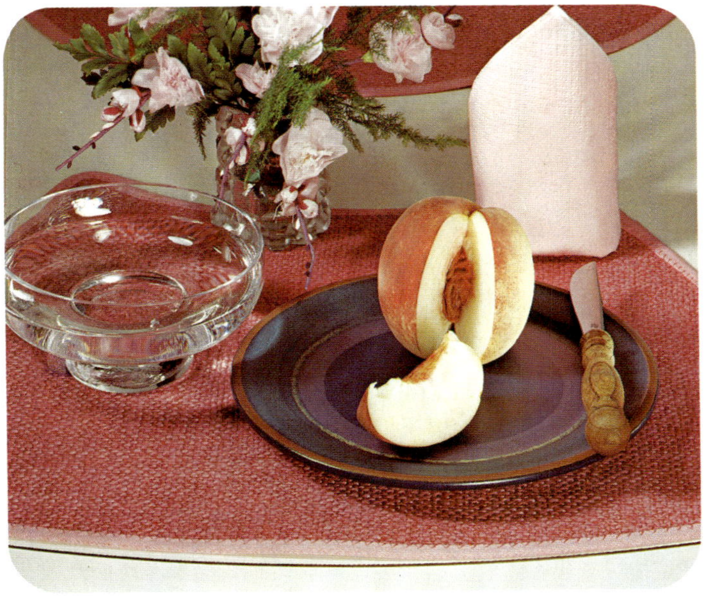

8. Tag abends

Zutaten pro Person	Intensivkost kcal	Intensivkost kJ	Intensivkost BE	Normalkost kcal	Normalkost kJ	Normalkost BE
Orangen-Chicorée-Salat						
1 TL Distelöl	44,95	188,8	–			
1 EL Obstessig	–	–	–			
weißer Pfeffer	–	–	–			
100 g weißer Chicorée						
100 g roter Chicorée	28,70	120,0	–			
1 Orange (150 g)	57,41	240,0	1,50			
	131,06	548,8	1,50	131,06	548,8	1,50

Tunke aus Distelöl, Obstessig und frisch gemahlenem Pfeffer zubereiten. Den weißen Chicorée von den schlechten Blättern befreien, längs halbieren, den Strunk keilförmig herausschneiden, waschen und in etwa ½ cm breite Streifen schneiden.
Den roten Chicorée ebenfalls vom Strunk entfernen und in Streifen schneiden.
Die Orange schälen, in Würfel schneiden und alles miteinander unter die Tunke heben.

Zutaten pro Person	Intensivkost kcal	Intensivkost kJ	Intensivkost BE	Normalkost kcal	Normalkost kJ	Normalkost BE
Kohlrabisalat						
1 EL Distelöl	89,90	377,6	–			
1 TL Obstessig	–	–	–			
Schnittlauch	–	–	–			
Petersilie	–	–	–			
Dill	–	–	–			
2 Kohlrabi (200 g)	35,88	150,0	–			
10 blaue Trauben (50 g) *	36,50	152,5	1,00			
10 Walnüsse	200,00	837,1	0,30			
* für Diabetiker: 10 Stachelbeeren	362,28	1517,2	1,30	362,28	1517,2	1,30

Kräutersoße aus Distelöl, Obstessig und den feingehackten Kräutern zubereiten. Die geschälten Kohlrabi direkt hineinraspeln und zusammen mit 10 gehackten Walnüssen untermengen. Mit 10 Trauben garnieren. Diabetiker: mit 10 Stachelbeeren garnieren.

> **Nicht vergessen:**
> 60 g Weizen aus kontrolliertem Anbau, mittelgrob geschrotet, mit 110 g Wasser für das Naturmüsle des nächsten Tages einweichen.
> Wasser an keimenden Weizenkörnern und Sojabohnen erneuern.

Zutaten pro Person	Intensivkost kcal	Intensivkost kJ	Intensivkost BE	Normalkost kcal	Normalkost kJ	Normalkost BE
Pimpernelle-Weizenschrot						
30 g eingeweichter Weizenschrot	109,09	456,0	1,50			
Pimpernelle	–	–	–			
1 Traube / Stachelbeere	6,93	29,0	0,10			
Nur bei NK:	116,02	485,0	1,60	116,02	485,0	1,60
1 EL süße Sahne				60,28	252,0	–
				176,30	737,0	1,60

Den morgens eingeweichten Weizenschrot mit der kleingehackten Pimpernelle vermengen. Nur bei Normalkost: süße Sahne unterheben. Mit einer Traube garniert servieren (Diabetiker: Stachelbeere).

Dazu: Beliebigen Tee

Zusätzlich bei Schnitzer-Normalkost

Zutaten pro Person	Intensivkost kcal	Intensivkost kJ	Intensivkost BE	Normalkost kcal	Normalkost kJ	Normalkost BE
Roggen-Rohkost-brot						
1 Scheibe Roggen-Vollkornbrot (30 g)				104,96	438,7	1,20
5 g Butter				38,75	162,0	–
1 kleine Tomate (40 g)				8,97	37,5	–
5 Gurkenscheiben (50 g)				3,58	15,0	–
Paprika edelsüß				–	–	–
½ TL Mayonnaise (5 g)				24,61	102,9	0,02
				180,87	756,1	1,22
Summe Abendessen:	609,36	2551,0	4,40	850,51	3559,1	5,62

Das Roggen-Vollkornbrot mit Butter bestreichen und halbieren. Auf eine Hälfte Tomatenscheiben legen und diese mit Mayonnaisetupfern garnieren.
Auf die andere Hälfte die Gurkenscheiben legen und diese mit Paprika bestreuen.

Tagessumme:	kcal	kJ	BE	kcal	kJ	BE
	1381,94	5784,20	10,46	2373,05	9927,30	17,43
	E	F	KH	E	F	KH
	32,01	59,95	157,82	61,86	107,01	256,16

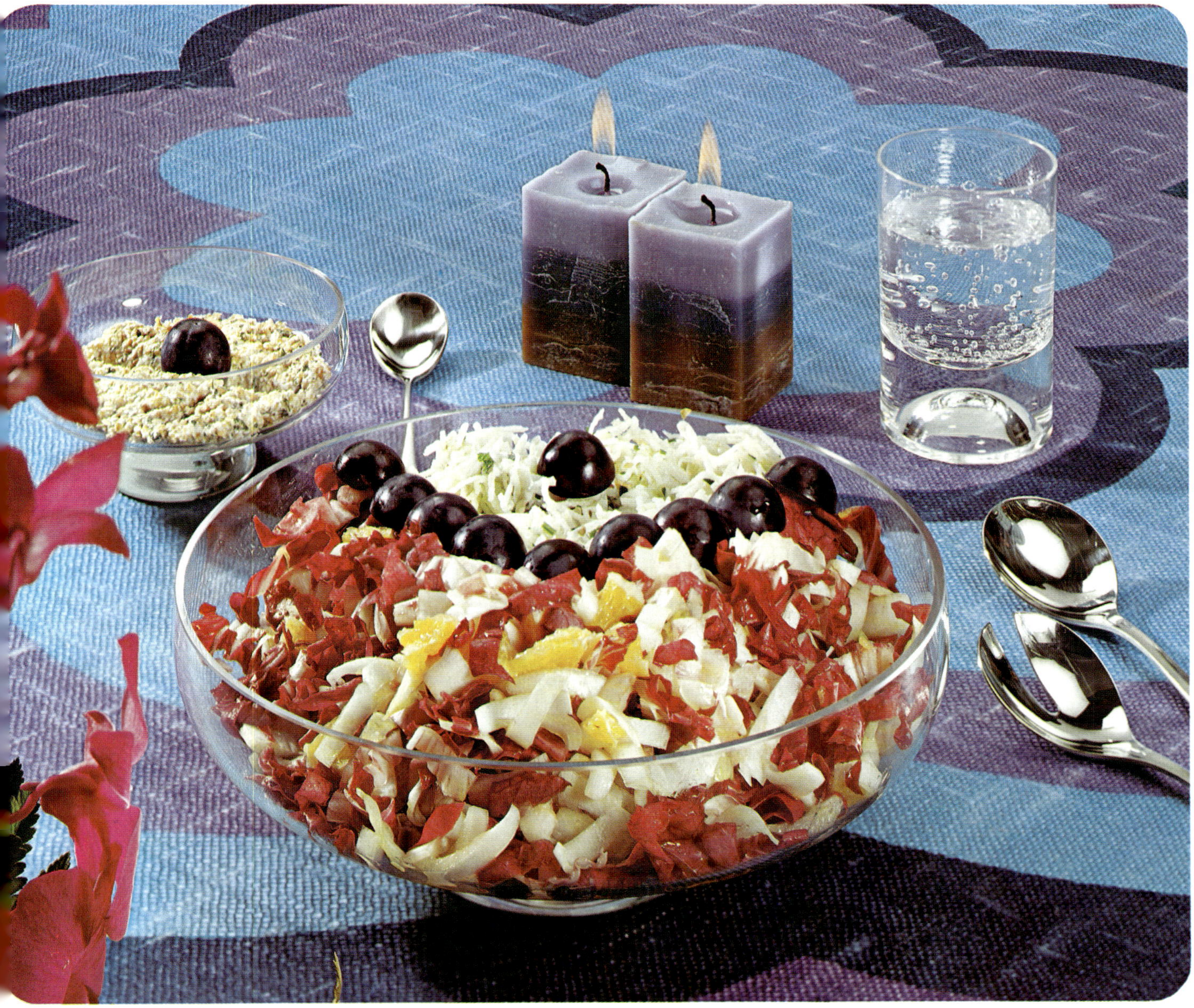

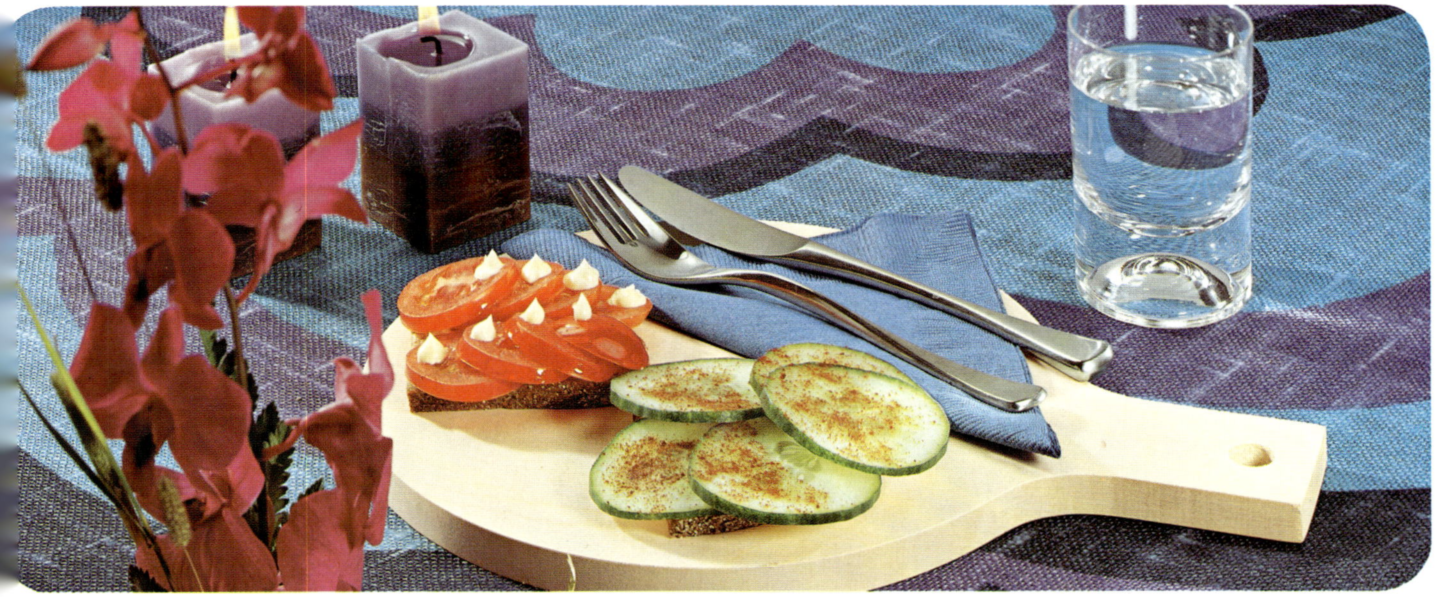

9. Tag morgens

Zutaten pro Person	Intensivkost kcal	Intensivkost kJ	Intensivkost BE	Normalkost kcal	Normalkost kJ	Normalkost BE	Zubereitung
Schnitzer-Naturmüsle mit Himbeeren							
1. Vorbereitung (Weizen mahlen und einweichen)							
2. Weitere Zubereitung (Zitronensaft und Apfel beigeben)	259,57	1085,0	3,80				
3. Tischfertigmachen							Das Pulvin untermischen. Nur bei Normalkost: Bioghurt dazugeben. Die Himbeeren waschen, abtropfen lassen, drei davon beiseite legen, den Rest leicht unterheben. Die Pinienkerne ebenfalls unterheben und das ganze mit den drei beiseite gelegten Himbeeren garnieren.
1 TL Pulvin	–	–	–				
100 g Himbeeren	39,47	165,0	0,66				
15 g Pinienkerne	101,10	424,6	0,36				
Nur bei NK:	400,14	1674,6	4,82	400,14	1674,6	4,82	
1 EL Bioghurt				9,60	40,4	–	
				409,74	1715,0	4,82	
Dazu oder hinterher: 1 Tasse beliebigen Tee und 1 TL Blütenpollen							**Nicht vergessen:** Wasser an angekeimten Weizenkörnern und Sojabohnen erneuern.
Zusätzlich bei Schnitzer-Normalkost							
Vollkorn-Hefezopf							
1 Scheibe Vollkorn-Hefezopf (ca. 50 g)				154,68	646,6	2,00	Von dem selbstgebackenen oder bei einem Schnitzer-Vollkornbäcker gekauften Vollkorn-Hefezopf eine Scheibe mit ca. 50 g abschneiden, wiegen und zusammen mit dem Schnitzer-Naturmüsle mit Himbeeren servieren.
Summe Frühstück:	400,14	1674,6	4,82	564,42	2361,6	6,82	

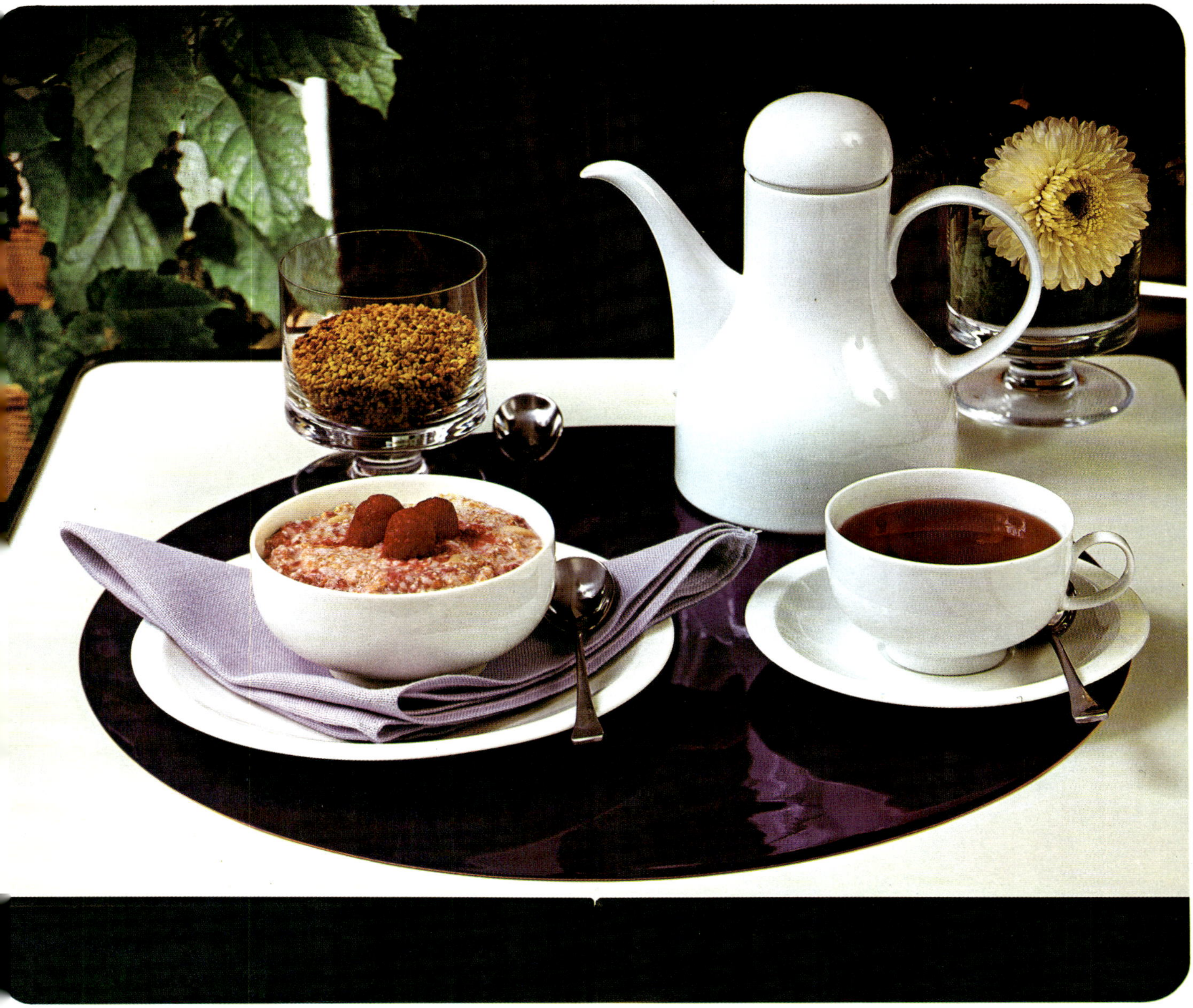

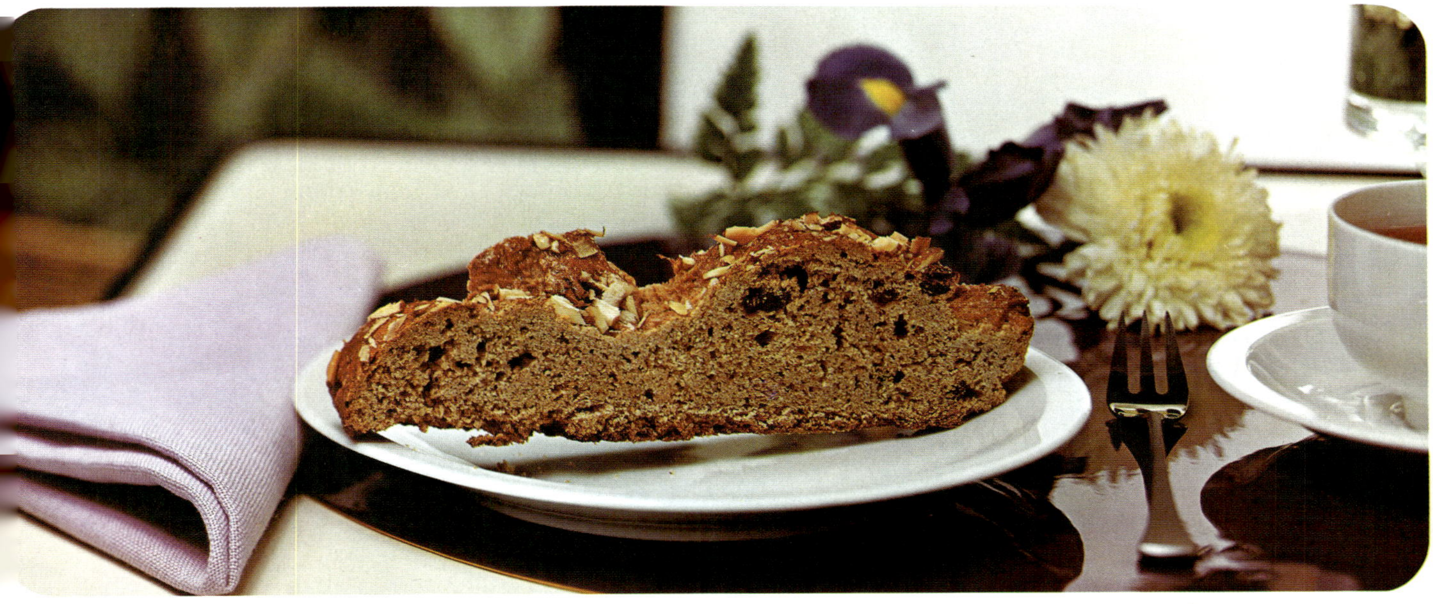

9. Tag mittags

Zutaten pro Person	Intensivkost kcal	Intensivkost kJ	Intensivkost BE	Normalkost kcal	Normalkost kJ	Normalkost BE
Fenchelsalat						
1 EL Distelöl	89,90	377,6	–			
1 TL Obstessig	–	–	–			
weißer Pfeffer	–	–	–			
Paprika edelsüß	–	–	–			
1 Orange (100 g)	38,27	160,0	1,00			
100 g Fenchelknollen	49,04	205,0	–			
Petersilie	–	–	–			
1 Tomate (60 g)	10,76	45,0	–			
Nur bei NK:	187,97	787,6	1,00	187,97	787,6	1,00
1 EL saure Sahne				19,00	79,5	–
				206,97	867,1	1,00
Broccoli-Salat						
1 EL Distelöl	89,90	377,6	–			
1 EL Obstessig	–	–	–			
Knoblauchgewürz	–	–	–			
100 g Broccoli roh	33,01	138,0	–			
12 Cashewkerne (20 g)	120,80	505,6	0,50			
Petersilie	–	–	–			
	243,71	1021,2	0,50	243,71	1021,2	0,50
Gekeimte Körner						
20 g gek. Weizenkörner	72,72	304,0	1,00			
20 g gek. Sojabohnen	88,99	372,0	0,50			
	161,71	676,0	1,50	161,71	676,0	1,50
Dazu: Frisches Leitungswasser oder mineralarmes Tafelwasser						
Zusätzlich bei Schnitzer-Normalkost						
Kartoffelbrei mit Kräutern						
150 g biolog. Kartoffeln				102,27	427,5	2,30
10 g Butterflocken				77,51	324,0	–
1 EL Wasser				–	–	–
1 Prise Vollmeersalz				–	–	–
Dill				–	–	–
Petersilie				–	–	–
				179,78	751,5	2,30
Erdbeer-Dessert						
50 g frische Erdbeeren				17,94	75,0	0,33
Summe Mittagessen:	593,39	2484,8	3,00	810,11	3390,8	5,63

Zubereitung

Fenchelsalat: Distelöl und Obstessig in eine Schüssel geben und mit frisch gemahlenem Pfeffer und Paprika würzen. Nur bei Normalkost: saure Sahne unterheben. Orangenwürfel zugeben, die Fenchelknollen hineinraspeln und beides unterheben. Feingehackte Petersilie überstreuen und mit Tomatenachteln garnieren.

Broccoli-Salat: Distelöl und Obstessig mit Knoblauchgewürz abschmecken. Den Broccoli waschen, fein schneiden und hineingeben. Die Cashewkerne in einer Schlagmessermühle zerkleinern und mit dem Broccoli vermischen. Mit Petersilie garnieren.

Gekeimte Körner: Die inzwischen gekeimten Weizenkörner und Sojabohnen noch einmal gut waschen und mit auf dem Salatteller anrichten.

Nicht vergessen:
30 g Roggen aus kontrolliertem Anbau, mittelgrob geschrotet, in 55 g Wasser einweichen.
Je 20 g Weizen und 20 g grüne Sojabohnen getrennt zum Keimen anfeuchten.

Kartoffelbrei mit Kräutern: Kartoffeln schälen und sorgfältig in Wasser garen. Durch die Kartoffelpresse in eine Schüssel drücken. Butterflocken, Vollmeersalz und angewärmtes Wasser dazugeben und mit einem Schneebesen kräftig schlagen. Feingehackten Dill und Petersilie darunter mischen und darüberstreuen.

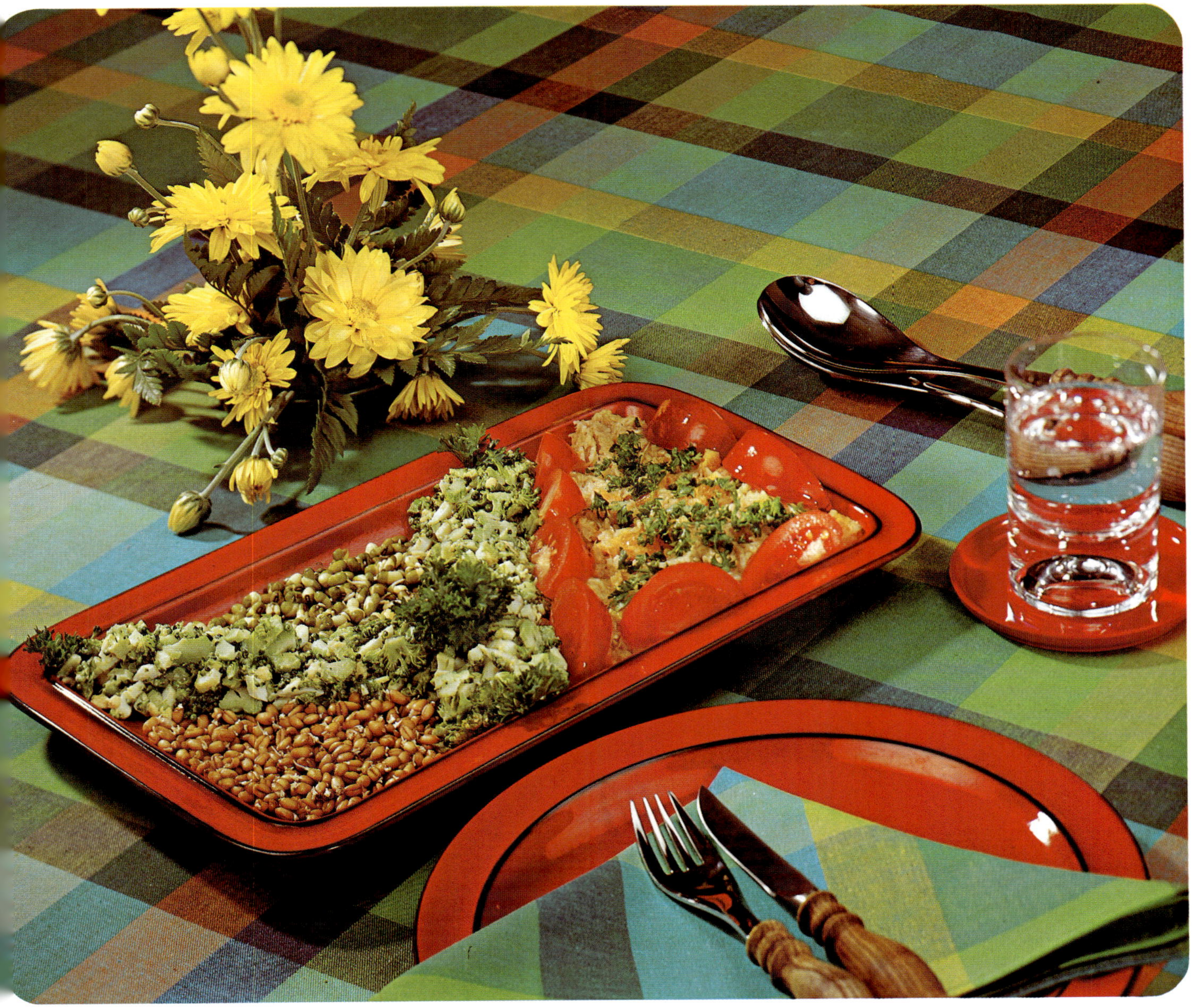

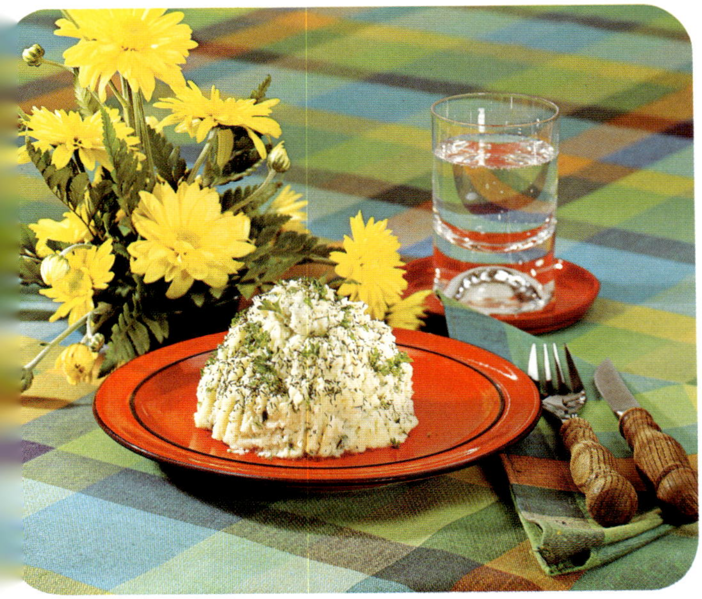

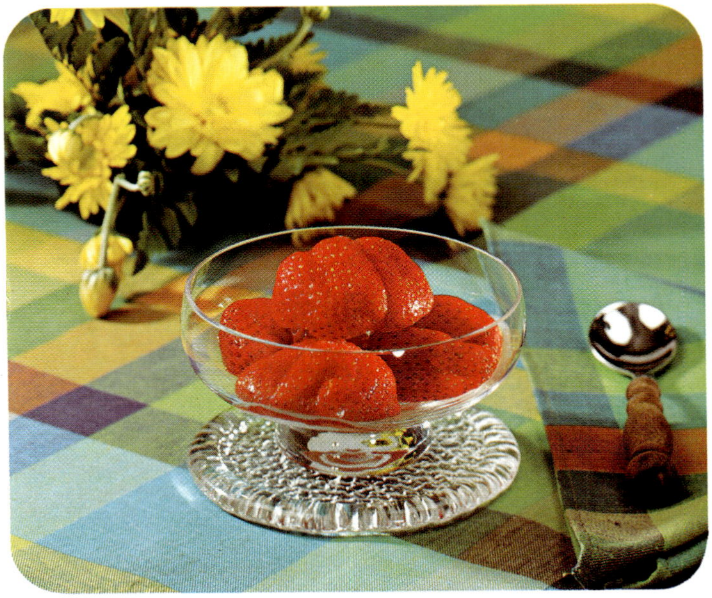

9. Tag abends

Zutaten pro Person	Intensivkost kcal	Intensivkost kJ	Intensivkost BE	Normalkost kcal	Normalkost kJ	Normalkost BE
Diplomatensalat						
1 TL Distelöl	44,95	188,8	–			
1 EL Zitronensaft	2,39	10,0	–			
weißer Pfeffer	–	–	–			
100 g Tomaten	17,94	75,0	–			
100 g Birne	55,02	230,0	1,00			
4 Walnußkerne	80,00	334,9	0,12			
Nur bei NK:	200,30	838,7	1,12	200,30	838,7	1,12
1 EL süße Sahne				60,28	252,0	–
				260,58	1090,7	1,12

Zubereitung: Tunke aus Distelöl und Zitronensaft mit Pfeffer abschmecken. Tomaten und Birnen in kleine Würfel schneiden. Nur bei Normalkost: süße Sahne daraufgeben. Alles gut vermengen.
Mit gehackten Walnußkernen bestreuen.

Zutaten pro Person	Intensivkost kcal	Intensivkost kJ	Intensivkost BE	Normalkost kcal	Normalkost kJ	Normalkost BE
Rosenkohlsalat						
1 EL Distelöl	89,90	377,6	–			
1 TL Obstessig	–	–	–			
weißer Pfeffer	–	–	–			
100 g Rosenkohl roh	41,86	175,0	–			
Petersilie	–	–	–			
Nur bei NK:	131,76	552,6	–	131,76	552,6	–
1 EL süße Sahne				60,28	252,0	–
				192,04	804,6	–

Zubereitung: Aus Distelöl und Obstessig die Tunke zubereiten und diese mit frisch gemahlenem Pfeffer abschmecken. 5 ganze Rosenkohlköpfchen beiseite legen. Alle anderen fein schneiden, in die Tunke geben und unterheben. Nur bei Normalkost: süße Sahne dazugeben. Mit den 5 restlichen Rosenkohlköpfchen auf Petersilie garnieren.

Zutaten pro Person	Intensivkost kcal	Intensivkost kJ	Intensivkost BE	Normalkost kcal	Normalkost kJ	Normalkost BE
Paprika-Roggenschrot						
30 g eingeweichter Roggenschrot	107,65	450,0	1,50			
Paprika edelsüß	–	–	–			
Nur bei NK:	107,65	450,0	1,50	107,65	450,0	1,50
1 EL saure Sahne				19,00	79,5	–
				126,65	529,5	1,50

Zubereitung: Den mittags eingeweichten Roggenschrot mit Paprika würzen. Nur bei Normalkost: saure Sahne unterheben.

> **Nicht vergessen:**
> 60 g Weizen aus kontrolliertem Anbau, mittelgrob geschrotet, mit 110 g Wasser für das Naturmüsle des nächsten Tages einweichen.
> Wasser an den angekeimten Weizenkörnern und Sojabohnen erneuern.

Dazu: Beliebigen Tee

Zusätzlich bei Schnitzer-Normalkost

Zutaten pro Person	Intensivkost kcal	Intensivkost kJ	Intensivkost BE	Normalkost kcal	Normalkost kJ	Normalkost BE
Strammer Max						
1 Scheibe Weizen-Vollkornbrot (40 g)				87,85	367,2	1,60
5 g Butter				38,75	162,0	–
1 kleiner Apfel (50 g)				30,14	126,0	0,60
20 g Edamer (30 %)				53,25	222,6	–
1 Spiegelei				83,73	350,0	–
Paprika edelsüß				–	–	–
Knoblauchpulver				–	–	–
				293,72	1227,8	2,20
Summe Abendessen:	439,71	1841,3	2,62	872,99	3652,6	4,82

Zubereitung: Die Scheibe Vollkornbrot mit Butter bestreichen; den Apfel in Scheiben schneiden und darauflegen. Darüber die Scheibe Edamer legen und alles mit Paprika und Knoblauchpulver würzen. Das in der Teflonpfanne gebackene Spiegelei darüberlegen und sogleich servieren.

Tagessumme:	kcal	kJ	BE	kcal	kJ	BE
	1433,24	6000,70	10,44	2247,52	9405,00	17,27
	E	F	KH	E	F	KH
	41,71	66,82	210,39	67,47	115,70	285,96

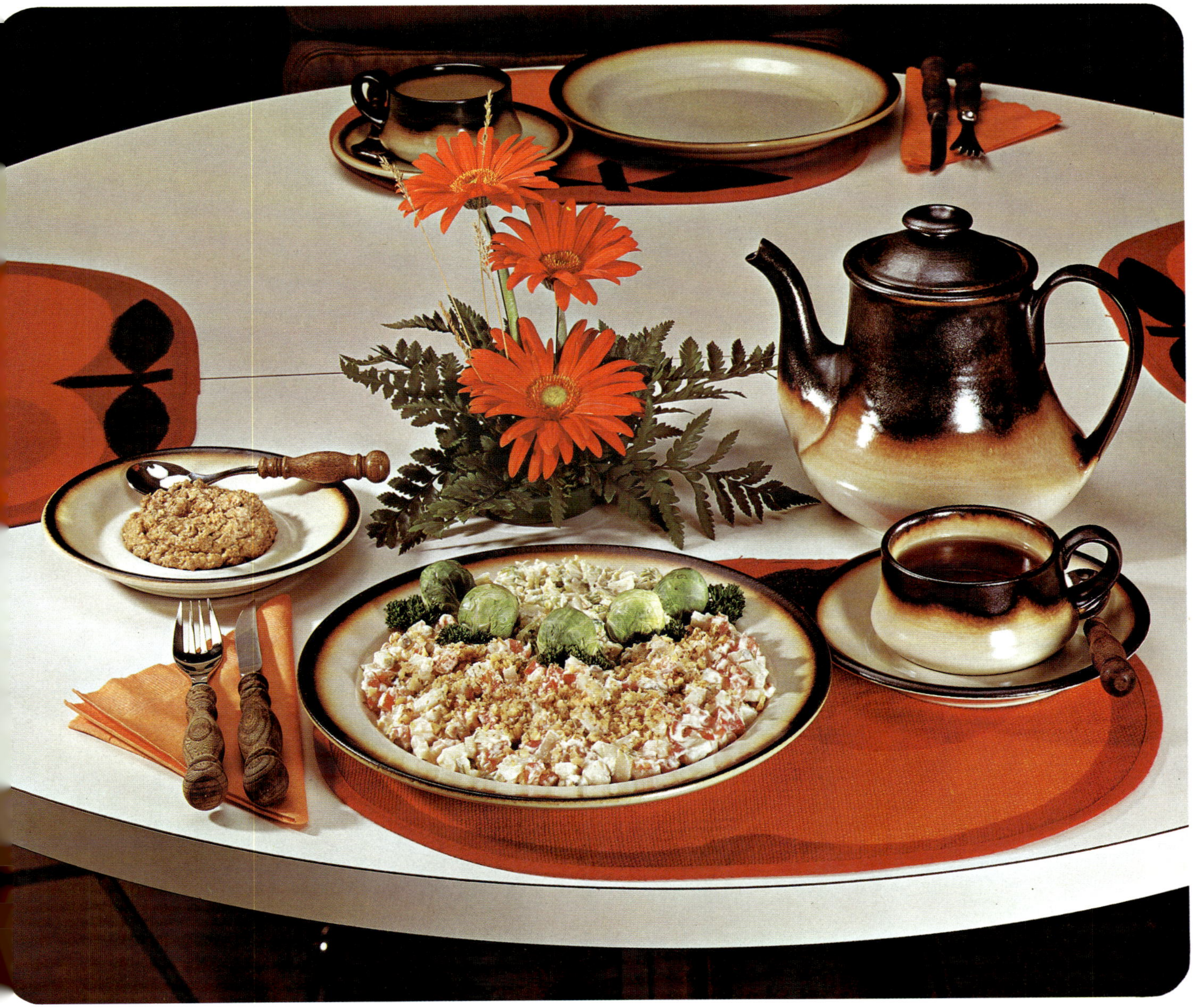

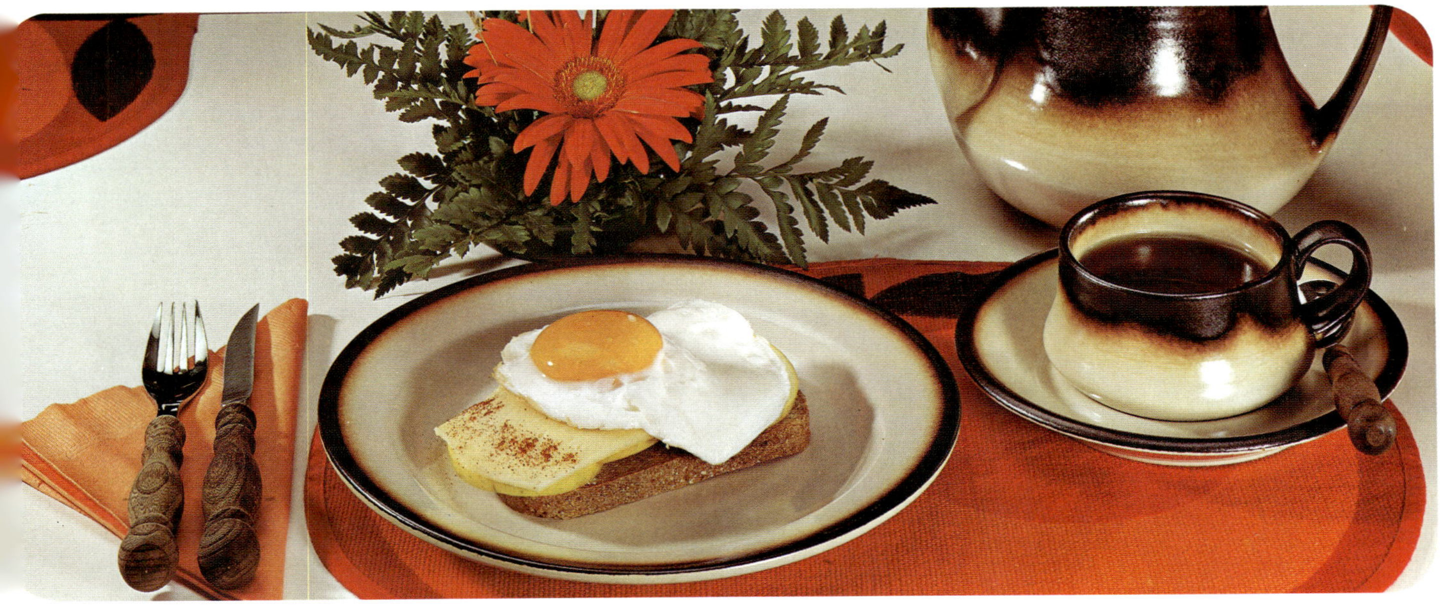

10. Tag morgens

Zutaten pro Person	Intensivkost kcal	Intensivkost kJ	Intensivkost BE	Normalkost kcal	Normalkost kJ	Normalkost BE	Zubereitung
Schnitzer-Naturmüsle mit Trauben							
1. Vorbereitung (Weizen mahlen und einweichen)							
2. Weitere Zubereitung (Zitronensaft und Apfel beigeben)	259,57	1085,0	3,80				
3. Tischfertigmachen							Das Pulvin untermischen. Die Trauben waschen und 3 davon beiseite legen. Den Rest halbieren und untermengen. Nur bei Normalkost: süße Sahne unterheben. Die Cashewkerne in einer Schlagmessermühle grob mahlen und darüberstreuen. Mit den restlichen 6 Traubenhälften garnieren. Diabetiker schneiden die Hälfte der Aprikosen in kleine Würfel und mengen diese unter. Die 2. Hälfte in kleine Schnitze schneiden zum Garnieren.
1 TL Pulvin	–	–	–				
100 g blaue Trauben *	72,96	305,0	2,00				
12 Cashewkerne	90,60	379,2	0,37				
	423,13	1769,2	6,17	423,13	1769,2	6,17	
Nur bei NK: 1 TL süße Sahne				30,14	126,0	–	
* Diabetiker: statt Trauben 150 g Aprikosen				453,27	1895,2	6,17	
Dazu oder hinterher: 1 Tasse beliebigen Tee und 1 TL Blütenpollen							

> **Nicht vergessen:**
> Wasser an den angekeimten Weizenkörnern und Sojabohnen erneuern.
> 30 g Weizen aus kontrolliertem Anbau, mittelgrob geschrotet, mit 55 g Wasser einweichen für die Beilage mittags.

Zusätzlich bei Schnitzer-Normalkost

Zutaten pro Person	Intensivkost kcal	Intensivkost kJ	Intensivkost BE	Normalkost kcal	Normalkost kJ	Normalkost BE	Zubereitung
Mohn-Vollkornbrötchen							Das selbstgebackene oder bei einem Schnitzer-Vollkornbäcker gekaufte Mohn-Vollkornbrötchen mit der Butter als Beilage zum Müsle servieren.
1 Mohn-Vollkornbrötchen				182,41	762,5	2,25	
5 g Butter				38,75	162,0	–	
				221,16	924,5	2,25	
Summe Frühstück:	423,13	1769,2	6,17	674,43	2819,7	8,42	

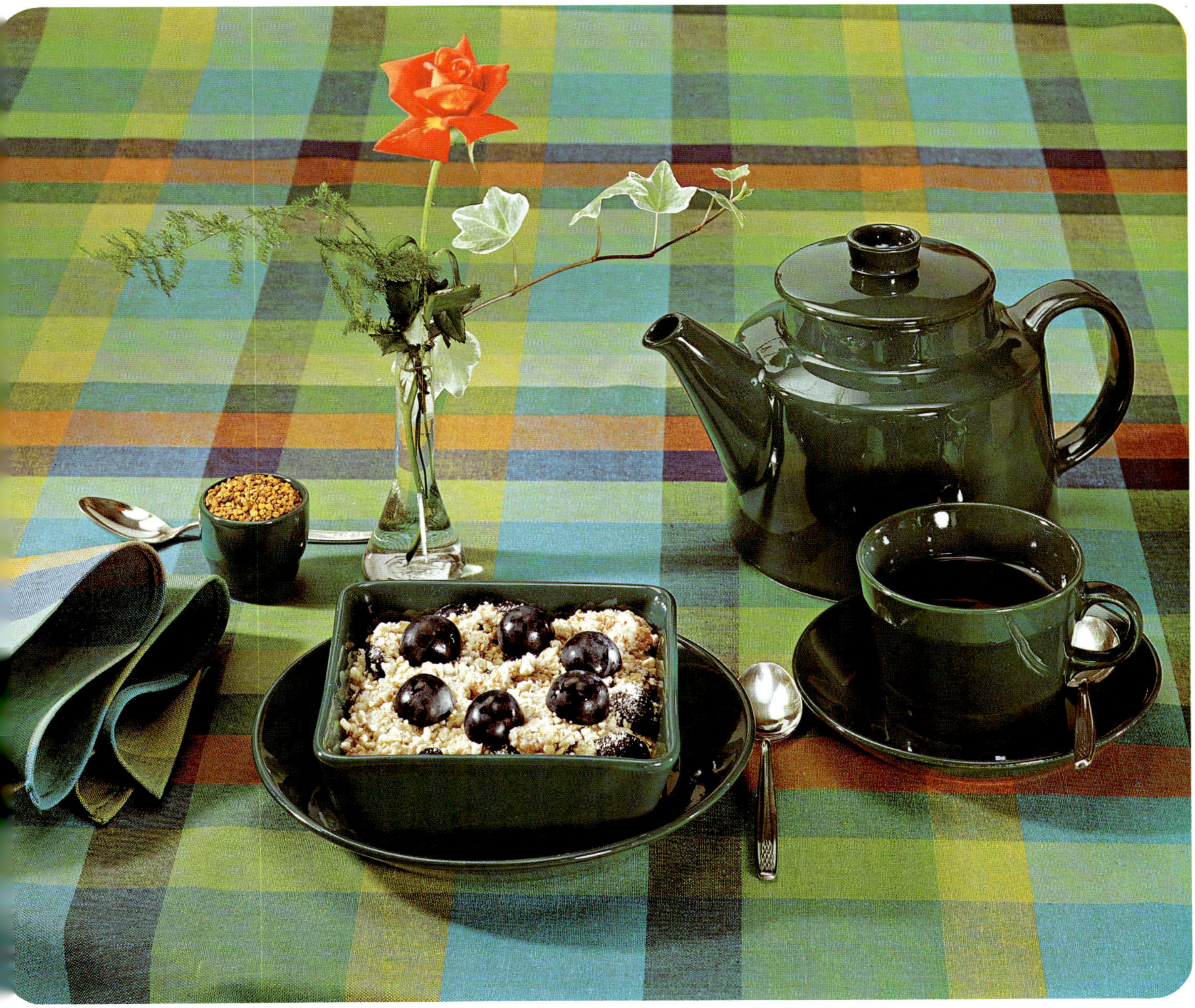

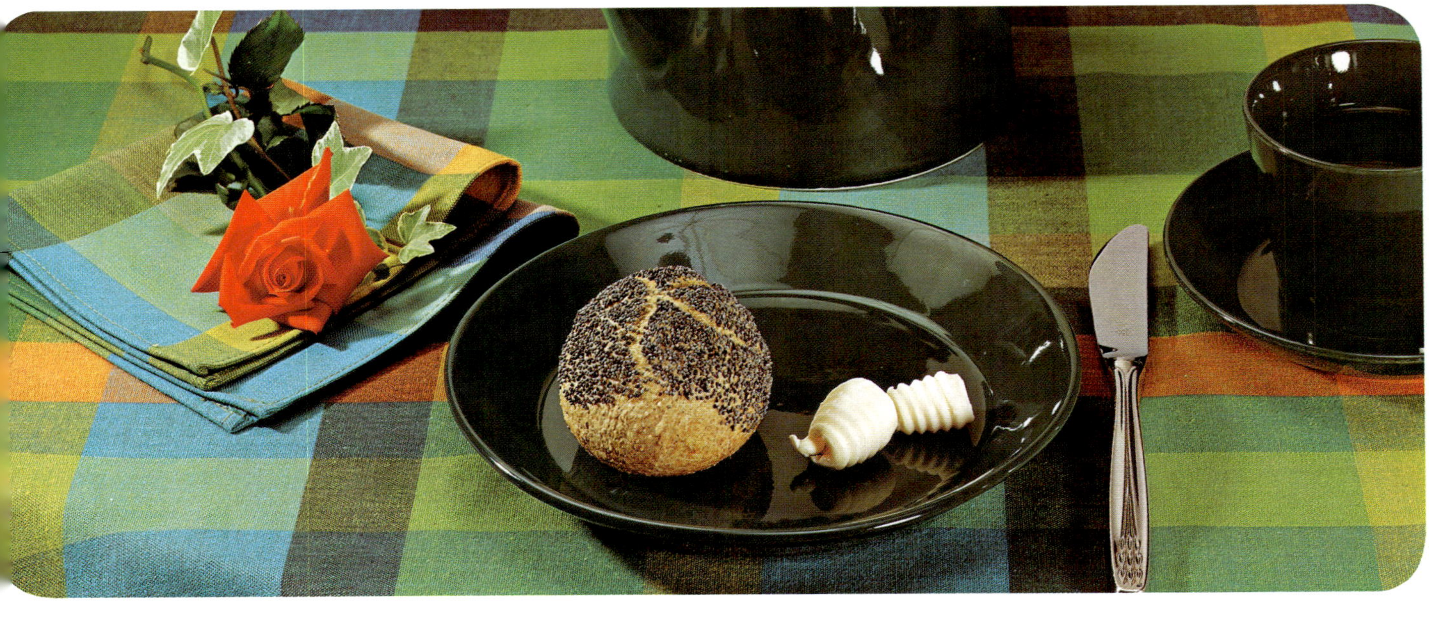

10. Tag mittags

Zutaten pro Person	Intensivkost kcal	Intensivkost kJ	Intensivkost BE	Normalkost kcal	Normalkost kJ	Normalkost BE
Sellerie-Rohkost						
1 EL Distelöl	89,90	377,6	–			
1 TL Zitronensaft	1,19	5,0	–			
100 g Sellerie	27,51	115,0	–			
½ Apfel (50 g)	25,11	105,0	0,50			
6 Haselnüsse (10 g)	69,13	289,0	0,10			
Petersilie	–	–	–			
Nur bei NK:	212,84	891,6	0,60	212,84	891,6	0,60
1 EL Sanoghurt (1,5 %)				4,80	20,0	–
				217,64	911,6	0,60

Zubereitung: Das Distelöl und den Zitronensaft in die Schüssel geben. Den Sellerie schälen, wiegen, waschen und direkt in die Schüssel raspeln. Gut vermengen. Nur bei Normalkost: Sanoghurt unterheben.
Den Apfel ebenfalls raspeln und sofort untermengen. Die Nüsse grob zerkleinern und ebenfalls untermengen. Mit Petersilie garnieren.

Zutaten pro Person	Intensivkost kcal	Intensivkost kJ	Intensivkost BE	Normalkost kcal	Normalkost kJ	Normalkost BE
Paprika-Salat						
1 TL Distelöl	44,95	188,8	–			
1 TL Obstessig	–	–	–			
Knoblauchgewürz, Kümmel	–	–	–			
100 g Paprikaschoten	21,53	90,0	–			
1 kleine Zwiebel (50 g)	20,93	87,5	–			
2 Salatblätter	–	–	–			
1 Tomate	10,76	45,0	–			
Nur bei NK:	98,17	411,3	–	98,17	411,3	–
1 EL Sauermilch				12,67	53,0	–
				110,84	464,3	–

Zubereitung: Distelöl und Obstessig vermischen und mit Knoblauchgewürz und Kümmel abschmecken. Nur bei Normalkost: Sauermilch untermengen. 100 g Paprika in Streifen schneiden und zusammen mit Zwiebelwürfeln in die Salatsoße geben.
Auf 2 Salatblättern, mit Tomatenachteln garniert, anrichten.

> **Nicht vergessen:**
> Wasser an keimenden Körnern erneuern.

Zutaten pro Person	Intensivkost kcal	Intensivkost kJ	Intensivkost BE	Normalkost kcal	Normalkost kJ	Normalkost BE
Kopfsalat						
1 TL Distelöl	44,95	188,8	–			
1 EL Zitronensaft	2,39	10,0	–			
Schnittlauch, Borretsch	–	–	–			
100 g Kopfsalat	9,56	40,0	–			
½ Zwiebel (25 g)	10,46	43,7	–			
	67,36	282,5	–	67,36	282,5	–

Zubereitung: Tunke aus gehackten Kräutern, Distelöl und Zitronensaft zubereiten. Die Kopfsalatblätter vierteln, wiegen, kurz waschen und abtropfen lassen. Dann sogleich mit der Tunke vermengen und mit kleinen Zwiebelwürfeln bestreuen.

Zutaten pro Person	Intensivkost kcal	Intensivkost kJ	Intensivkost BE	Normalkost kcal	Normalkost kJ	Normalkost BE
Basilikum-Weizenschrot						
30 g eingeweichter Weizenschrot	109,09	456,0	1,50			
Basilikum	–	–	–			
Nur bei NK:	109,09	456,0	1,50	109,09	456,0	1,50
1 EL Sanoghurt (1,5 %)				4,80	20,0	–
				113,89	476,0	1,50

Zubereitung: Den morgens eingeweichten Weizenschrot mit gehacktem Basilikum vermengen. Nur bei Normalkost: Sanoghurt dazugeben.
Als runden Klecks auf der Sellerie-Rohkost anrichten.

Dazu: Frisches Leitungswasser oder mineralarmes Tafelwasser

Zusätzlich bei Schnitzer-Normalkost

Zutaten pro Person	Intensivkost kcal	Intensivkost kJ	Intensivkost BE	Normalkost kcal	Normalkost kJ	Normalkost BE
Kartoffel-Schnee						
150 g biolog. Kartoffeln				102,27	427,5	2,30
Muskat				–	–	–
10 g Butterflocken				77,51	324,0	–
1 EL Schnittlauch				–	–	–
				179,78	751,5	2,30

Zubereitung: Die im Dämpftopf gegarten Kartoffeln durch die Kartoffelpresse in eine warme Schüssel drücken. Etwas Muskat darüberreiben; darauf die Butterflocken und den kleingehackten Schnittlauch geben.

Zutaten pro Person	Intensivkost kcal	Intensivkost kJ	Intensivkost BE	Normalkost kcal	Normalkost kJ	Normalkost BE
Heidelbeer-Dessert						
100 g frische Heidelbeeren				59,80	250,0	1,00
1 EL süße Sahne				60,28	252,0	–
1 Walnußkern				20,00	83,7	0,03
				140,08	585,7	1,03

Zubereitung: Die frischen, gewaschenen Heidelbeeren in einen Glaskelch füllen. Die Sahne steifschlagen, darübergeben und mit 1 Walnußkern garnieren.

	Intensivkost kcal	Intensivkost kJ	Intensivkost BE	Normalkost kcal	Normalkost kJ	Normalkost BE
Summe Mittagessen:	487,46	2041,4	2,10	829,59	3471,6	5,43

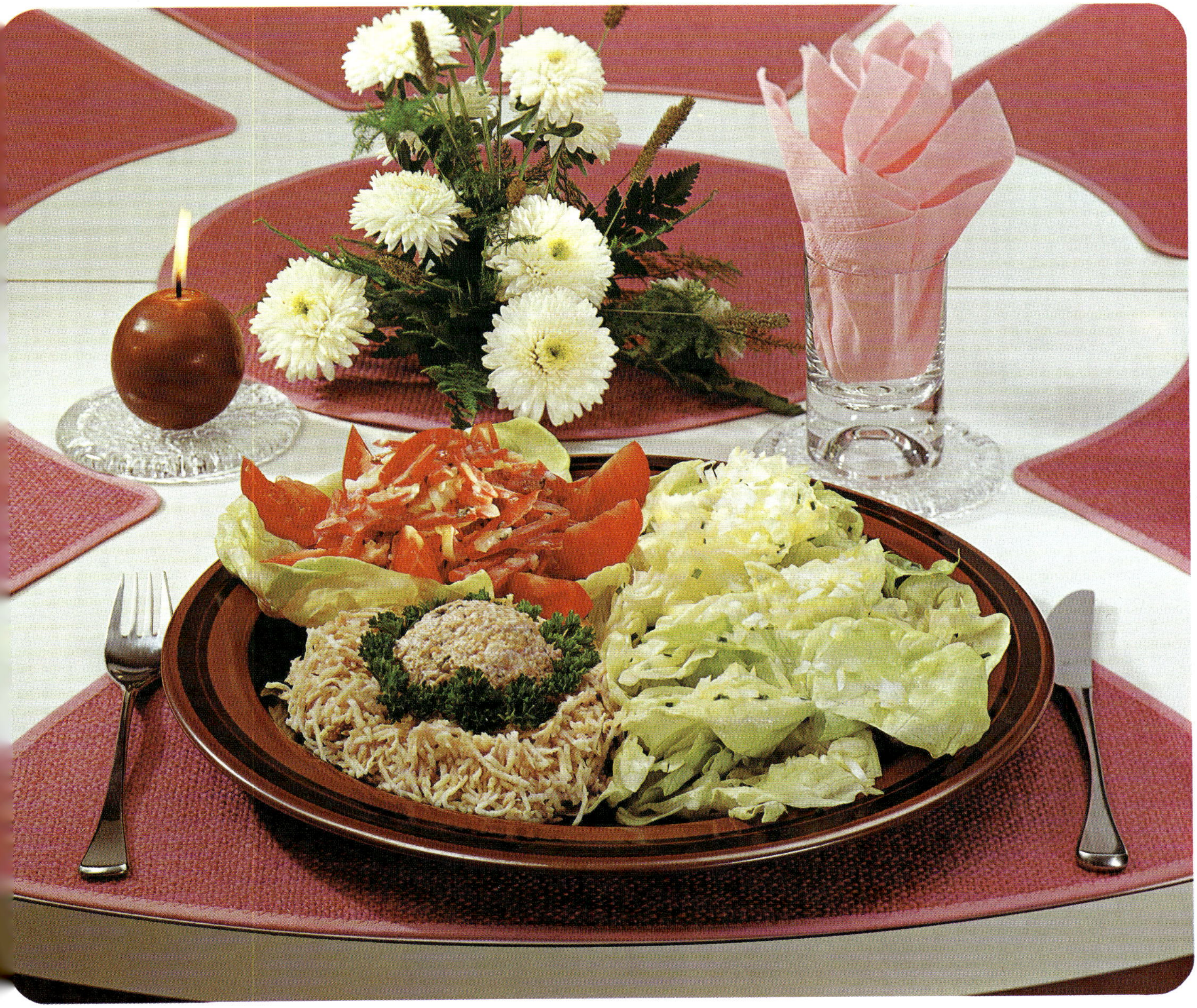
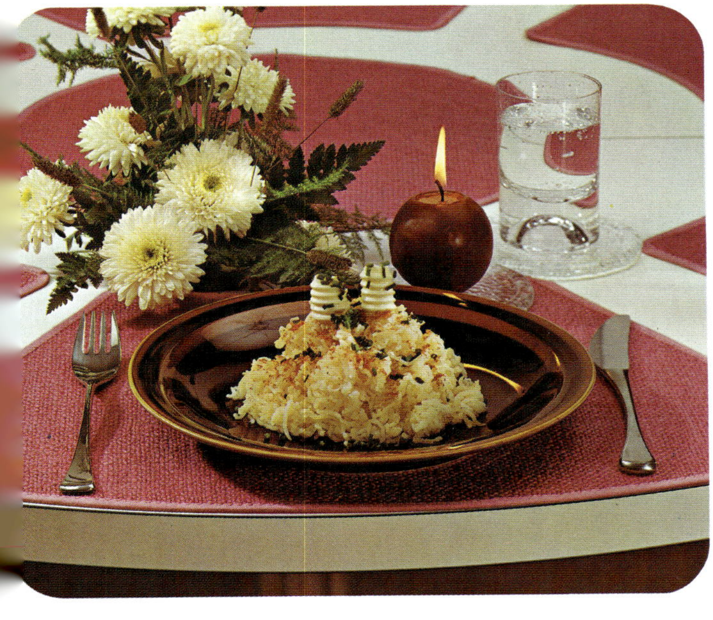
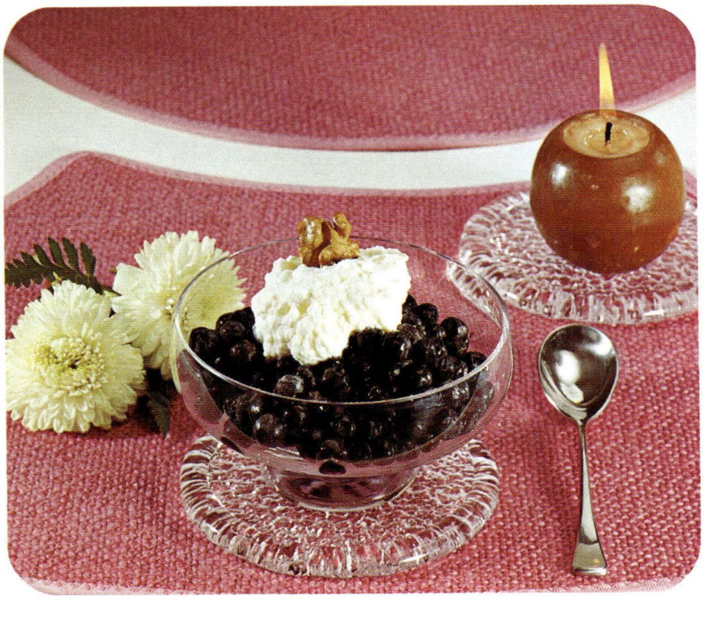

10. Tag abends

Zutaten pro Person	Intensivkost kcal	Intensivkost kJ	Intensivkost BE	Normalkost kcal	Normalkost kJ	Normalkost BE
Sauerkraut-Rohkost						
1 TL Distelöl	44,95	188,8	–			
1 EL Zitronensaft	2,39	10,0	–			
weißer Pfeffer	–	–	–			
200 g Sauerkraut roh	52,62	220,0	–			
1 Apfel (80 g)	40,19	168,0	0,80			
	140,15	586,8	0,80	140,15	586,8	0,80
Nur bei NK: 1 EL süße Sahne				60,28	252,0	–
				200,43	838,8	0,80

Zubereitung: Das feingeschnittene, rohe Sauerkraut mit dem geraspelten Apfel mischen und mit frisch gemahlenem Pfeffer würzen. Das Distelöl und den Zitronensaft unterheben. Nur bei Normalkost: süße Sahne zugeben.

Zutaten pro Person	Intensivkost kcal	Intensivkost kJ	Intensivkost BE	Normalkost kcal	Normalkost kJ	Normalkost BE
Rot-Weiß-Salat						
1 Knoblauchzehe	3,10	13,0	–			
1 EL Distelöl	89,90	377,6	–			
1 TL Obstessig	–	–	–			
weißer Pfeffer	–	–	–			
100 g Tomaten	17,94	75,0	–			
100 g Rettich	15,55	65,0	–			
Petersilie	–	–	–			
	126,49	530,6	–	126,49	530,6	–

Die Salatschüssel mit der Knoblauchzehe ausreiben. Salatsoße aus Distelöl, Obstessig und frisch gemahlenem Pfeffer zubereiten. Die gewaschenen Rettiche und Tomaten wiegen und beides in kleine, viereckige Würfelchen schneiden. Gut mit der Soße vermengen und mit Petersilie garnieren.

Zutaten pro Person	Intensivkost kcal	Intensivkost kJ	Intensivkost BE	Normalkost kcal	Normalkost kJ	Normalkost BE
Gekeimte Körner						
20 g gek. Weizenkörner	72,72	304,0	1,00			
20 g gek. Sojabohnen	88,99	372,0	0,50			
	161,71	676,0	1,50	161,71	676,0	1,50

Die inzwischen gekeimten Weizenkörner und Sojabohnen noch einmal gut waschen. Auf einem großen, flachen Teller zwischen der Sauerkraut-Rohkost und dem Rot-Weiß-Salat anrichten.

Nicht vergessen:
Je 30 g Weizen und Roggen aus kontrolliertem Anbau, mittelgrob geschrotet, getrennt in je 55 g Wasser einweichen.

Dazu: Beliebigen Tee

Zusätzlich bei Schnitzer-Normalkost

Zutaten pro Person	Intensivkost kcal	Intensivkost kJ	Intensivkost BE	Normalkost kcal	Normalkost kJ	Normalkost BE
Käse-Stapel						
50 g Tilsiter am Stück (30 %)				141,62	592,0	–
1 Salatblatt				–	–	–
Paprika edelsüß				–	–	–
				141,62	592,0	–
1 Scheibe Vollkorn-Knäckebrot				36,90	155,0	0,50
5 g Butter				38,75	162,0	–
				75,65	317,0	0,50
Summe Abendessen:	428,35	1793,4	2,30	705,9	2954,4	2,80

Den Käse in 1 cm breite Streifen schneiden, in Paprika wälzen und als Stapel in der Mitte des oben angegebenen Tellers auf einem Salatblatt anrichten.

Dazu eine Scheibe Vollkorn-Knäckebrot mit Butter reichen.

Tagessumme:	Intensivkost			Normalkost		
	kcal	kJ	BE	kcal	kJ	BE
	1338,94	5604,00	10,57	2209,92	9245,70	16,65
	E	F	KH	E	F	KH
	36,24	54,22	164,00	64,01	150,95	237,00

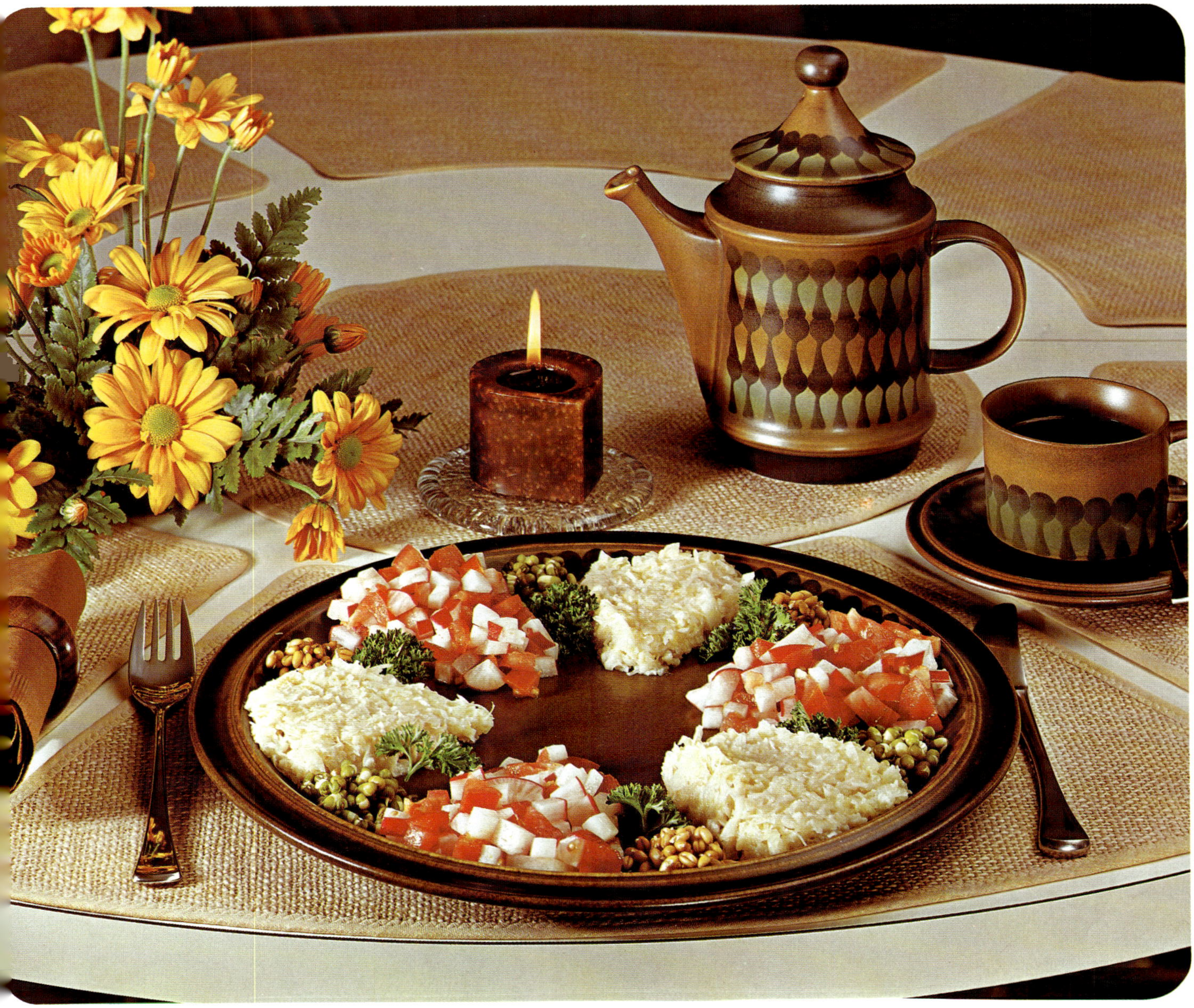

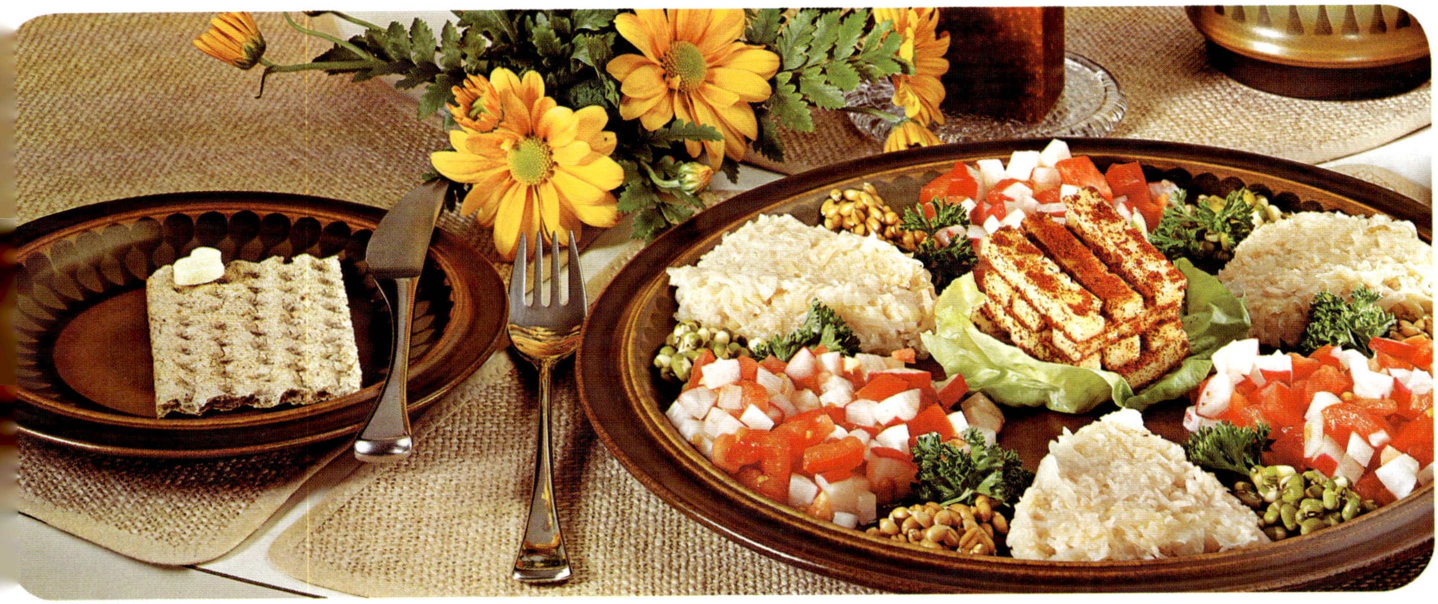

11. Tag morgens

Zutaten pro Person	Intensivkost kcal	Intensivkost kJ	Intensivkost BE	Normalkost kcal	Normalkost kJ	Normalkost BE	Zubereitung
Schnitzer-Naturmüsle mit Pfirsich							
1. Vorbereitung (Weizen und Roggen mahlen und einweichen)							
2. Weitere Zubereitung (Zitronensaft und Apfel beigeben)	259,57	1079,0	3,80				
3. Tischfertigmachen							Das Pulvin untermischen. Den Pfirsich in Schnitze schneiden, 3 Schnitze zur Seite legen, den Rest in kleine Würfel schneiden und unterheben. Nur bei Normalkost: Sauermilch zugeben. Müsle mit den Sonnenblumenkernen bestreuen und den restlichen 3 Pfirsich-Schnitzen sternförmig garnieren.
1 TL Pulvin	–	–	–				
1 Pfirsich (100 g)	41,86	175,0	1,00				
10 g Sonnenblumenkerne	52,40	220,1	0,10				
	353,83	1474,1	4,90	353,83	1474,1	4,90	
Nur bei NK: 2 EL Sauermilch				25,34	106,0	–	
				379,17	1580,1	4,90	

Nicht vergessen:
30 g Roggen aus kontrolliertem Anbau, mittelgrob geschrotet, in 55 g frischem Wasser einweichen für die Beilage am Mittag.
Je 20 g Weizen und 20 g Sojabohnen getrennt zum Keimen anfeuchten.

Dazu oder hinterher:
1 Tasse beliebigen Tee und 1 TL Blütenpollen

Zusätzlich bei Schnitzer-Normalkost

Zutaten pro Person	Intensivkost kcal	Intensivkost kJ	Intensivkost BE	Normalkost kcal	Normalkost kJ	Normalkost BE	Zubereitung
Leinsamen-Vollkornbrötchen							Das selbstgebackene oder bei einem Schnitzer-Vollkornbäcker gekaufte Leinsamen-Vollkornbrötchen aufschneiden, mit Butter bestreichen und als Beilage servieren.
1 Leinsamen-Vollkornbrötchen				182,41	762,5	2,25	
5 g Butter				38,75	162,0	–	
				221,16	924,5	2,25	
Summe Frühstück:	353,83	1474,1	4,90	600,33	2504,6	7,15	

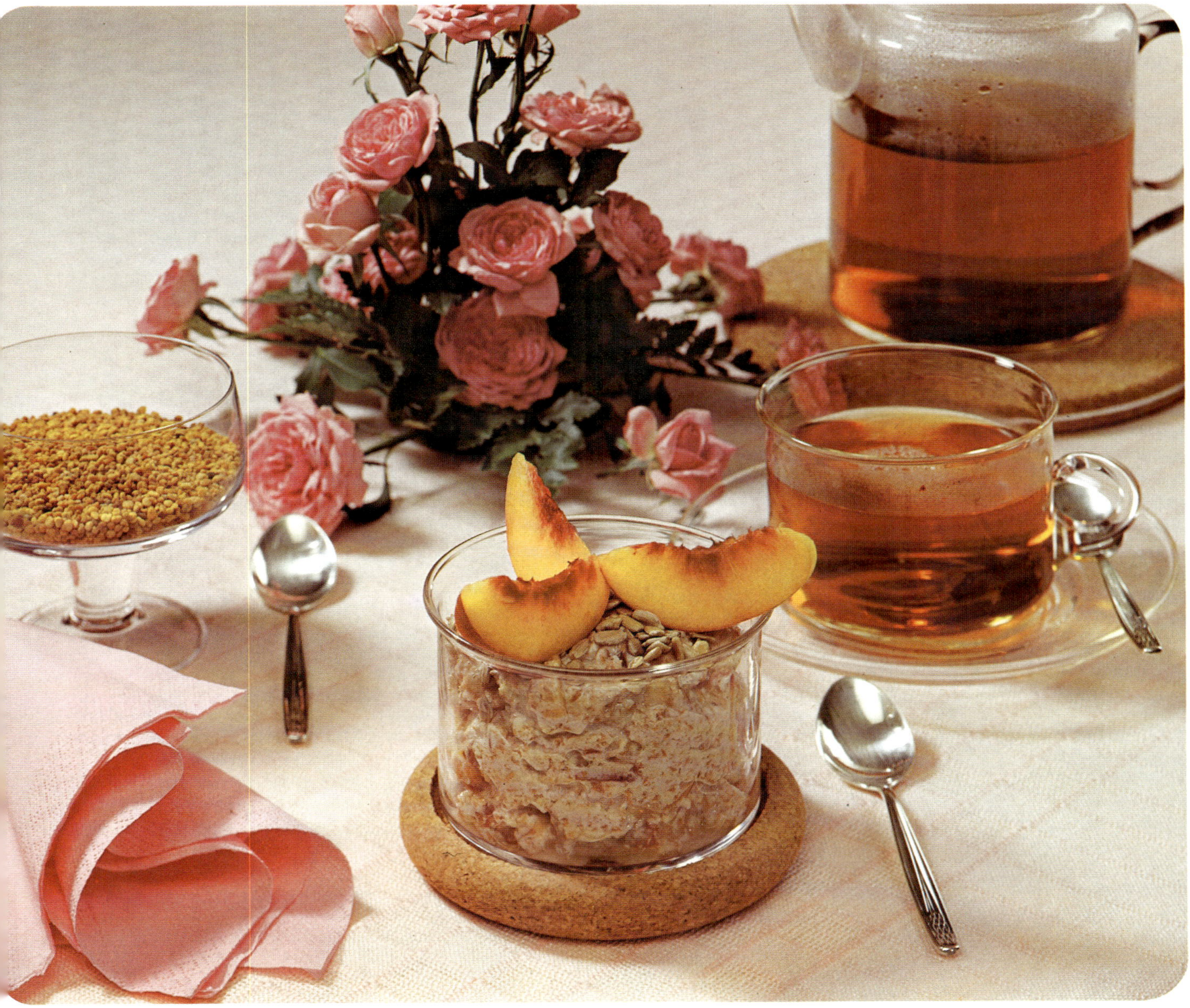

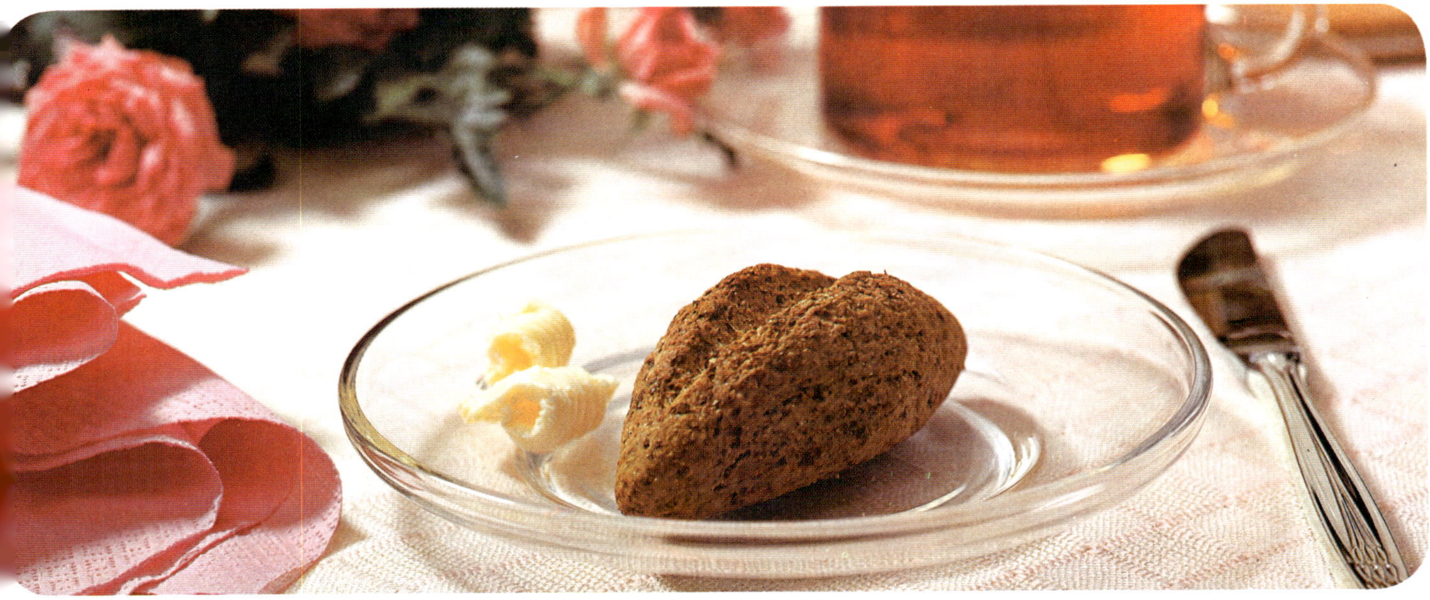

11. Tag mittags

Zutaten pro Person	Intensivkost kcal	Intensivkost kJ	Intensivkost BE	Normalkost kcal	Normalkost kJ	Normalkost BE
Rosenkohlsalat						
1 TL Distelöl	44,95	188,8	–			
1 TL Obstessig	–	–	–			
Estragon	–	–	–			
100 g Rosenkohl roh	41,86	175,0	–			
Dill	–	–	–			
Nur bei NK:	86,81	363,8	–	86,81	363,8	–
2 EL saure Sahne				38,00	159,0	–
				124,81	522,8	–
Feldsalat mit Radieschen						
1 EL Distelöl	89,90	377,6	–			
1 TL Zitronensaft	1,19	5,0	–			
Petersilie, Basilikum	–	–	–			
1 kleine zerhackte Zwiebel (50 g)	20,93	87,5	–			
100 g Feldsalat	21,53	90,0	–			
8 Radieschen (150 g)	17,94	75,0	–			
	151,49	635,1	–	151,49	635,1	–
Tomatenkörbchen mit Spargelfüllung						
1 TL Distelöl	44,95	188,8	–			
1 TL Zitronensaft	1,19	5,0	–			
100 g frischen Spargel	15,55	65,0	–			
3 feste Tomaten (200 g)	42,00	176,0	–			
weißer Pfeffer, Petersilie	–	–	–			
	103,69	434,8	–	103,69	434,8	–
Melissen-Roggenschrot						
30 g eingeweichter Roggenschrot	107,65	450,0	1,50			
Zitronenmelisse	–	–	–			
Nur bei NK:	107,65	450,0	1,50	107,65	450,0	1,50
1 EL Sanoghurt (1,5 %)				4,80	20,0	–
				112,45	470,0	1,50
Dazu: Frisches Leitungswasser oder mineralarmes Tafelwasser						

Zubereitung

Rosenkohlsalat: Aus Distelöl und Obstessig die Tunke zubereiten und diese mit Estragon würzen.
1 Rosenkohlköpfchen beiseite legen, die andern fein schneiden und in der Tunke vermengen. Nur bei Normalkost: saure Sahne unterheben.
Den Salat mit gehacktem Dill bestreuen und mit 1 Rosenkohlköpfchen in der Mitte garnieren.

Feldsalat mit Radieschen: Distelöl, Zitronensaft, Petersilie, Basilikum und die klein zerhackte Zwiebel miteinander vermengen. Den Feldsalat sorgfältig putzen, wiegen, gut waschen, abtrocknen und in die Tunke geben. Die Radieschen in kleine Würfel schneiden und untermengen.

> **Nicht vergessen:** Wasser an keimenden Weizenkörnern und Sojabohnen erneuern.

Tomatenkörbchen mit Spargelfüllung: Den frischen, in kleine Scheiben geschnittenen Spargel in die Tunke aus Distelöl und Zitronensaft geben. Die Tomaten waschen, abtrocknen, quer halbieren und aushöhlen. Den Inhalt ebenfalls in die Tunke geben und mit dem Spargel gut vermengen. Die Tomatenhälften mit frisch gemahlenem Pfeffer bestreuen, den Salat darin anrichten und mit Petersilie garnieren.

Melissen-Roggenschrot: Den morgens eingeweichten Roggenschrot mit der kleingehackten Zitronenmelisse vermengen. Nur bei Normalkost: Sanoghurt dazugeben. In einem kleinen Teller servieren.

> **Nicht vergessen:** 30 g Weizen, mittelgrob geschrotet, in 55 g Wasser einweichen für abends.

Zusätzlich bei Schnitzer-Normalkost

Zutaten pro Person	Intensivkost kcal	Intensivkost kJ	Intensivkost BE	Normalkost kcal	Normalkost kJ	Normalkost BE
Pellkartoffeln mit Kräuterquark						
150 g biolog. Kartoffeln				102,27	427,5	2,30
2 EL = 60 g Quark (20 %)				53,11	222,0	–
1 EL süße Sahne				60,28	252,0	–
Liebstöckel, Schnittlauch				–	–	–
				215,66	901,5	2,30
Aus dem Obstkorb						
1 Apfel				50,23	210,0	1,00
Summe Mittagessen:	449,64	1883,7	1,50	758,33	3169,8	4,80

Pellkartoffeln mit Kräuterquark: Kartoffeln waschen und mit der Schale im Dämpftopf garen. Quark, Sahne und kleingehackte Kräuter mit dem Schneebesen schaumig rühren. Mit etwas Schnittlauch bestreut zu den Kartoffeln mit Schale servieren.

Aus dem Obstkorb: Den Apfel ungeschält auf einem kleinen Teller mit Obstmesser und Wasserschälchen servieren.

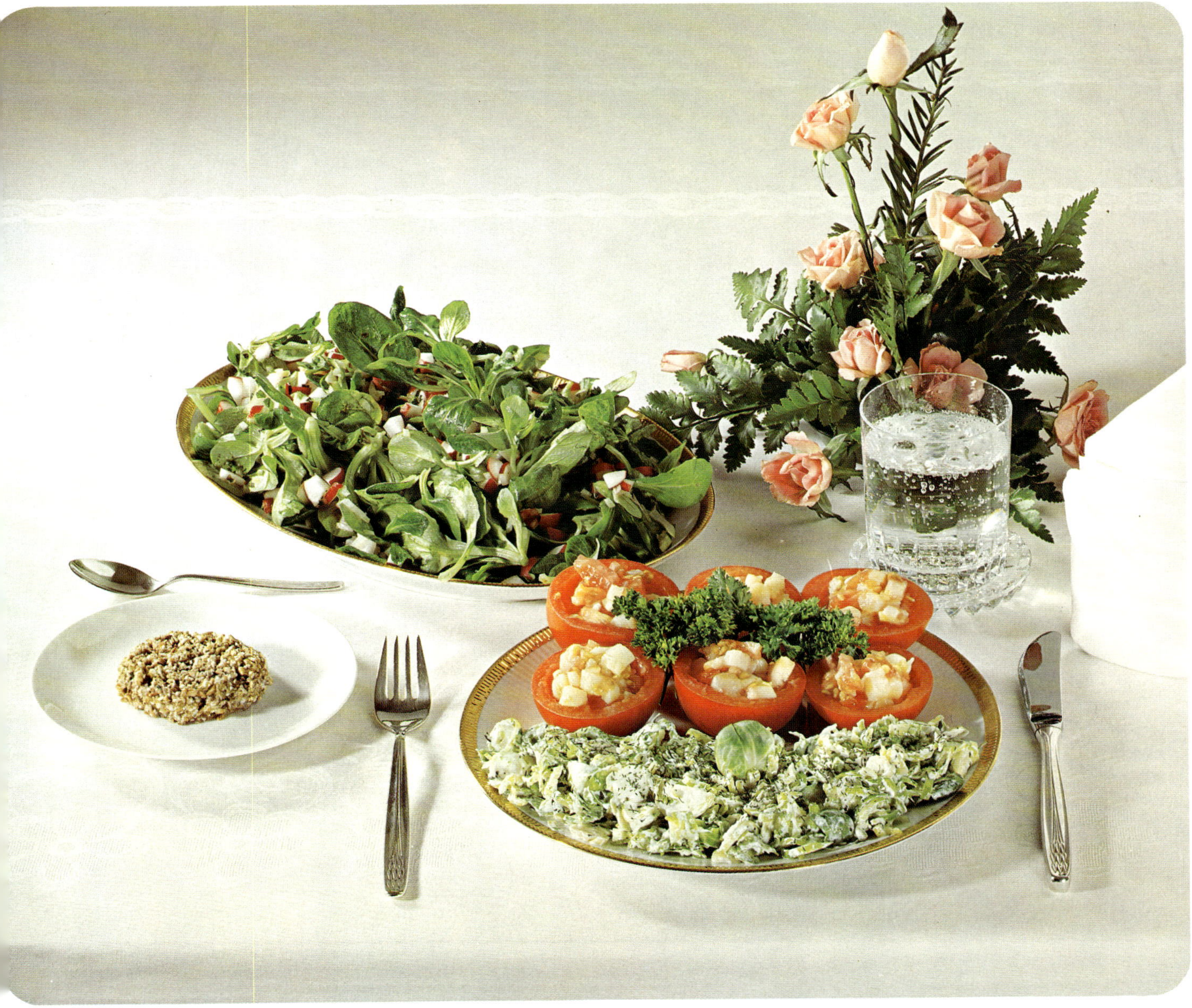

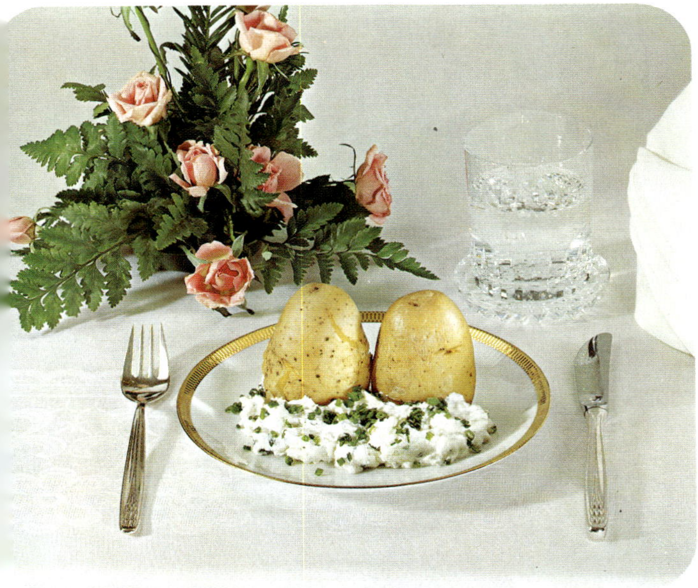

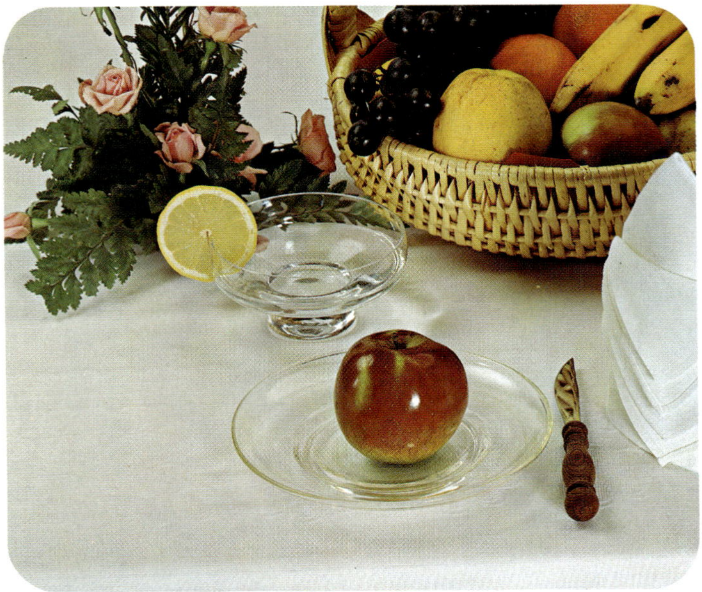

11. Tag abends

Zutaten pro Person	Intensivkost kcal	Intensivkost kJ	Intensivkost BE	Normalkost kcal	Normalkost kJ	Normalkost BE
Möhren-Kohlrabisalat						
2 EL Zitronensaft	4,78	20,0	–			
1 EL Distelöl	89,90	377,6	–			
12 gehackte Haselnüsse	138,26	578,7	0,27			
100 g Möhren	28,70	120,0	–			
100 g Kohlrabi	17,94	75,0	–			
Petersilie	–	–	–			
Dill	–	–	–			
Nur bei NK:	279,58	1171,3	0,27	279,58	1171,3	0,27
1 EL saure Sahne				19,00	79,5	–
				298,58	1250,8	0,27

Tunke aus Zitronensaft, Distelöl und gehackten Haselnüssen zubereiten. Die gewaschenen Möhren und Kohlrabi direkt in die Tunke raspeln und miteinander vermengen. Nur bei Normalkost: saure Sahne unterheben. Mit Dill bestreut und Petersilie garniert servieren.

Zutaten pro Person	Intensivkost kcal	Intensivkost kJ	Intensivkost BE	Normalkost kcal	Normalkost kJ	Normalkost BE
Orangen-Chicorée-Salat						
1 TL Distelöl	44,95	188,8	–			
1 EL Obstessig	–	–	–			
Knoblauchpulver	–	–	–			
100 g weißer Chicorée						
100 g roter Chicorée	28,70	120,0	–			
1 Orange (100 g)	38,27	160,0	1,00			
	111,92	468,8	1,00	111,92	468,8	1,00

Tunke aus Distelöl, Obstessig und Knoblauchpulver zubereiten. Den weißen Chicorée von den schlechten Blättern befreien, längs halbieren, den Strunk keilförmig herausschneiden, waschen und die Blätter einzeln lösen. Den roten Chicorée ebenfalls vom Strunk entfernen, waschen und abtropfen lassen. Abwechselnd die roten und weißen Chicorée-Blätter auf einer Salatplatte auslegen. Die Orange schälen und jeden Schnitz vierteln. Diese auf den Chicorée-Blättern gleichmäßig verteilen und die Tunke darübergießen.

Zutaten pro Person	Intensivkost kcal	Intensivkost kJ	Intensivkost BE	Normalkost kcal	Normalkost kJ	Normalkost BE
Liebstöckel-Weizenschrot						
30 g eingeweichter Weizenschrot	109,09	456,0	1,50			
Liebstöckel	–	–	–			
	109,09	456,0	1,50	109,09	456,0	1,50

Den mittags eingeweichten Weizenschrot mit kleingewiegtem Liebstöckel vermischen und zusammen mit dem Möhren-Kohlrabisalat auf einem Salatteller anrichten.

Nicht vergessen: 60 g Weizen aus kontrolliertem Anbau, mittelgrob geschrotet, mit 110 g Wasser einweichen. Wasser an keimenden Körnern erneuern.

Dazu: Beliebigen Tee

Zusätzlich bei Schnitzer-Normalkost

Zutaten pro Person	Intensivkost kcal	Intensivkost kJ	Intensivkost BE	Normalkost kcal	Normalkost kJ	Normalkost BE
Käsebrett						
20 g Emmentaler am Stück				80,00	334,4	–
20 g Gervais				59,42	248,4	–
15 g frischer Camembert (30 %)				32,26	134,8	–
1 Radieschen				1,19	5,0	–
Petersilie, Paprika edelsüß				–	–	–
1 Scheibe Roggen-Vollkornbrot (30 g)				104,96	438,7	1,20
5 g Butter				38,75	162,0	–
				316,58	1323,3	1,20
Summe Abendessen:	500,59	2096,1	2,77	836,17	3498,9	3,97
Tagessumme:	kcal	kJ	BE	kcal	kJ	BE
	1304,06	5453,90	9,17	2194,83	9173,30	15,92
	E	F	KH	E	F	KH
	37,19	57,65	158,82	69,54	145,97	245,22

Die verschiedenen Käse auf einem Holzbrett, zusammen mit einem als Rose aufgeschnittenen Radieschen und Petersiliensträußchen, anrichten. Den Gervais-Frischkäse mit Paprika bestreuen.
Mit Roggen-Vollkornbrot und Butter servieren.

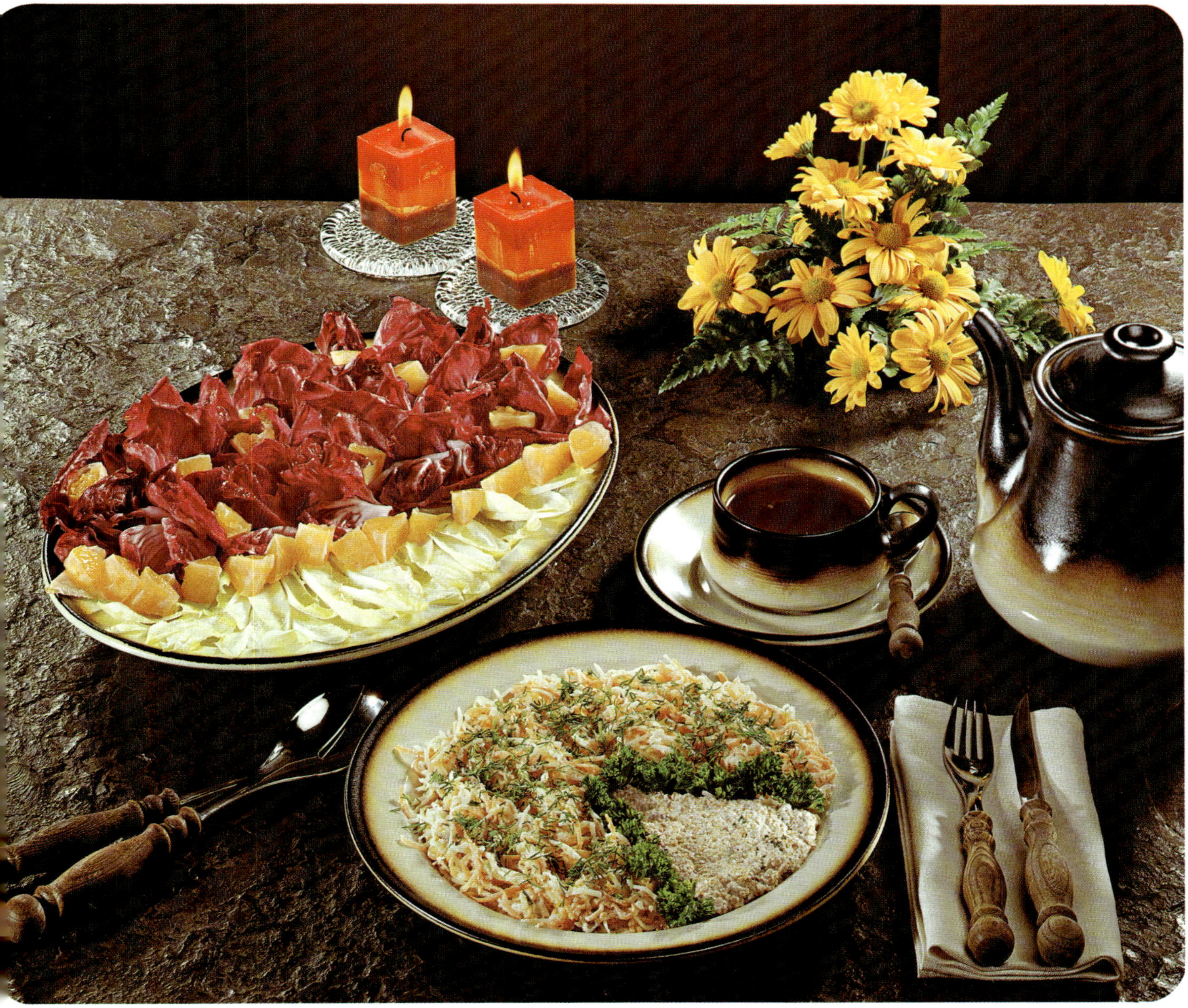

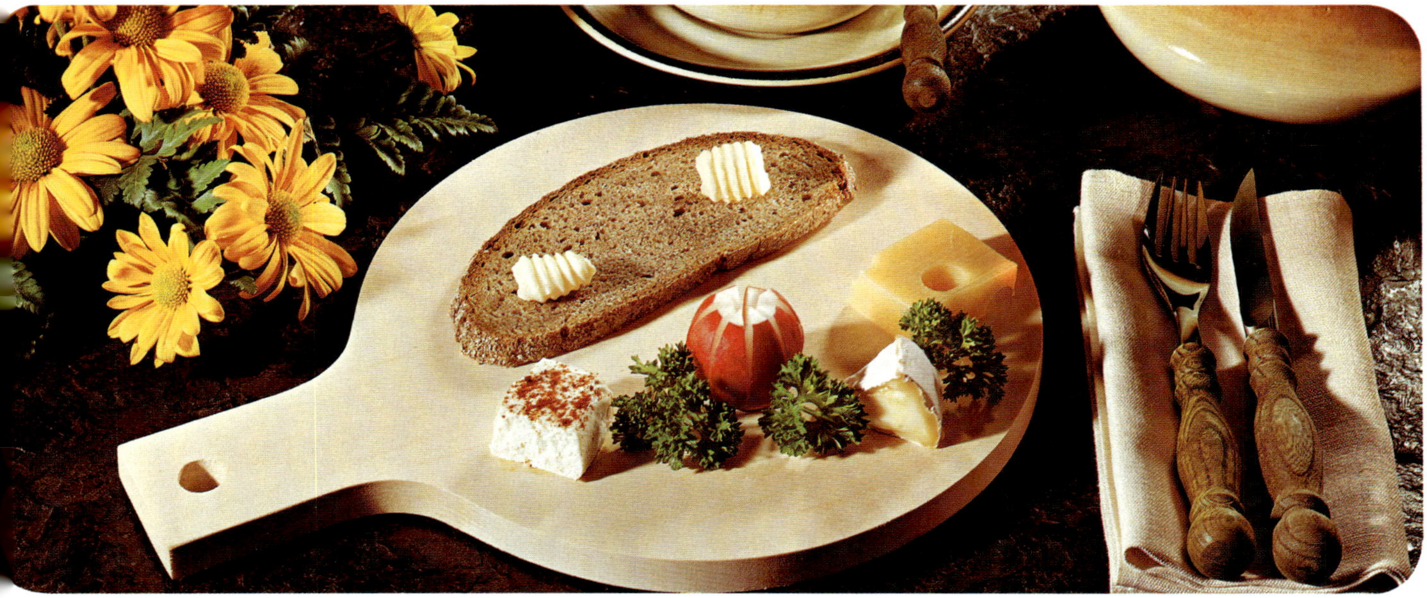

12. Tag morgens

Zutaten pro Person	Intensivkost kcal	Intensivkost kJ	Intensivkost BE	Normalkost kcal	Normalkost kJ	Normalkost BE	Zubereitung
Schnitzer-Naturmüsle mit hellen Trauben							
1. Vorbereitung (Weizen mahlen und einweichen)							
2. Weitere Zubereitung (Zitronensaft und Apfel beigeben)	259,57	1085,0	3,80				
3. Tischfertigmachen							Das Pulvin unter den Brei mischen. Die Trauben waschen, 5 beiseite legen, den Rest halbieren und untermengen. Nur bei Normalkost: Bioghurt dazugeben. Mit den 5 beiseite gelegten ganzen Trauben garnieren. Diabetiker: anstelle der Trauben 200 g Stachelbeeren verwenden.
100 g helle Trauben*	69,37	290,0	2,00				
1 TL Pulvin	–	–	–				
5 Walnüsse gehackt	100,00	418,6	0,18				
Nur bei NK:	428,94	1793,6	5,98	428,94	1793,6	5,98	
2 EL Bioghurt				19,20	80,8	–	
				448,14	1874,4	5,98	

* Diabetiker: anstelle der Trauben = 200 g Stachelbeeren

Dazu:
1 Tasse beliebigen Tee und 1 TL Blütenpollen

Nicht vergessen:
Wasser an den angekeimten Weizenkörnern und Sojabohnen erneuern.

Zusätzlich bei Schnitzer-Normalkost

Zutaten pro Person	Intensivkost kcal	Intensivkost kJ	Intensivkost BE	Normalkost kcal	Normalkost kJ	Normalkost BE	Zubereitung
Vollkorn-Quarkstollen							
1 Scheibe Vollkorn-Quarkstollen (50 g)				123,39	515,7	2,00	Von dem selbstgebackenen oder bei einem Schnitzer-Vollkornbäcker gekauften Vollkorn-Quarkstollen eine Scheibe mit 50 g absschneiden und zum oder nach dem Schnitzer-Naturmüsle reichen.
Summe Frühstück:	428,94	1793,6	5,98	571,53	2390,1	7,98	

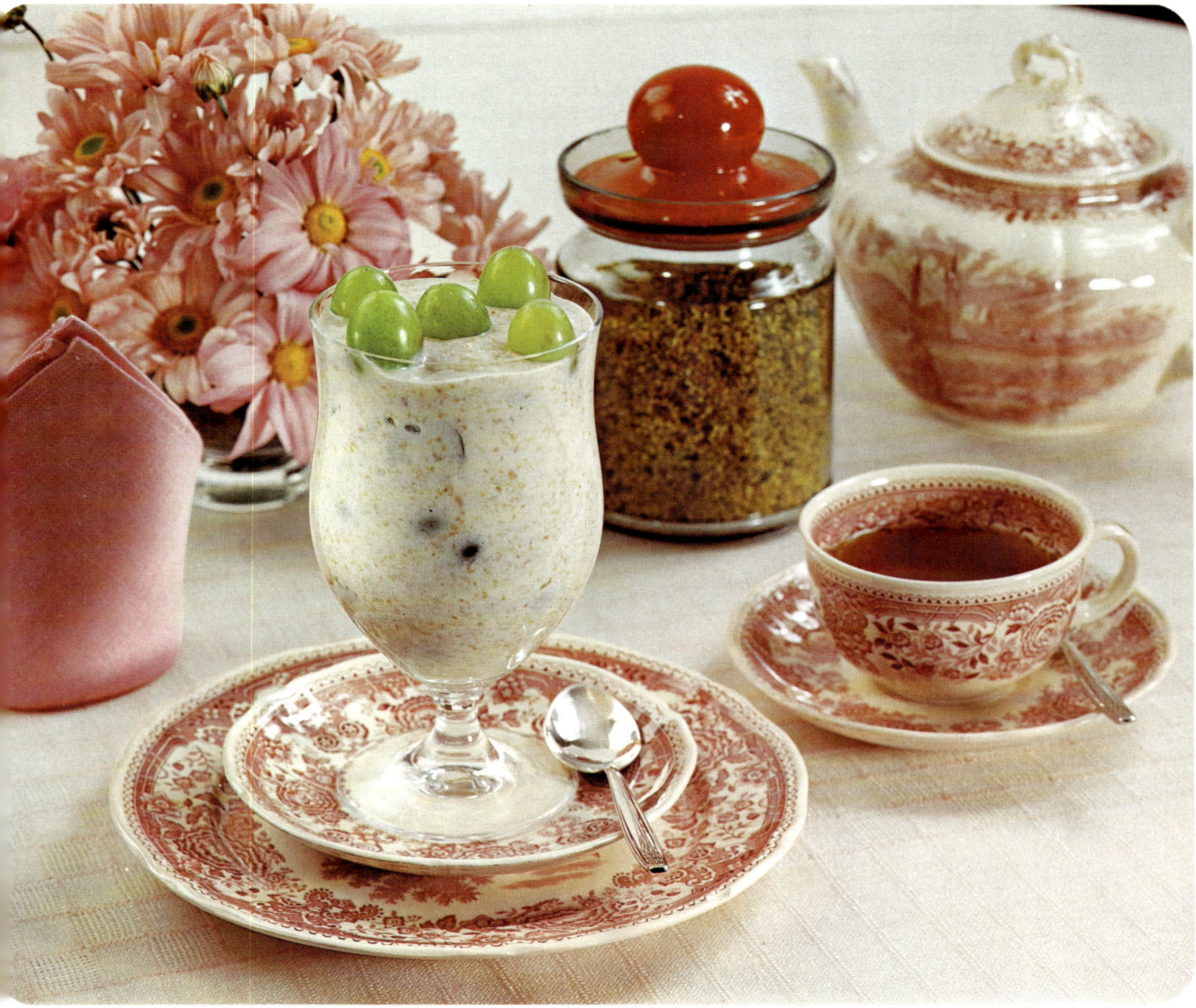

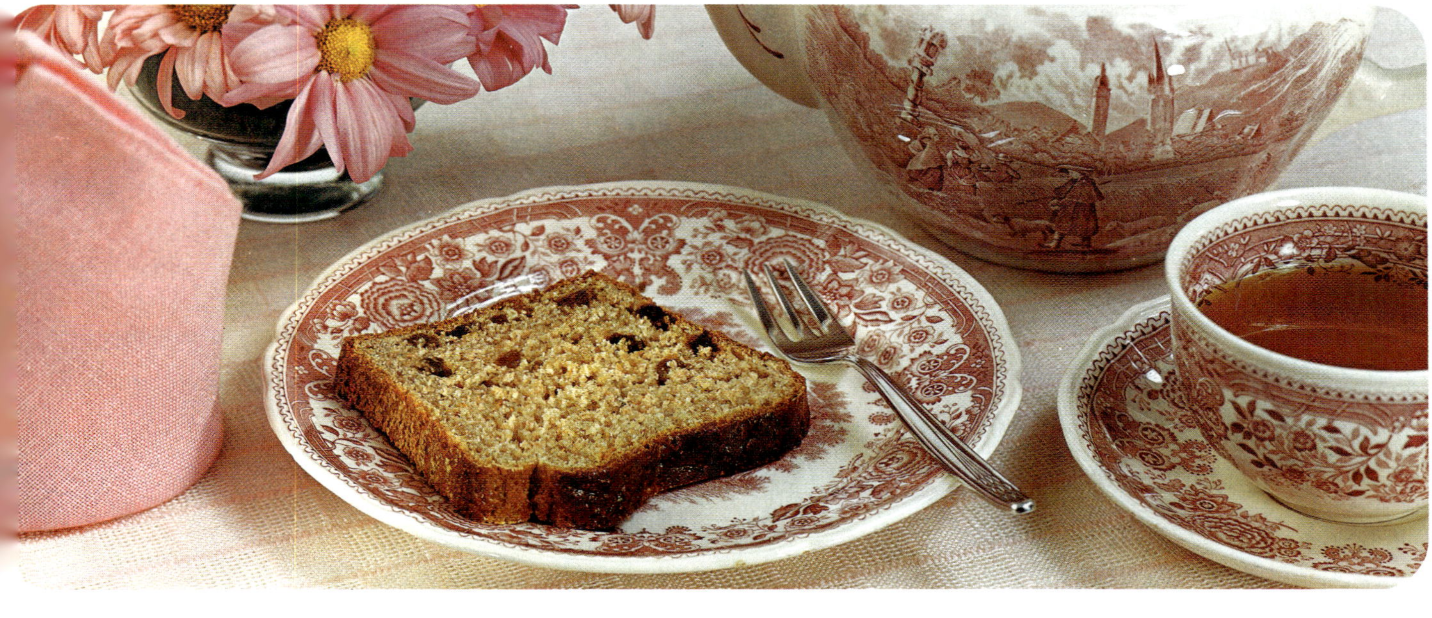

12. Tag mittags

Zutaten pro Person	Intensivkost kcal	Intensivkost kJ	Intensivkost BE	Normalkost kcal	Normalkost kJ	Normalkost BE
Rettichsalat						
1 EL Distelöl	89,90	377,6	–			
1 TL Obstessig	–	–	–			
Dill, Estragon	–	–	–			
100 g Rettich	15,55	65,0	–			
Nur bei NK:	105,45	442,6	–	105,45	442,6	–
1 EL saure Sahne				19,00	79,5	–
				124,45	522,1	–

Zubereitung: Den gebürsteten und gewaschenen Rettich direkt in die Tunke aus Distelöl, Obstessig, gehacktem Dill und Estragon raspeln. Nur bei Normalkost: saure Sahne dazugeben. Mit Dillsträußchen garnieren.

Zutaten pro Person	Intensivkost kcal	Intensivkost kJ	Intensivkost BE	Normalkost kcal	Normalkost kJ	Normalkost BE
Kressesalat in Tomaten						
2 große Tomaten (200 g)	35,88	150,0	–			
1 TL Distelöl	44,95	188,8	–			
1 TL Obstessig	–	–	–			
100 g Kresse	45,93	192,0	–			
Petersilie	–	–	–			
Nur bei NK:	126,76	530,8	–	126,76	530,8	–
1 EL süße Sahne				60,28	252,0	–
				187,04	782,8	–

Die zwei Tomaten halbieren und entkernen. Die gewaschene, kleingeschnittene Kresse mit Distelöl und Obstessig und dem Inhalt der Tomaten vermengen. Nur bei Normalkost: süße Sahne unterheben. Dann in die 4 Tomatenhälften zurückfüllen und diese mit Petersilie garnieren.

Zutaten pro Person	Intensivkost kcal	Intensivkost kJ	Intensivkost BE	Normalkost kcal	Normalkost kJ	Normalkost BE
Gurkensalat						
1 EL Zitronensaft	2,39	10,0	–			
1 TL Distelöl	44,95	188,8	–			
Paprika scharf, weißer Pfeffer	–	–	–			
1 Salatgurke (300 g)	21,53	90,0	–			
1 Tomate (100 g)	17,94	75,0	–			
Kerbel	–	–	–			
	86,81	363,8	–	86,81	363,8	–

Tunke aus Zitronensaft, Distelöl, Paprika und frisch gemahlenem Pfeffer zubereiten. Die Salatgurke gut waschen und in dünne runde Scheiben schneiden. Auf einer Platte fächerförmig auslegen, die Tunke darübergeben, mit Kerbel bestreuen und mit Tomatenscheiben garnieren.

Zutaten pro Person	Intensivkost kcal	Intensivkost kJ	Intensivkost BE	Normalkost kcal	Normalkost kJ	Normalkost BE
Gekeimte Körner						
20 g gek. Weizenkörner	72,72	304,0	1,00			
20 g gek. Sojabohnen	88,99	372,0	0,50			
	161,71	676,0	1,50	161,71	676,0	1,50

Die inzwischen gekeimten Weizenkörner und Sojabohnen noch einmal gut waschen und zusammen in einem Schälchen angerichtet servieren.

Dazu: Frisches Leitungswasser oder mineralarmes Tafelwasser

> **Nicht vergessen:**
> 30 g geschroteten Roggen für abends einweichen. Je 20 g Weizen und Sojabohnen zum Keimen anfeuchten.

Zusätzlich bei Schnitzer-Normalkost

Zutaten pro Person	Intensivkost kcal	Intensivkost kJ	Intensivkost BE	Normalkost kcal	Normalkost kJ	Normalkost BE
Kartoffel-Plätzchen						
200 g biolog. Kartoffeln				136,36	570,0	3,07
½ Ei				41,86	175,0	–
Kräuter				–	–	–
10 g = 1 TL Weizen				36,36	152,0	0,50
1 Prise Vollmeersalz				–	–	–
1 TL süße Sahne				30,14	125,9	–
				244,72	1022,9	3,57

Die Kartoffeln mit der Schale im Dämpftopf garen, schälen, pressen und nacheinander mit dem Ei, den Kräutern, der Sahne, dem feingemahlenen Weizenvollkornmehl und dem Vollmeersalz vermengen. Den Teig löffelweise zu Plätzchen formen und diese in einer Pfanne ohne Fett gut ausbacken.

Zutaten pro Person	Intensivkost kcal	Intensivkost kJ	Intensivkost BE	Normalkost kcal	Normalkost kJ	Normalkost BE
Aus dem Obstkorb						
1 kleine Birne (100 g)				55,02	230,0	1,00
Summe Mittagessen:	480,73	2013,2	1,50	859,75	3597,6	6,07

Mit Obstmesser und Wassernäpfchen serviert.

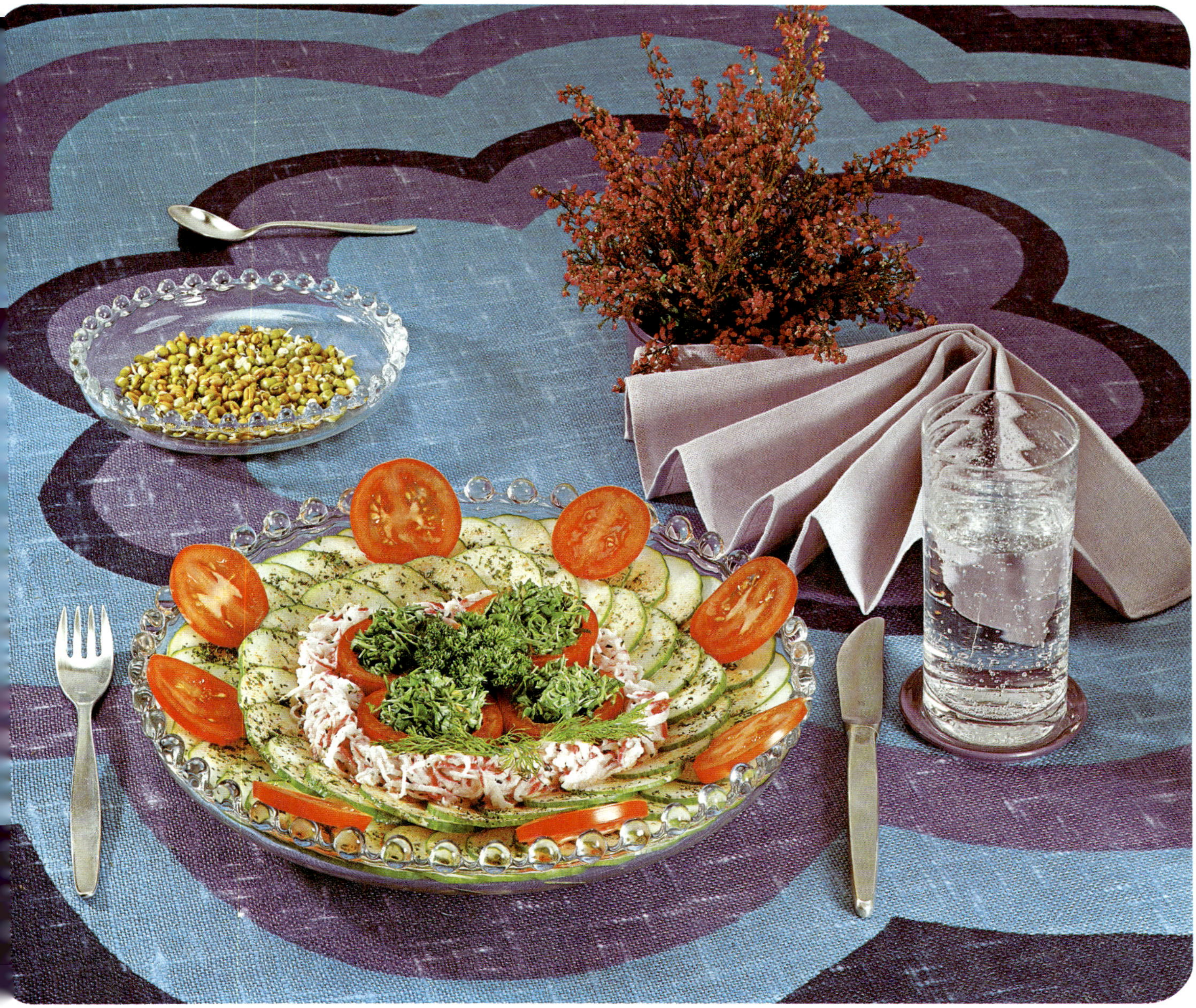
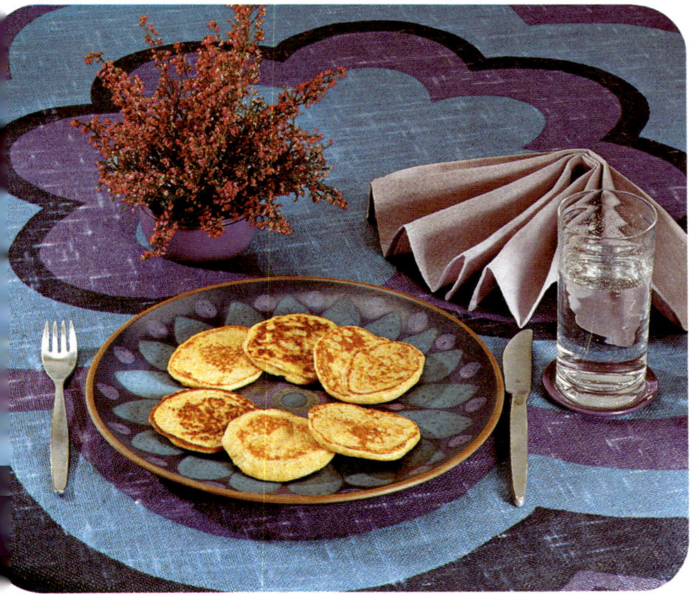
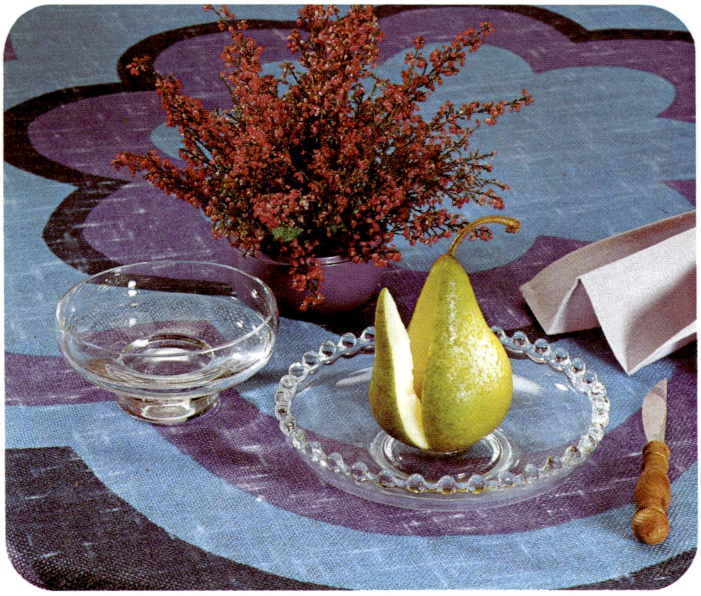

12. Tag abends

Zutaten pro Person	Intensivkost kcal	Intensivkost kJ	Intensivkost BE	Normalkost kcal	Normalkost kJ	Normalkost BE
Rohkostplatte						
3 TL Distelöl	134,85	566,4	–			
1 TL Zitronensaft	1,19	5,0	–			
1 TL Obstessig	–	–	–			
1 Bund Radieschen (150 g)	30,14	126,0	–			
1 Kohlrabi (150 g)	46,65	195,0	–			
Salatblätter	–	–	–			
1 Tomate (60 g)	10,76	45,0	–			
1 Salatgurke (350 g)	25,11	105,0	–			
100 g Kresse	45,93	192,0	–			
Nur bei NK:	294,63	1234,4	–	294,63	1234,4	–
1 Banane (100 g)				65,78	275,0	2,00
1 EL süße Sahne				60,28	252,0	–
				420,69	1761,4	2,00

Zubereitung: Die geraspelten Radieschen und Kohlrabi mit der Tunke aus Distelöl und Zitronensaft vermischen. Auf Salatblättern anrichten. Die Tomate halbieren und entkernen. Die Salatgurke längs halbieren und ebenfalls entkernen. Den Tomaten- und Gurkeninhalt zusammen mit der Tunke aus Distelöl und Obstessig vermischen. Nur bei Normalkost: eine Banane zerdrücken und mit süßer Sahne unterheben. Diese Tunke wieder in die Tomaten- und Gurkenhälften füllen. Beides mit Sträußchen aus frischer Kresse verzieren.

Zutaten pro Person	Intensivkost kcal	Intensivkost kJ	Intensivkost BE	Normalkost kcal	Normalkost kJ	Normalkost BE
Kerbel-Roggenschrot						
30 g eingeweichter Roggenschrot	107,65	450,0	1,50			
Kerbel	–	–	–			
Nur bei NK:	107,65	450,0	1,50	107,65	450,0	1,50
1 EL süße Sahne				60,28	252,0	–
				167,93	702,0	1,50

Zubereitung: Den eingeweichten Roggenschrot mit Kerbel vermischen. Nur bei Normalkost: süße Sahne unterheben. Auf der Rohkostplatte mit anrichten.

> **Nicht vergessen:**
> Wasser an den angekeimten Weizenkörnern und Sojabohnen erneuern.

Dazu: Beliebigen Tee

Zusätzlich bei Schnitzer-Normalkost

Zutaten pro Person	Intensivkost kcal	Intensivkost kJ	Intensivkost BE	Normalkost kcal	Normalkost kJ	Normalkost BE
Käsehappen						
1 Scheibe Weizen-Vollkornbrot				87,85	367,2	1,60
5 g Butter				38,75	162,0	–
20 g = 1 Scheibe Tilsiter (20 %)				56,65	236,8	–
15 g Gervais-Frischkäse				44,56	186,3	–
1 Mandarine				19,13	80,0	0,50
Petersilie				–	–	–
				246,94	1032,3	2,10
Summe Abendessen:	402,28	1684,4	1,50	835,56	3495,7	5,60

Zubereitung: Die Scheibe Weizen-Vollkornbrot mit Butter bestreichen, mit der Scheibe Tilsiter belegen und in 8 Teile schneiden. Auf jedes Teil ein Häufchen Gervais mit 1 Mandarinenschnitz setzen. Mit Petersilie garnieren.

Tagessumme:	kcal	kJ	BE	kcal	kJ	BE
	1311,95	5491,20	8,98	2266,84	9483,40	19,65
	E	F	KH	E	F	KH
	41,42	53,52	153,03	72,08	93,84	263,82

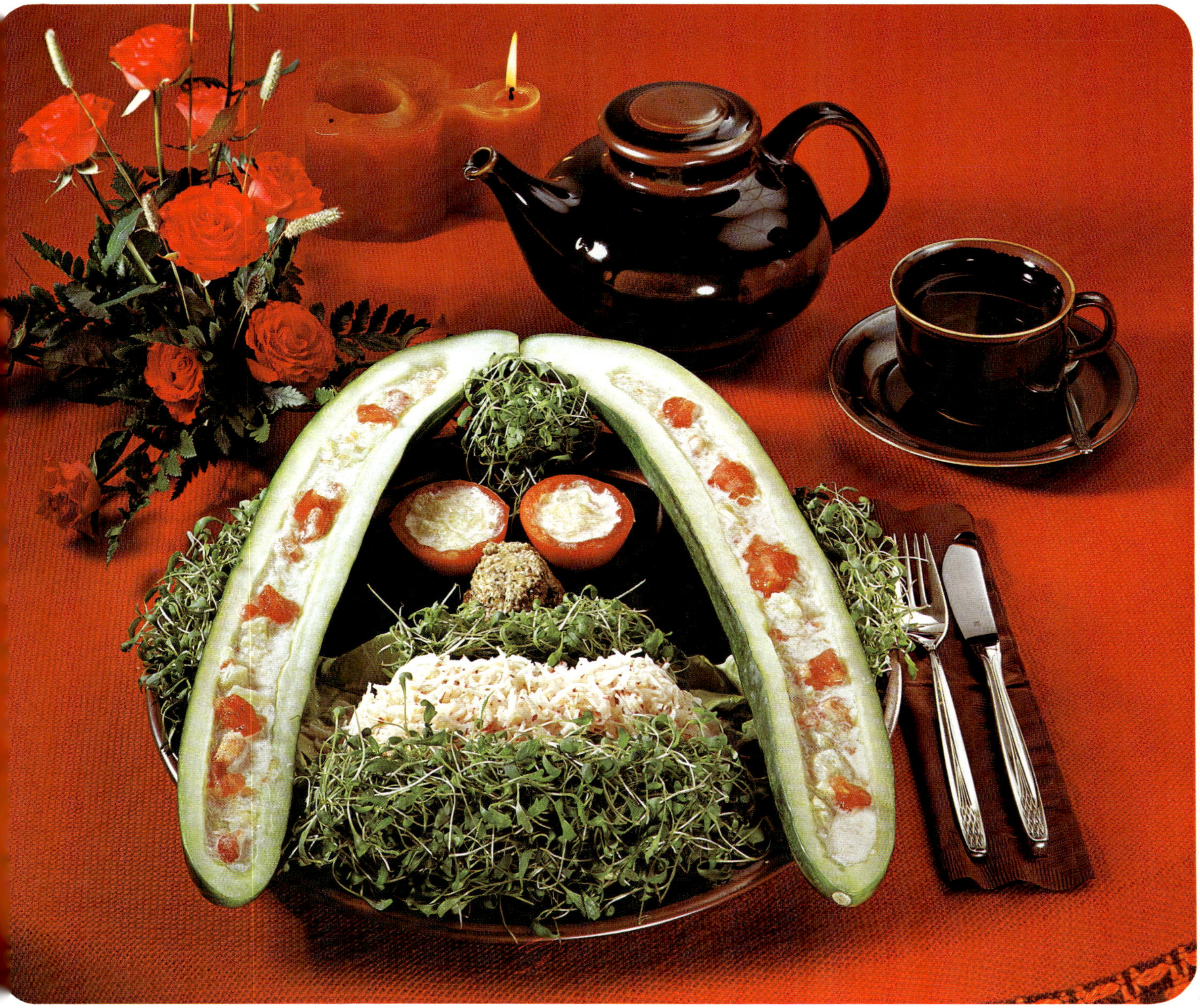

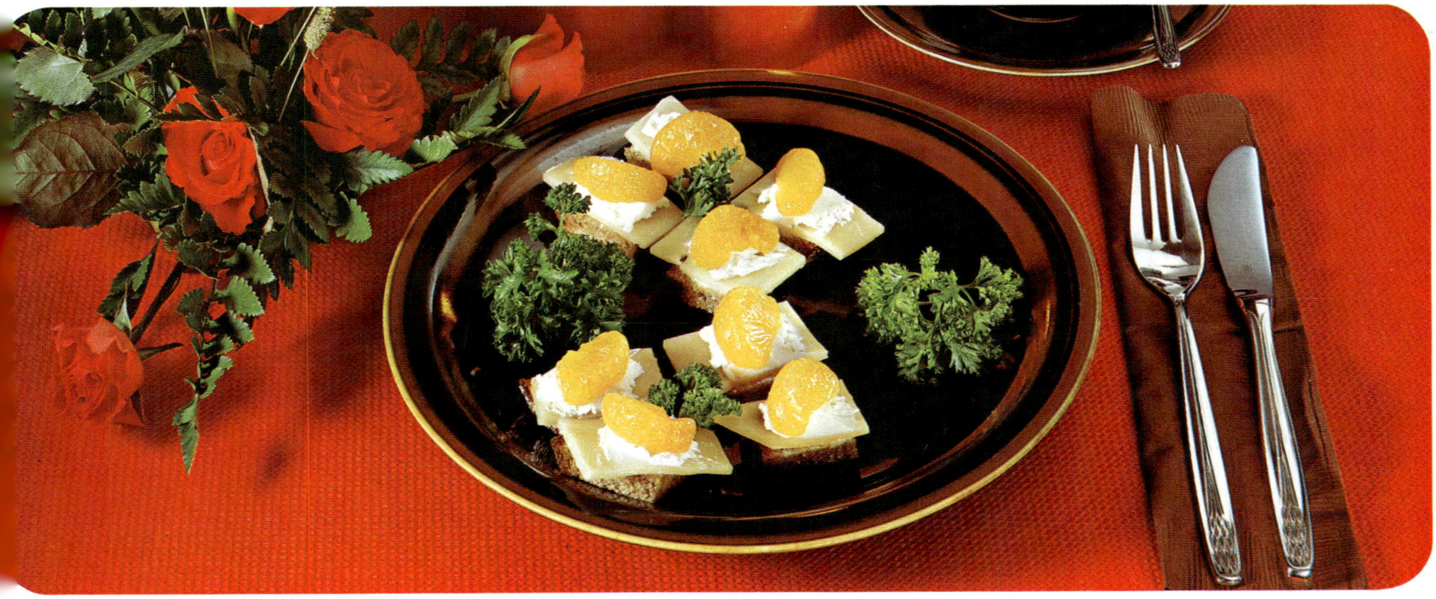

13. Tag morgens

Zutaten pro Person	Intensivkost kcal	Intensivkost kJ	Intensivkost BE	Normalkost kcal	Normalkost kJ	Normalkost BE	Zubereitung
Schnitzer-Naturmüsle (Hafer) mit Erdbeeren und Banane/Birne							
1. Vorbereitung (60 g Hafer mahlen und in 110 g Wasser einweichen)	232,53	972,0	3,00				
2. Weitere Zubereitung (Zitronensaft und Apfel beigeben)	41,38	173,0	0,80				
3. Tischfertigmachen							Das Pulvin unter den Brei mischen. Die Erdbeeren waschen, vier davon beiseite legen, den Rest vierteln und ebenfalls untermischen. Bei Intensivkost zusätzlich die Birne raspeln und zugeben. Nur bei Normalkost: Die kleine Banane in dünne Scheiben schneiden und mit saurer Sahne leicht unterheben. Das Müsle mit den restlichen 4 Erdbeeren und dem Walnußkern garnieren.
1 TL Pulvin	–	–	–				
100 g Erdbeeren	35,88	150,0	0,66				
1 Walnußkern	20,00	83,7	0,03				
Nur bei NK:	329,79	1378,7	4,49	329,79	1378,7	4,49	
1 EL saure Sahne				19,00	79,5	–	
1 kleine Banane (60 g)				39,47	165,0	1,20	
				388,26	1623,2	5,69	
Nur bei Intensivkost zusätzlich: 1 Birne (100 g)	60,00	251,0	1,00				
	389,79	1629,7	5,49				
Dazu: 1 Tasse beliebigen Tee und 1 TL Blütenpollen							**Nicht vergessen:** 30 g Weizen aus kontrolliertem Anbau, grob geschrotet, für die Beilage am Mittag in 55 g Wasser einweichen. Wasser an den keimenden Weizenkörnern und Sojabohnen erneuern.
Zusätzlich bei Schnitzer-Normalkost							
Nuß-Vollkornbrötchen							
1 Nuß-Vollkornbrötchen				186,29	778,7	2,50	Das selbstgebackene oder bei einem Schnitzer-Vollkornbäcker gekaufte Nuß-Vollkornbrötchen durchschneiden, mit Butter bestreichen und zum oder nach dem Müsle essen.
5 g Butter				38,75	162,0	–	
				225,04	940,7	2,50	
Summe Frühstück:	389,79	1629,7	5,49	613,30	2563,9	8,19	

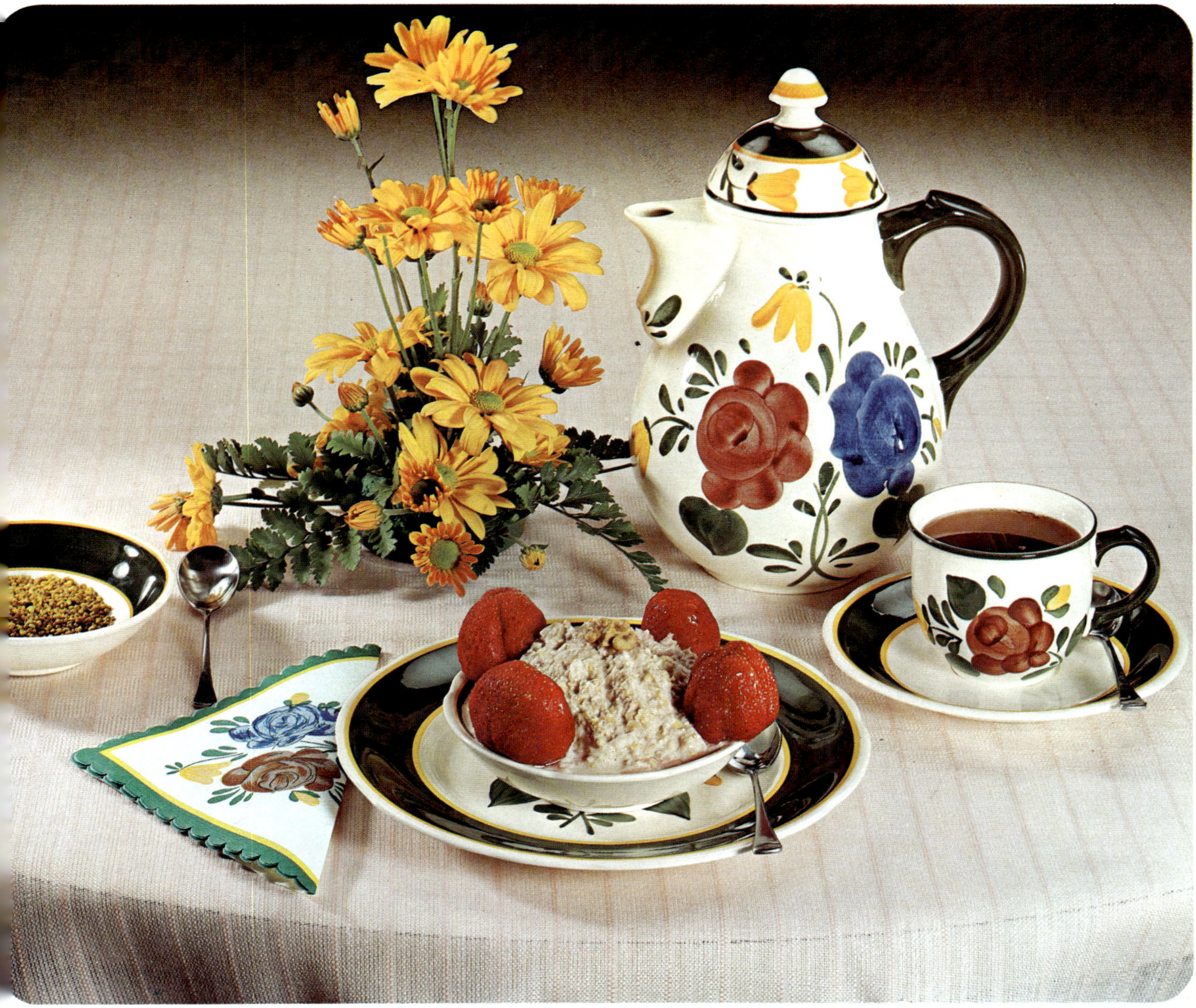

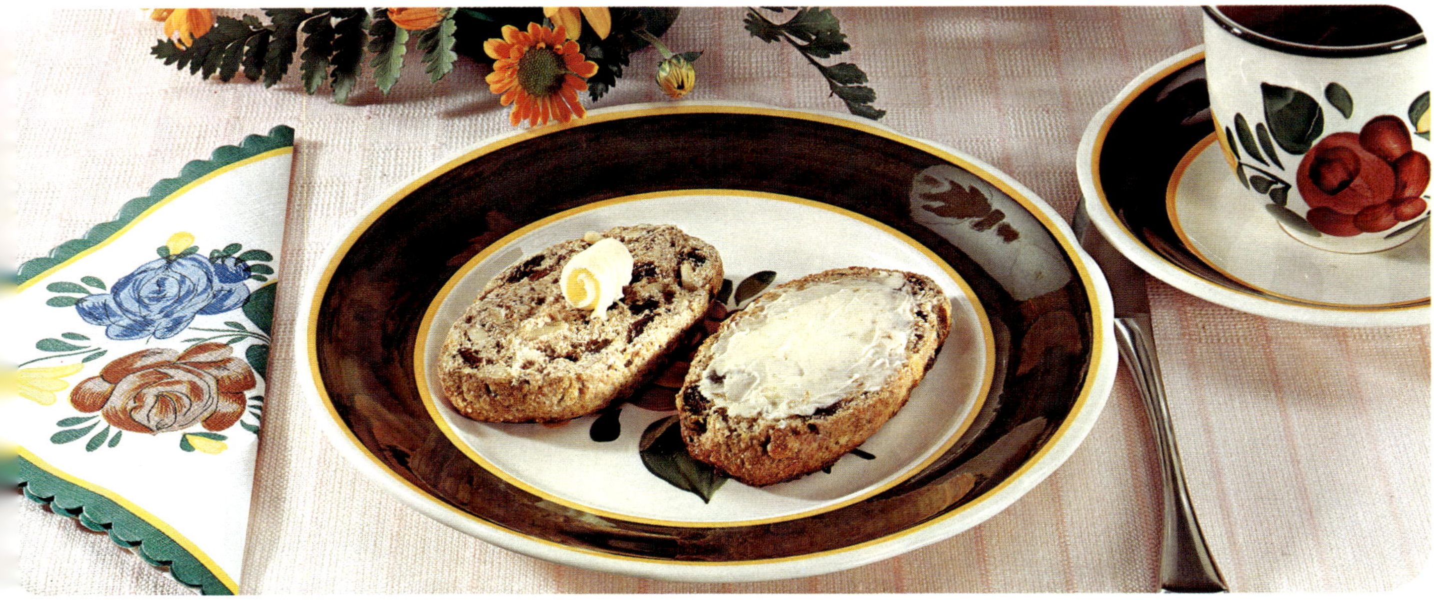

13. Tag mittags

Zutaten pro Person	Intensivkost kcal	Intensivkost kJ	Intensivkost BE	Normalkost kcal	Normalkost kJ	Normalkost BE
Möhrensalat						
1 TL Distelöl	44,95	188,8	–			
1 TL Obstessig	–	–	–			
1 TL Zitronensaft	1,19	5,0	–			
Schnittlauch	–	–	–			
Kerbel	–	–	–			
150 g Karotten	43,06	180,0	–			
15 Haselnüsse gehackt	172,80	723,3	–			
	262,00	1097,1	–	262,00	1097,1	–

Zubereitung: Tunke aus Distelöl, Obstessig, Zitronensaft, kleingehacktem Schnittlauch, kleingehackten Haselnüssen und Kerbel zubereiten. Die Karotten direkt in die Tunke reiben und gut damit vermengen. Zum Servieren mit einem Rest gehacktem Schnittlauch bestreuen.

Zutaten pro Person	Intensivkost kcal	Intensivkost kJ	Intensivkost BE	Normalkost kcal	Normalkost kJ	Normalkost BE
Bunter Endiviensalat						
1 EL Distelöl	89,90	377,6	–			
1 TL Obstessig	–	–	–			
Liebstöckel, Rosmarin	–	–	–			
1 TL Zitronensaft	1,19	5,0	–			
100 g Endiviensalat	13,15	55,0	–			
½ Orange	19,13	80,0	0,50			
½ Apfel	25,11	105,0	0,50			
	148,48	622,6	1,00	148,48	622,6	1,00

Zubereitung: Endiviensalat in zarte Streifen schneiden, waschen und in die vorbereitete Tunke aus Distelöl, Obstessig, gehackten Kräutern und Zitronensaft geben. Die Orange und den Apfel schälen und beides in dünne Streifen schneiden. Ebenfalls in die Soße geben und alles gut miteinander vermengen.

Zutaten pro Person	Intensivkost kcal	Intensivkost kJ	Intensivkost BE	Normalkost kcal	Normalkost kJ	Normalkost BE
Rote-Bete-Salat						
1 TL Distelöl	44,95	188,8	–			
1 TL Obstessig	–	–	–			
1 EL Zitronensaft	2,39	10,0	–			
100 g Rote Bete roh	28,70	120,0	–			
Petersilie	–	–	–			
Nur bei NK:	76,04	318,8	–	76,04	318,8	–
1 EL süße Sahne				60,28	252,0	–
				136,32	570,8	–

Zubereitung: Soße aus Distelöl, Obstessig und Zitronensaft zubereiten. Die Roten Bete schälen und fein direkt in die Soße raspeln. Nur bei Normalkost: süße Sahne zugeben. Gut untermengen und mit Petersiliensträußchen garnieren.

> **Nicht vergessen:** Wasser an keimenden Weizenkörnern und Sojabohnen erneuern.

Zutaten pro Person	Intensivkost kcal	Intensivkost kJ	Intensivkost BE	Normalkost kcal	Normalkost kJ	Normalkost BE
Borretsch-Weizenschrot						
30 g eingeweichter Weizenschrot	109,09	456,0	1,50			
Borretsch	–	–	–			
Nur bei NK:	109,09	456,0	1,50	109,09	456,0	1,50
1 EL saure Sahne				19,00	79,5	–
				128,09	535,5	1,50

Dazu: Frisches Leitungswasser oder mineralarmes Tafelwasser

Zubereitung: Den morgens eingeweichten Weizenschrot mit Borretsch gut vermischen. Nur bei Normalkost: saure Sahne dazugeben. Zusammen mit dem Möhrensalat auf einem Teller garnieren.

Zusätzlich bei Schnitzer-Normalkost

Zutaten pro Person	Intensivkost kcal	Intensivkost kJ	Intensivkost BE	Normalkost kcal	Normalkost kJ	Normalkost BE
Vollreis						
1 EL = 20 g brauner roher Vollreis				70,52	294,8	1,33
ca. 60 g Wasser				–	–	–
1 Prise Vollmeersalz				–	–	–
Petersilie				–	–	–
5 g Butterflocken				38,75	162,0	–
				109,27	456,8	1,33

Zubereitung: Den Reis ca. 30 Minuten garen, mit Butterflocken und Petersilie bestreut servieren.

Zutaten pro Person	Intensivkost kcal	Intensivkost kJ	Intensivkost BE	Normalkost kcal	Normalkost kJ	Normalkost BE
Pflaumen-Dessert						
100 g Pflaumen				58,61	245,0	1,25
1 EL süße Sahne				60,28	252,0	–
				118,89	497,0	1,25
Summe Mittagessen:	595,61	2494,5	2,50	903,05	3779,8	5,08

Zubereitung: Die Pflaumen waschen, entkernen, vierteln und in einem Glaskelch mit der steifgeschlagenen Sahne anrichten.

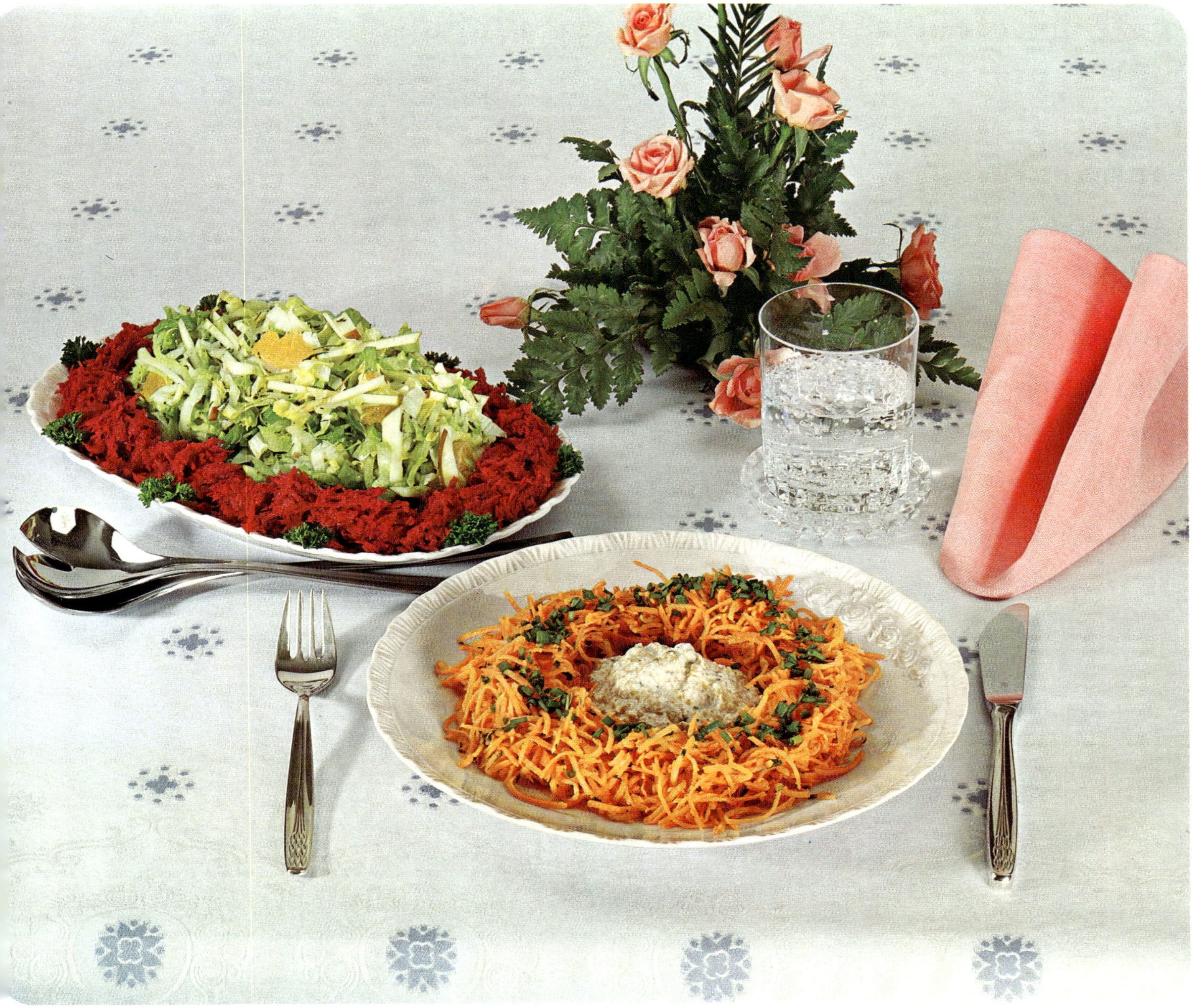

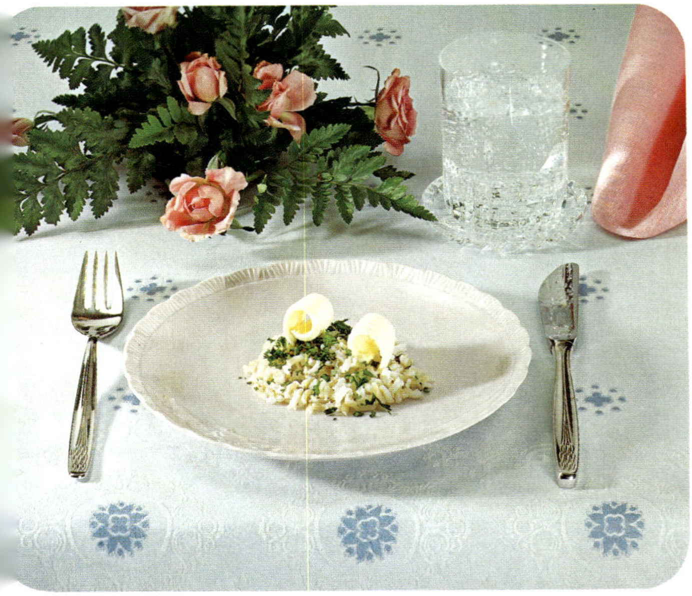

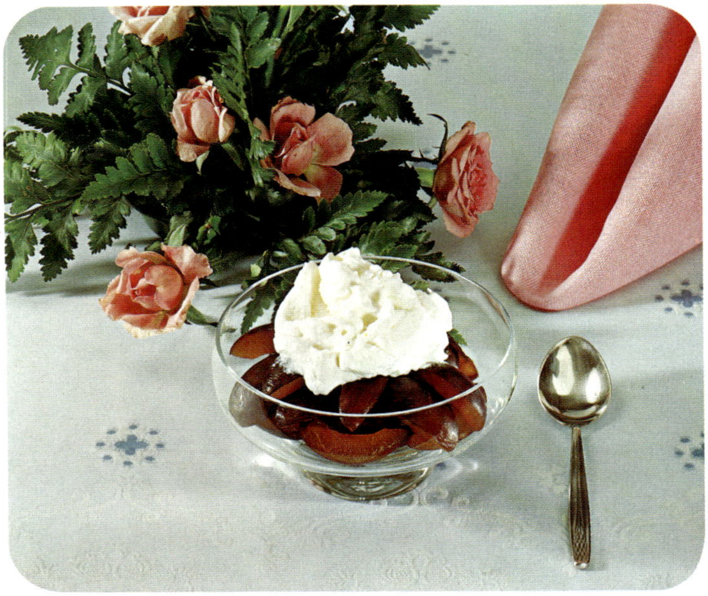

13. Tag abends

Zutaten pro Person	Intensivkost kcal	Intensivkost kJ	Intensivkost BE	Normalkost kcal	Normalkost kJ	Normalkost BE	Zubereitung
Chinakohl mit Tomaten							
1 EL Distelöl	89,90	377,6	–				Den Chinakohl von den welken Blättern befreien, dann wiegen und in kleine, ½ cm breite Streifen schneiden und ihn sogleich in die vorher zubereitete Tunke aus Distelöl, Obstessig und kleingewiegten Kräutern geben. Die Mandarinenschnitze vierteln und ebenfalls unterheben. Mit Tomaten, als Scheibenfächer garniert, auftragen.
1 TL Obstessig	–	–	–				
Petersilie, Basilikum, Dill	–	–	–				
100 g Chinakohl	16,07	67,2	–				
1 Mandarine (100 g)	38,27	160,0	1,00				
2 Tomaten (150 g)	26,91	112,5	–				
	171,15	717,3	1,00	171,15	717,3	1,00	
Radieschen-Salat							
1 TL Distelöl	44,95	188,8	–				Soße aus Distelöl, Obstessig und Dill zubereiten. Die Radieschen putzen, nicht schälen, in dünne Scheiben schneiden und mit der Soße vermengen. Mit Petersiliensträußchen garnieren.
1 TL Obstessig	–	–	–				
Dill	–	–	–				
1 Bund = 80 g Radieschen	9,56	40,0	–				
Petersilie	–	–	–				
	54,51	228,8	–	54,51	228,8	–	
Gekeimte Körner							
20 g gek. Weizenkörner	72,72	304,0	1,00				Die inzwischen gekeimten Weizenkörner und Sojabohnen zusammen mit dem Radieschensalat auf einem Teller anrichten.
20 g gek. Sojabohnen	88,99	372,0	0,50				
	161,71	676,0	1,50	161,71	676,0	1,50	
Dazu: Beliebigen Tee							**Nicht vergessen:** 60 g Weizen aus kontrolliertem Anbau mittelgrob mahlen und in 110 g frischem Wasser einweichen für das Müsle des nächsten Tages.
Zusätzlich bei Schnitzer-Normalkost							
Käse-Spießchen							
1 Weizen-Vollkornbrotscheibe (30 g)				65,88	275,4	1,20	Das Vollkornbrot mit der Butter bestreichen und in ca. 8 Würfel schneiden. Den Käse ebenfalls in ca. 8 Würfel schneiden und das Brot damit belegen. Darauf je 1 Traube mit einem Spießchen stecken.
5 g Butter				38,75	162,0	–	
30 g Emmentaler (45 %)				125,09	522,9	–	
30 g Edamer (30 %)				83,97	351,0	–	
30 g Trauben ca. 8 Stück hälftig hell und dunkel				20,81	87,0	–	
				334,50	1398,3	1,20	
Summe Abendessen:	387,37	1622,1	2,50	721,87	3020,4	3,70	

Tagessumme:	kcal	kJ	BE	kcal	kJ	BE
	1372,77	5746,30	10,49	2238,22	9364,10	16,97
	E	F	KH	E	F	KH
	35,52	61,36	158,90	63,11	109,82	229,82

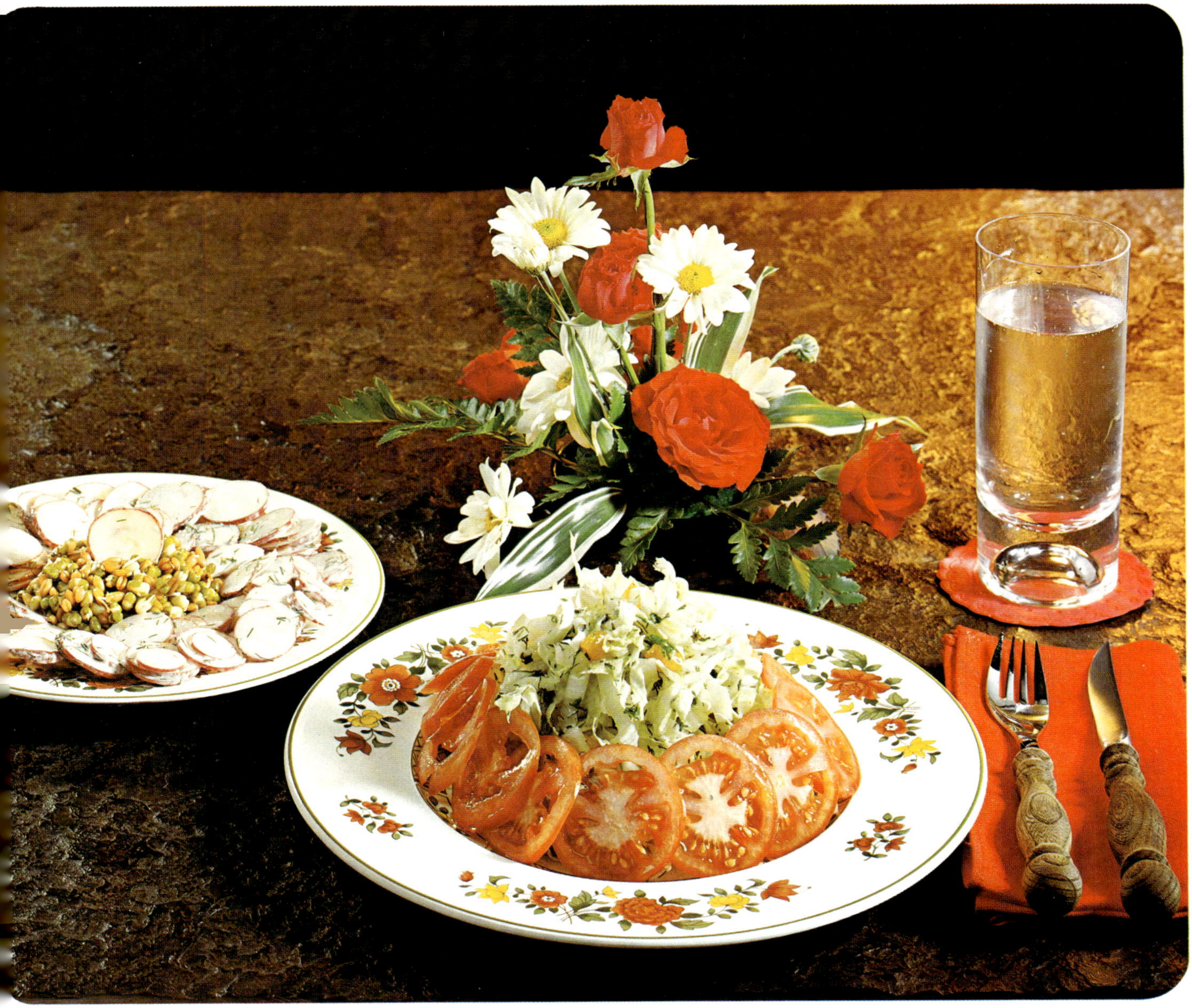

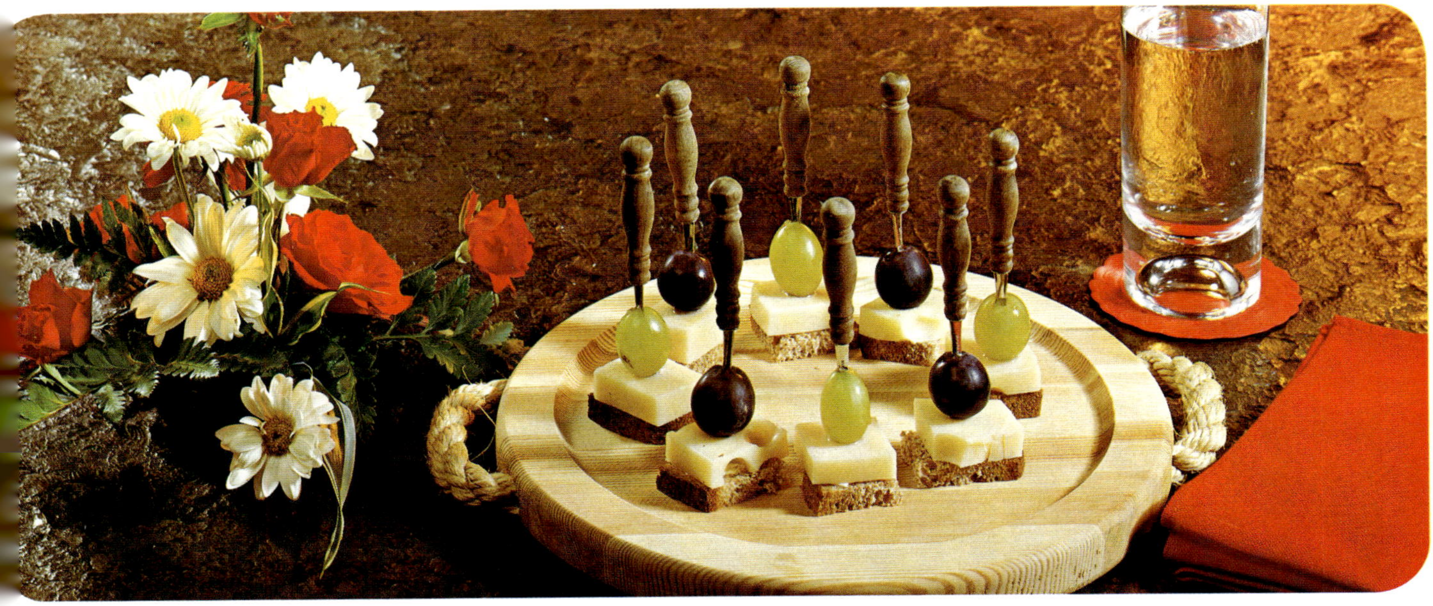

14. Tag morgens

Zutaten pro Person	Intensivkost kcal	Intensivkost kJ	Intensivkost BE	Normalkost kcal	Normalkost kJ	Normalkost BE	Zubereitung
Schnitzer-Naturmüsle mit Heidelbeeren							
1. Vorbereitung (Weizen mahlen und einweichen)							
2. Weitere Zubereitung (Zitronensaft und Apfel beigeben)	259,57	1085,0	3,80				
3. Tischfertigmachen							Das Pulvin unter den Brei mischen.
1 TL Pulvin	–	–	–				Die Heidelbeeren waschen, einige beiseite legen, den Rest unterheben. Nur bei Normalkost: süße Sahne zugeben. Die 5 Haselnüsse grob mahlen, das Müsle damit bestreuen und mit den restlichen Heidelbeeren garnieren.
100 g Heidelbeeren	59,80	250,0	1,00				
6 Haselnüsse	69,13	289,0	0,10				
Nur bei NK:	388,50	1624,0	4,90	388,50	1624,0	4,90	
1 EL süße Sahne				60,28	252,0	–	
				448,78	1876,0	4,90	
Dazu: 1 Tasse beliebigen Tee und 1 TL Blütenpollen							**Nicht vergessen:** Für das Mittagessen 30 g Roggen, grob geschrotet, in 55 g Wasser einweichen.
Zusätzlich bei Schnitzer-Normalkost							
Rosinen-Vollkornbrötchen							
1 Rosinen-Vollkornbrötchen				151,69	634,1	2,50	Das selbstgebackene oder bei einem Schnitzer-Vollkornbäcker gekaufte Rosinen-Vollkornbrötchen mit Butter zu oder nach dem Müsle servieren.
5 g Butter				38,72	162,0	–	
				190,41	796,1	2,50	
Summe Frühstück:	388,50	1624,0	4,90	639,19	2672,1	7,40	

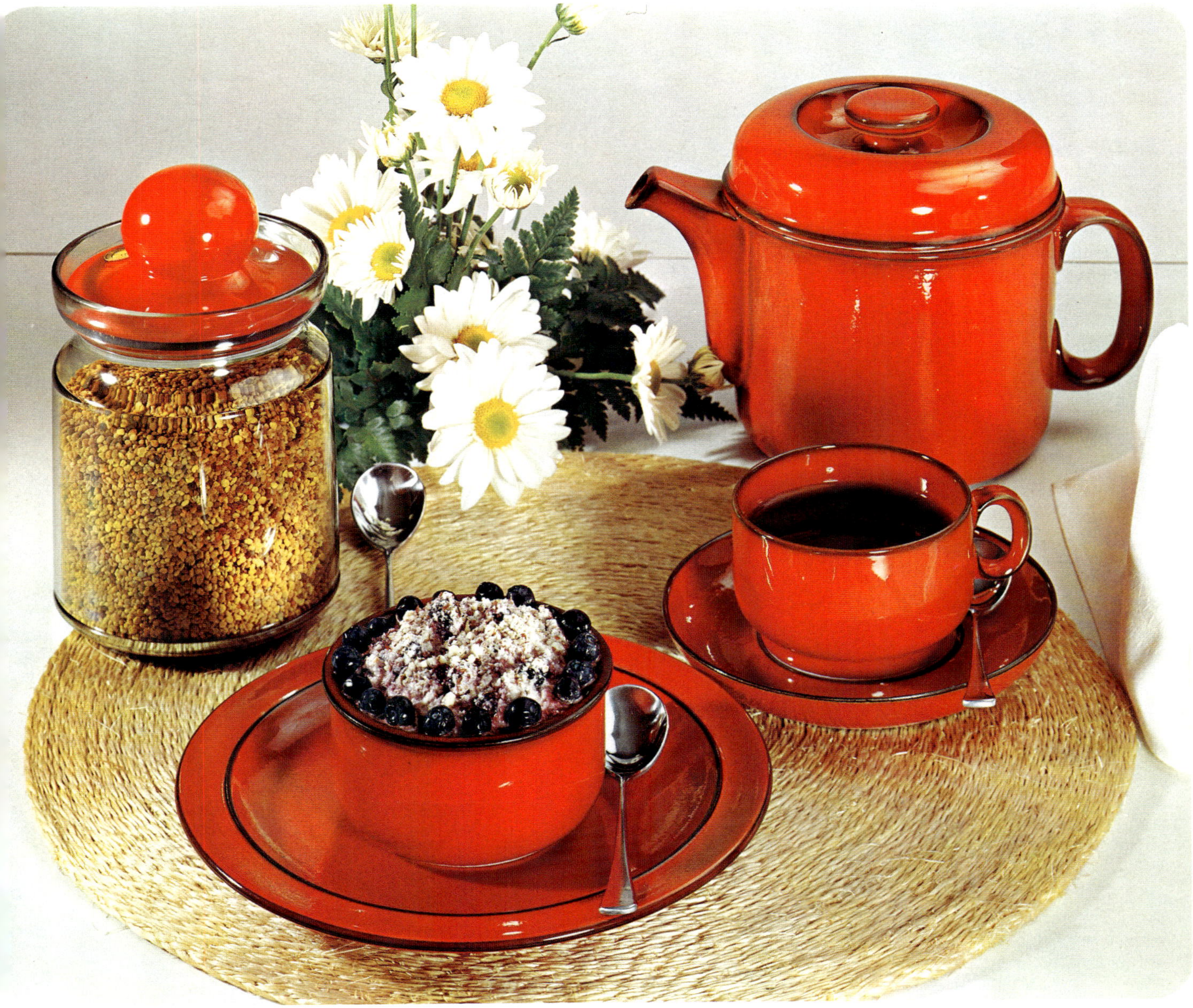

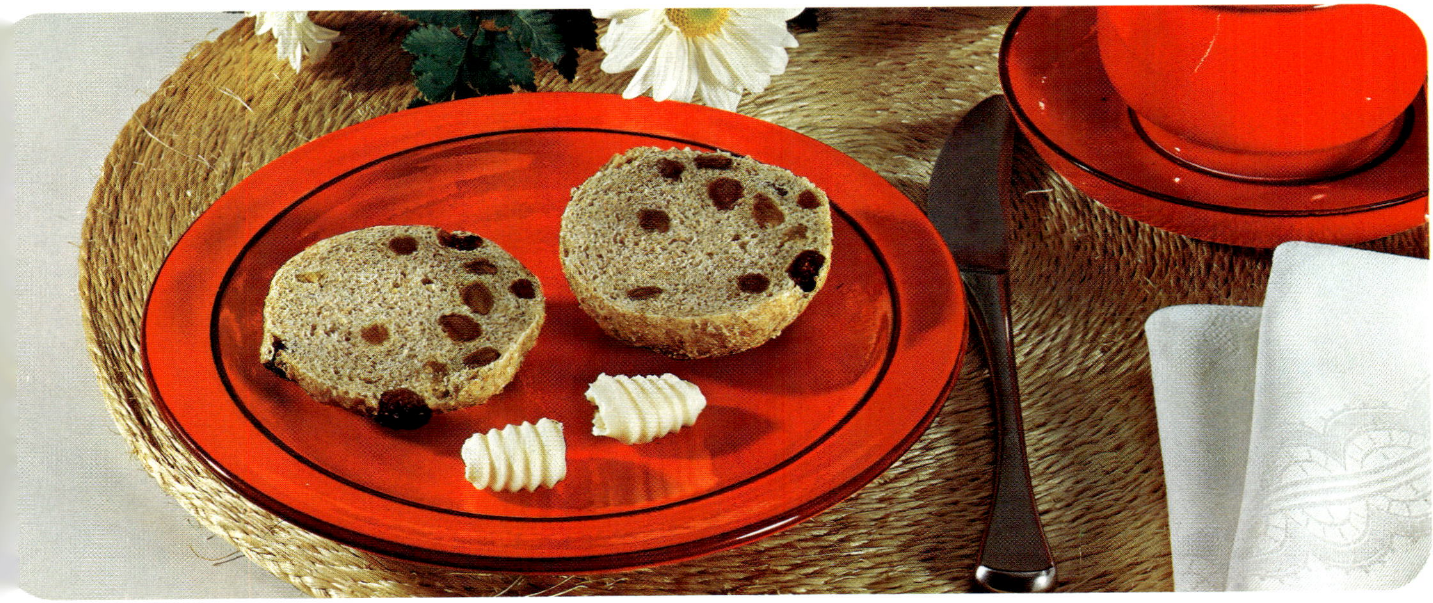

14. Tag mittags

Zutaten pro Person	Intensivkost kcal	Intensivkost kJ	Intensivkost BE	Normalkost kcal	Normalkost kJ	Normalkost BE	Zubereitung
Blumenkohlsalat							
1 EL Distelöl	89,90	377,6	–				Aus Distelöl, Zitronensaft und Kräutern die Tunke zubereiten. Den Blumenkohl vom Strunk lösen, waschen, ganz fein schneiden und unterheben. Nur bei Normalkost: süße Sahne dazugeben. Mit dünnen Zitronenscheiben garnieren.
2 EL Zitronensaft	4,78	20,0	–				
Estragon, Zitronenmelisse	–	–	–				
100 g Blumenkohl roh	16,74	70,0	–				
Zitronenscheiben	–	–	–				
	111,42	467,6	–	111,42	467,6	–	
Nur bei NK: 1 EL süße Sahne				60,28	252,0	–	
				171,70	719,6	–	
Tomaten in Meerrettichsoße							
10 g frisch geriebenen Meerrettich	3,94	16,5	–				Die Meerrettichsoße aus frischem, geriebenem Meerrettich, Distelöl, geriebenem Apfel und Zitronensaft zubereiten. Nur bei Normalkost: Sauermilch unterheben. Die in kleine Würfel geschnittenen Tomaten in einen Glaskelch geben und die Meerrettichsoße darübergießen.
1 TL Distelöl	44,95	188,8	–				
½ geriebenen Apfel	50,23	210,0	1,00				
1 TL Zitronensaft	1,19	5,0	–				
200 g Tomaten	35,88	150,0	–				
	136,19	570,3	1,00	136,19	570,3	1,00	
Nur bei NK: 1 EL Sauermilch				12,67	53,0	–	
				148,86	623,3	1,00	
Kohlrabisalat							
1 TL Distelöl	44,95	188,8	–				Kräutersoße aus Distelöl, Zitronensaft und gehackten Kräutern zubereiten. Die geschälten Kohlrabi direkt hineinraspeln und gut vermengen. Mit Petersilie garnieren.
1 TL Zitronensaft	1,19	5,0	–				
Pimpernelle, Liebstöckel	–	–	–				
2 Kohlrabi (200 g)	62,00	260,0	–				
Petersilie	–	–	–				
	108,14	453,8	–	108,14	453,8	–	
Schnittlauch-Roggenschrot							
30 g eingeweichter Roggenschrot	107,65	450,0	1,50				Den morgens eingeweichten Roggenschrot mit dem kleingehackten Schnittlauch gut vermengen. In einem kleinen Teller servieren.
Schnittlauch	–	–	–				
	107,65	450,0	1,50	107,65	450,0	1,50	
Dazu: Frisches Leitungswasser oder mineralarmes Tafelwasser							

> **Nicht vergessen:** 30 g grob geschroteten Weizen in 55 g Wasser einweichen für abends.

Zusätzlich bei Schnitzer-Normalkost

Zutaten pro Person	Intensivkost kcal	Intensivkost kJ	Intensivkost BE	Normalkost kcal	Normalkost kJ	Normalkost BE	Zubereitung
Vollkornpfannkuchen mit Quarkfüllung							
50 g Weizen				181,81	760,0	2,50	Den Weizen ganz fein mahlen und zusammen mit der süßen Sahne, dem Wasser, dem Vollmeersalz und dem Eigelb zu einem dünnen Pfannkuchenteig verrühren. In einer Pfanne ohne Fett 2–3 dünne Pfannkuchen ausbacken. Den Quark mit der süßen Sahne und kleingewiegten Kräutern vermischen und gleichmäßig auf die Pfannkuchenhälften verteilen. Die eine Pfannkuchenhälfte darüberschlagen. Mit Petersilie garnieren.
2 EL süße Sahne				120,56	503,9	–	
100 g Wasser				–	–	–	
1 Eigelb				41,86	175,0	–	
1 Prise Vollmeersalz				–	–	–	
2 EL = 60 g Quark (20 %)				53,11	222,0	–	
1 EL süße Sahne				60,28	252,0	–	
kleingewiegte Kräuter				–	–	–	
Petersilie				–	–	–	
				457,62	1912,9	2,50	
Grapefruit-Dessert							
1 Grapefruit (100 g)				43,00	180,0	0,83	Die Grapefruit quer halbieren. Mit einem Grapefruitmesser die Schnitze von der Schale lösen und mit einem Dessertlöffel und einer kleinen Gabel servieren.
Summe Mittagessen:	463,40	1941,7	2,50	1036,97	4339,6	5,83	

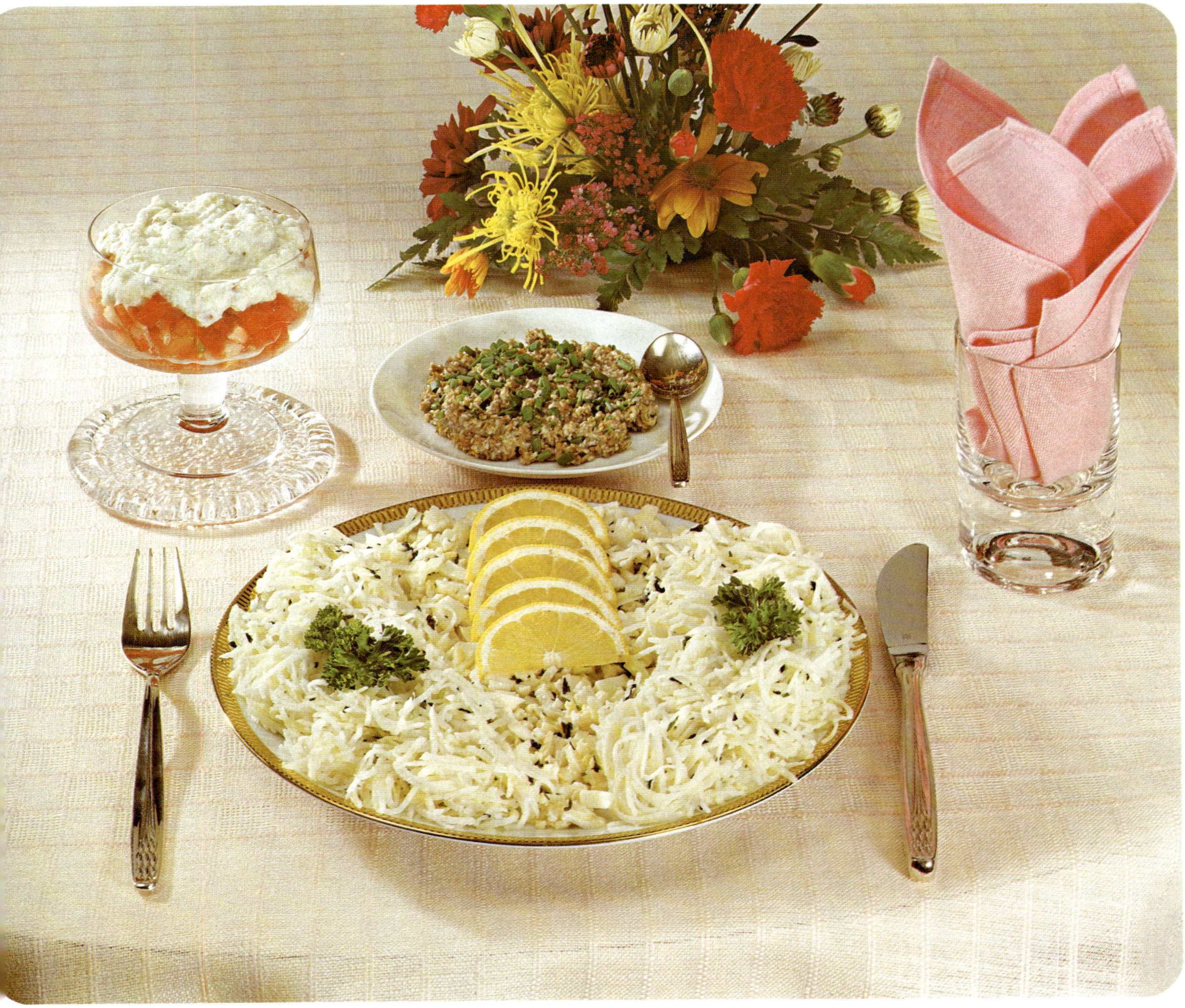
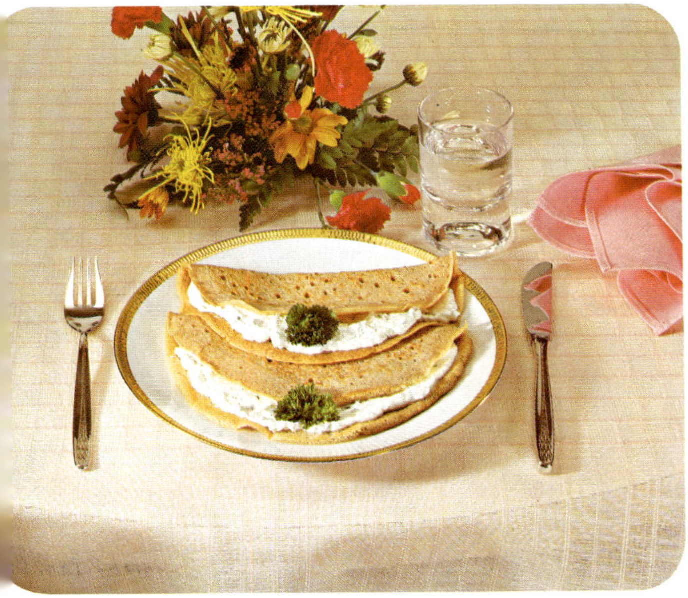
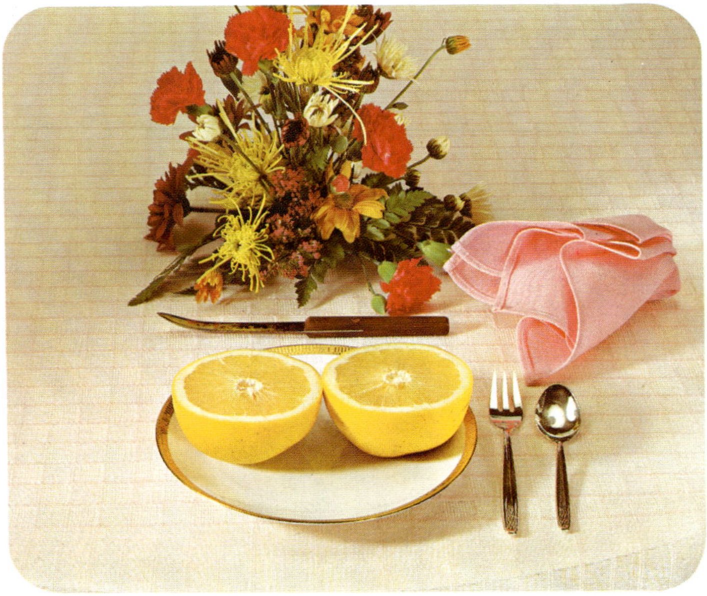

14. Tag abends

Zutaten pro Person	Intensivkost kcal	Intensivkost kJ	Intensivkost BE	Normalkost kcal	Normalkost kJ	Normalkost BE
Erbsensalat						
1 TL Distelöl	44,95	188,8	–			
1 TL Obstessig	–	–	–			
Estragon	–	–	–			
100 g rohe Erbsen	79,18	331,0	5,00			
Nur bei NK:	124,13	519,8	5,00	124,13	519,8	5,00
1 EL Sauermilch				12,67	53,0	0,08
				136,80	572,8	5,08

Obstessig und Distelöl vermischen und mit Estragon abschmecken. Die frischen Erbsen mit dem Daumen aus der geöffneten Schote drücken, wiegen und rasch kalt abspülen. Mit der Tunke vermischen.
Nur bei Normalkost: Sauermilch unterheben.

Zutaten pro Person	Intensivkost kcal	Intensivkost kJ	Intensivkost BE	Normalkost kcal	Normalkost kJ	Normalkost BE
Spinatsalat						
1 TL Distelöl	44,95	188,8	–			
1 TL Obstessig	–	–	–			
1 TL Zitronensaft	1,19	5,0	–			
Paprika edelsüß	–	–	–			
Schnittlauch	–	–	–			
100 g frischen Spinat	17,94	75,0	–			
Nur bei NK:	64,08	268,8	–	64,08	268,8	–
1 EL saure Sahne				19,00	79,5	–
				83,08	348,3	–

Den Spinat waschen, die dicken Stiele entfernen, nochmals waschen und abtropfen lassen. Für die Tunke das Distelöl, den Obstessig, den Zitronensaft und Paprika verrühren. Nur bei Normalkost: saure Sahne dazugeben. Den Spinat darin vermengen und mit Schnittlauch bestreut servieren.

Zutaten pro Person	Intensivkost kcal	Intensivkost kJ	Intensivkost BE	Normalkost kcal	Normalkost kJ	Normalkost BE
Gurkenwürfel mit Tomatenachteln						
1 TL Distelöl	44,95	188,8	–			
2 TL Obstessig	–	–	–			
Basilikum, Petersilie	–	–	–			
1 Salatgurke (200 g)	14,35	60,0	–			
2 Tomaten (100 g)	17,94	75,0	–			
	77,24	323,8	–	77,24	323,8	–

Das Distelöl und den Obstessig mit kleingehacktem Basilikum und Petersilie vermengen. Die Salatgurke gut waschen, schälen und in kleine Würfelchen schneiden. In einen Glaskelch füllen, die Tunke darübergeben und mit Tomatenachteln sternförmig garnieren.

Zutaten pro Person	Intensivkost kcal	Intensivkost kJ	Intensivkost BE	Normalkost kcal	Normalkost kJ	Normalkost BE
Rosmarin-Weizenschrot						
30 g eingeweichter Weizenschrot	109,09	456,0	1,50			
Rosmarin	–	–	–			
	109,09	456,0	1,50	109,09	456,0	1,50

Den mittags eingeweichten Weizenschrot mit dem kleingewiegten Rosmarin gut vermischen. Zusammen mit dem Erbsensalat mit Rosmarin bestreut anrichten.

Dazu: Beliebigen Tee

Zusätzlich bei Schnitzer-Normalkost

Zutaten pro Person	Intensivkost kcal	Intensivkost kJ	Intensivkost BE	Normalkost kcal	Normalkost kJ	Normalkost BE
Spiegelei						
1 Spiegelei				83,73	350,0	–
1 Scheibe = 30 g Weizen-Vollkornbrot				65,88	275,4	1,20
Schnittlauch				–	–	–
				149,61	625,4	1,20
Summe Abendessen:	374,54	1568,4	6,50	555,82	2326,8	7,78

Das Spiegelei in einer Pfanne, ohne Fett, leicht backen und mit Schnittlauch bestreuen.
Zusammen mit einer Scheibe Weizen-Vollkornbrot servieren.

Tagessumme:	Intensivkost			Normalkost		
	kcal	kJ	BE	kcal	kJ	BE
	1226,44	5134,10	13,90	2231,98	9338,50	21,01
	E	F	KH	E	F	KH
	34,44	44,30	161,30	72,43	95,90	254,54

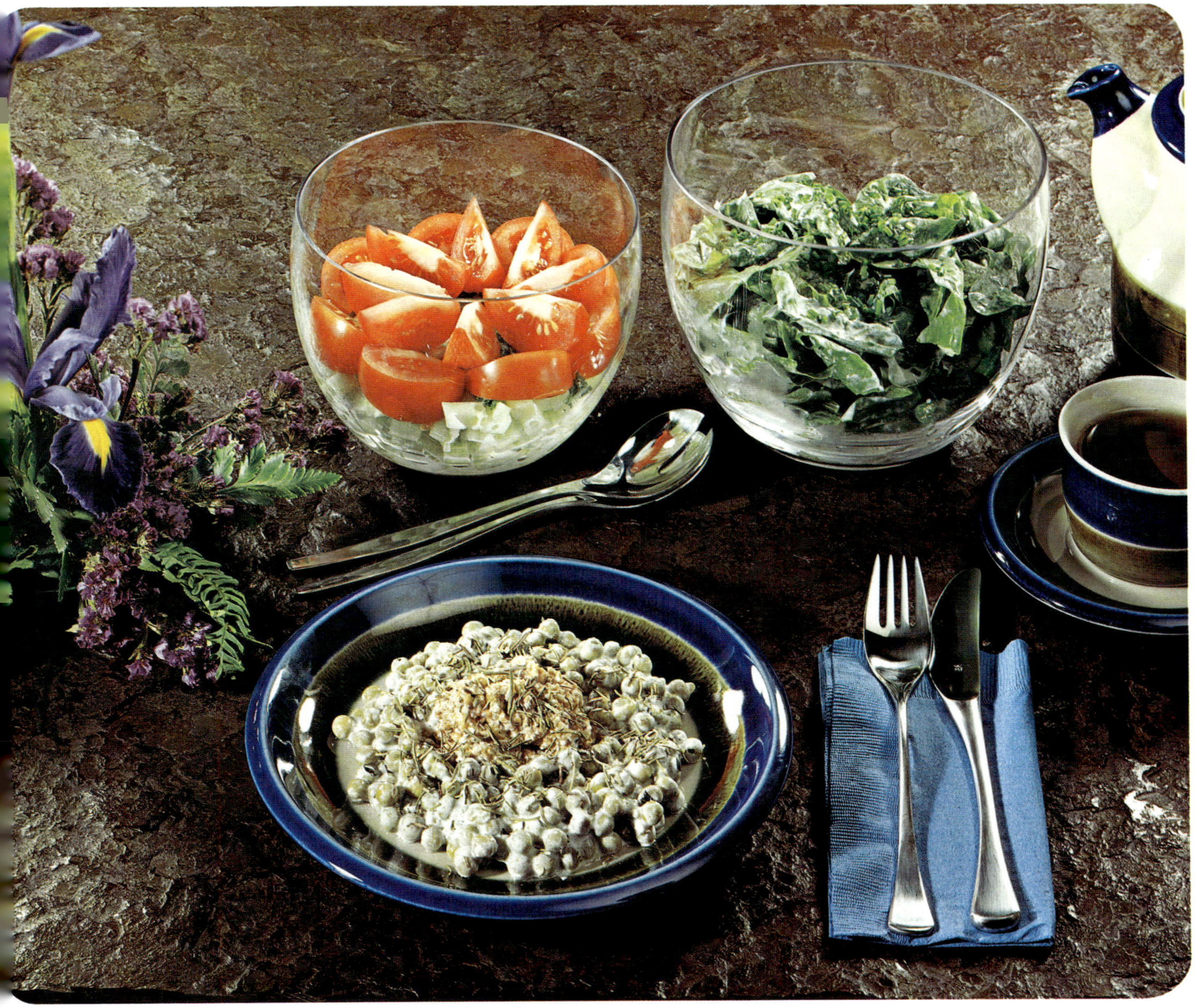

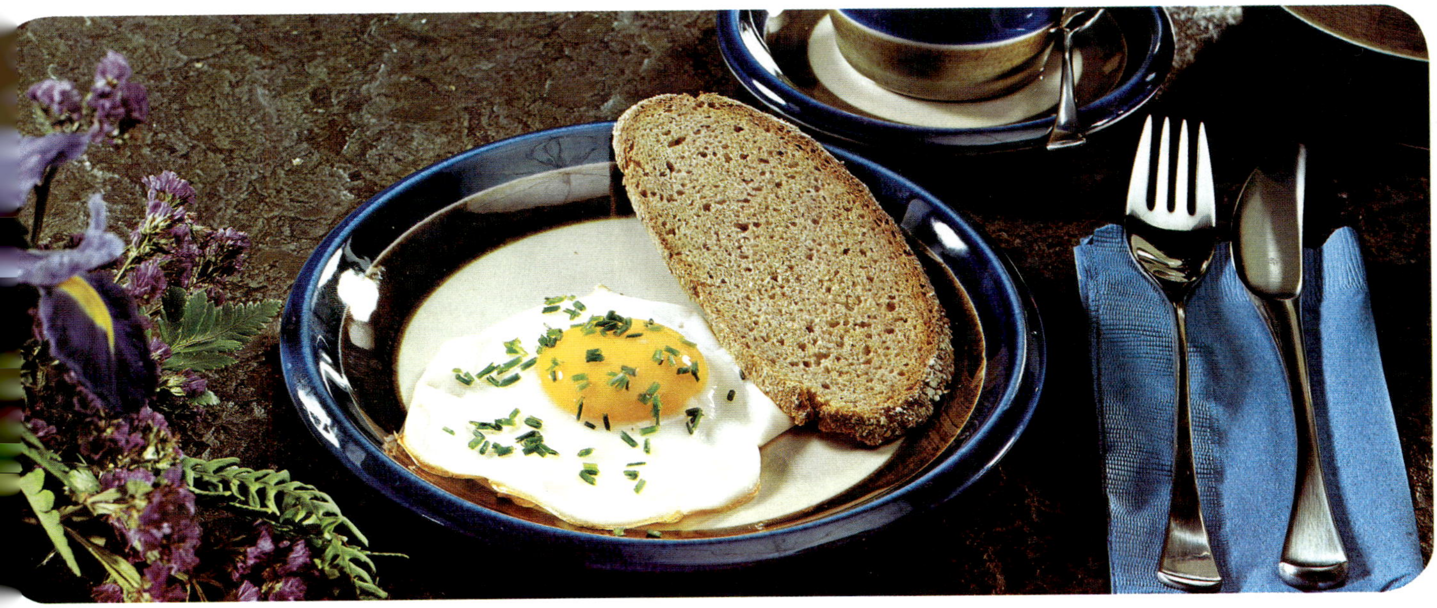

Bauernvollkornbrot und Weizen-Vollkornbrötchen

Zutaten:

1250	g	Weizen aus kontrolliertem Anbau
250	g	Weizen
850	g	kaltes Leitungswasser
75	g	Hefe
25	g	Voll-Meersalz

Das Bauernvollkornbrot ist ganz einfach und schnell zu backen, damit Sie jederzeit leicht und schnell Ihre Familie oder Gäste mit einer besonderen Delikatesse überraschen können.

Zunächst wiegt man das Wasser ab. Meßgefäße sind zu ungenau. Man stellt eine größere Schüssel auf die Waage, merkt sich das Gewicht, zählt 850 Gramm hinzu, stellt das neue Gewicht ein und gießt so lange Wasser hinein, bis die Waage im Gleichgewicht ist.

Dann wiegt man 75 g Hefe und 25 g Voll-Meersalz ab, zerbröselt die Hefe mit der Hand und löst beides durch Umrühren im Wasser auf.

Nebenher mahlt man mit einer Getreidemühle mit Mahlsteinen die abgewogenen 1250 g Weizen zu feinem Vollkornmehl.

Inzwischen kann auch der Backofen auf 240° aufgeheizt werden. Ganz unten in den Ofen stellt man einen flachen Kochtopf mit 2–3 cm warmem Wasser darin, um die nötige Feuchtigkeit für den Anfang des Backens zu haben.

Ist die Hefe im Wasser aufgelöst, so rührt man nun von dem frischgemahlenen Vollkornmehl soviel hinein, wie sich mit dem Kochlöffel leicht hineinarbeiten läßt. Wird der Teig dicker, so schüttet man den Rest Vollkornmehl auf den Küchentisch, macht in der Mitte eine Mulde, kippt in diese den Teig hinein und arbeitet mit den (vorher gründlich gewaschenen) Händen vom Rande her immer mehr Vollkornmehl in den Teig ein, bis alles vom Teig aufgenommen ist. (Wenn Sie den Teig mit einer Küchenmaschine kneten, gehen Sie am besten so vor: Bei langsamer Geschwindigkeit werden zuerst Salz und Hefe im Wasser verrührt. Dann geben Sie bei laufender Maschine nach und nach das Mehl zu, bis alles Mehl eingeknetet ist. Danach noch 10 Minuten lang bei langsamer bis mittlerer Geschwindigkeit durchkneten.)

Nun mahlt man noch einmal ca. 250 g Weizen, um etwas „Streumehl" zu haben.

Beim Kneten von Hand wird immer ein wenig Vollkornmehl auf den Tisch gestreut, damit der Teig nicht anklebt. Richtig geknetet wird, indem man immerfort auf der einen Seite des Teigstücks („Teigschluß" genannt) Teig nach innen knetet, so daß auf der anderen Seite sich die „Teighaut" immer schön spannt.

Nun läßt man dem Teig auf dem Küchentisch 20 Minuten „Teigruhe", damit sich die Hefe entwickeln kann. Würde man das Brot jetzt schon backen, würde es kleinporig und schwer werden.

Nach 20 Minuten Teigruhe knetet man den Teig noch einmal 10 Minuten intensiv durch, so daß alle Luft herausgedrückt wird. Noch besser wird Ihr Brot, wenn Sie den Teig zwei- bis dreimal je 10 Minuten ruhen lassen und danach jeweils kräftig zusammenkneten. Diese zusätzliche Mühe wird belohnt, indem das Brot nachher ganz besonders locker, luftig und großporig wird.

Zwischenhinein wiegt man den Teig genau, um nachher am Gewichtsverlust (12 %) feststellen zu können, wann das Brot ausgebacken ist.

Beim Kneten soll ein schönes rundes Teigstück entstehen, mit dem Teigschluß auf der einen, einer glatten Teighaut auf der anderen Seite. Man setzt nun diesen runden Leib mit dem Teigschluß nach unten auf das gefettete und mehlbestreute Backblech und überstreut den Laib ebenfalls mit Vollkornmehl. Dann deckt man vorsichtig ein leichtes leinenes Tuch darüber und läßt den Laib 10 bis höchstens 20 Minuten, je nach Wärme und Triebkraft im Teig, gehen. Wenn das Teigstück an der Oberfläche die ersten kleinen Öffnungen vom Gehen zeigt, muß der Laib sofort in den vorgeheizten Ofen bei 240° C eingeschoben werden. Hat man zu früh eingeschoben, wird das Brot sehr hoch, zu feinporig und reißt stark auf. Hat man es zu spät eingeschoben, läuft es auseinander und wird flach wie ein Pfannkuchen. Hat man den richtigen Moment gewählt, so wird es mittelhoch, großporig und locker und reißt kaum auf. Da das Brot aber in jedem Fall gut schmeckt, kann man sich mit den Feinheiten der Backkunst in diesem Punkte ruhig einige Male Erfahrung gönnen.

Nach 20 Minuten Backzeit wird die Temperatur auf 170 ° C zurückgedreht. So läßt man das Brot eine ganze weitere Stunde ausbacken. Zur Prüfung, ob das Brot ganz ausgebacken ist oder nicht, kann man es zwischendurch schnell aus dem Ofen herausnehmen und auf die Waage legen: Wenn es etwa 12 % des Teiggewichts, also etwa 250 g verloren hat, ist es ausgebacken. Diese Probe ist zuverlässiger als die Stricknadelprobe, bei welcher die Hausfrau prüft, ob das Teiginnere klebrig ist.

Das fertige Brot nimmt man aus dem Ofen und setzt es auf ein Kuchen-Drahtgitter, so daß es nach allen Seiten ausdünsten kann.

Ist es ausgekühlt, wird es offen oder eingeschlagen in ein leinenes Tuch an einem trockenen, kühlen Ort aufbewahrt (nicht im Kühlschrank oder im Brotkasten; das fördert die Schimmelbildung).

Dieses köstliche Bauernvollkornbrot kann auch ganz frisch, kaum abgekühlt, ohne jeden Nachteil gegessen werden. Man nehme aber dann zum Schneiden ein frisch gewetztes Messer oder eine Brotschneidemaschine, die man noch mit etwas Butter einfettet, so daß das ganz frische Brot nicht krümelt, sondern einwandfrei geschnitten werden kann.

Aus dem gleichen Teig können Sie auch ca. 60 Weizen-Vollkornbrötchen herstellen. Hierzu wiegen Sie nach der Teigruhe lauter Teigstückchen zu 45 g ab. Immer zwei davon legen Sie nebeneinander auf den Tisch, kneten mit jeder Hand eines zunächst drückend, bis austretende Feuchtigkeit ein Rutschen der Teigstücke verhindert. Dann legt man die Hände wie ein „Käfig" locker über die Teigstücke und rollt sie darin kreisend über den Tisch. Hierbei soll die linke Hand im Uhrzeigersinn, die rechte Hand in entgegengesetzter Richtung Kreisbewegungen ausführen. So entstehen runde Teigkugeln, die eine glatte Teighaut und an einer Stelle einen sauberen Teigschluß haben.

Die so geformten Teigkugeln werden mit dem Teigschluß nach unten auf gefettete Backbleche gesetzt und mit Tüchern abgedeckt. Nach ca. 10 Minuten Gehzeit kann man sie in den Ofen einschieben. Gibt man gleichzeitig zwei Backbleche hinein, so sollte man nach ca. 15 Minuten oberes und unteres Blech austauschen, damit beide die gleiche Ober- und Unterhitze erhalten. Nach ca. 30 Minuten Backzeit bei 240 ° C sind die Brötchen ausgebacken.

Auch bei den Brötchen soll ein Gefäß mit kochendem Wasser im Backofen nicht fehlen. Zusätzlich kann man die Teigkugeln kurz vor dem Einschieben mit einem weichen Pinsel mit Wasser bestreichen, um eine besonders schöne Oberfläche zu erhalten.

Die Bücher des Schnitzer Verlags

Die Bücher des Schnitzer Verlags vermitteln Ihnen ein fundiertes Wissen über die natürlichen Gesundheitsgrundlagen, die Ursachen der chronischen Zivilisationskrankheiten und die Möglichkeiten zu deren Verhütung und Überwindung sowie über die praktische Anwendung einer urgesunden Ernährung. Es sind u. a. folgende Titel erhältlich.

Dr. J. G. Schnitzer
Das volle Leben
ISBN-Nr. 3-922894-85-2,
136 Seiten

Dr. J. G. Schnitzer
Der alternative Weg zur Gesundheit
ISBN-Nr. 3-570-01699-4
Mosaik-Verlag, München,
256 Seiten

Dr. J. G. Schnitzer
Das Kursbuch der gesunden Ernährung
ISBN-Nr. 3-922894-65-8,
64 Seiten

Dr. J. G. Schnitzer/M. Schnitzer
Schnitzer-Intensivkost/ Schnitzer-Normalkost
ISBN-Nr. 3-922894-45-3
mit 14-Tage-Menüplänen,
Berechnungsangaben und
100 Farbtafeln,
186 Seiten

Dr. J. G. Schnitzer
Backen mit Vollkorn für Hausfrauen und Hobby-Bäcker
ISBN-Nr. 3-922894-25-9
12 Lektionen Wissensgrundlagen,
16 Brot- und Gebäckarten,
96 Seiten

Dr. J. G. Schnitzer
Der Schnitzer-Report
4702 Personen berichten über ihre Erfolge
ISBN-Nr. 3-921123-88-7, 534 Seiten

Dr. J. G. Schnitzer
Nie mehr Zahnweh
ISBN-Nr. 3-921123-39-9
446 Seiten, 71 Abbildungen

Dr. J. G. Schnitzer
Biologische Heilbehandlung der Zuckerkrankheit und ihrer Spätfolgen
ISBN-Nr. 3-921123-70-4, 184 Seiten

Dr. J. G. Schnitzer
Gesundheit für unsere Jugend
ISBN-Nr. 3-921123-20-8, 292 Seiten

Dr. J. G. Schnitzer
Kommt das Leben ohne Brot
ISBN-Nr. 3-921123-50-X

Prof. Dr. med. Lothar Wendt
Gesund werden durch Abbau von Eiweißüberschüssen
ISBN-Nr. 3-922894-50-X
301 Seiten, 42 Abbildungen,
13 Tabellen

Dr. med. Karl Stephan
Heilung über Magen und Darm
ISBN-Nr. 3-922894-15-1, 144 Seiten

Hildegard Hölzle
Gesunde Küchenkunst
ISBN-Nr. 3-922894-30-5
8 Farbtafeln, 186 Seiten

Werner Vogel/Marlies Dorschner
Yoga mit Heilwirkungen
Programm mit 15 Lektionen
ISBN-Nr. 3-922894-60-7
172 Seiten, 207 S/W-Fotos

Dr. Ing. E. Spohn
Selber kompostieren für Garten und Feld
ISBN-Nr. 3-921123-91-7
150 Seiten, 23 Zeichnungen

Alphabetisches Suchregister für den praktischen Teil (Rezeptteil)

Aprikosen-Müsle S. 120

Bananen-Dessert S. 104
Bananen-Müsle S. 114
Basilikum-Weizenschrot S. 152
Birnen-Müsle S. 96
Blumenkohlsalat S. 128/176
Borretsch-Weizenschrot S. 170
Broccoli-Salat S. 116/146

Chicorée mit Orangen S. 142/160
Chicorée-Salat rot S. 116
Chicorée-Salat weiß S. 122
Chinakohl S. 100/172

Dill-Roggenschrot S. 140
Diplomatensalat S. 148

Eier-Fliegenpilze S. 136
Eierköpfe S. 106
Eier-Kleeblatt S. 100
Endiviensalat S. 104/140/170
Erbsensalat S. 110/178
Erdbeer-Dessert S. 98/146
Erdbeer-Müsle S. 138
Estragon-Roggenschrot S. 130

Feldsalat mit Radieschen S. 106/158
Fenchelsalat S. 146

Gekeimte Körner S. 100/110/118 S. 128/136/146 S. 154/164/172
Grapefruit-Dessert S. 176
Griechischer Salat S. 118
Gurkensalat S. 104/140/164
Gurkenwürfel mit Tomateneckchen S. 122/178

Hafermüsle mit Erdbeeren/Banane/Birne S. 168
Hafermüsle mit Pflaumen S. 126
Heidelbeer-Dessert S. 152
Heidelbeer-Müsle S. 174
Himbeeren mit Sahne S. 128
Himbeer-Müsle S. 144

Johannisbeer-Birnensalat S. 110

Käsebrett S. 160
Käsehappen S. 166
Käse-Spießchen S. 172
Käse-Stapel S. 154
Käsetoast S. 124
Karottensalat S. 128
Kartoffelbrei S. 104/146
Kartoffel-Plätzchen S. 164
Kartoffel-Reibekuchen S. 122
Kartoffel-Schnee S. 152
Kartoffeln mit Käse S. 98
Kerbel-Roggenschrot S. 166
Kirschen mit Sauermilch S. 116
Kirschen-Müsle S. 132
Knäckebrot mit Kräuterbutter S. 130
Knäcke-Rohkostbrote S. 118
Körner gekeimte S. 100/110/118 S. 128/136/146 S. 154/164/172
Knoblauch-Weizenschrot S. 106
Kohlrabi-Möhren-Salat S. 160
Kohlrabisalat S. 142/176
Kopfsalat S. 98/124/152
Kräuterquark S. 158
Kresse-Roggenschrot S. 104
Kressesalat S. 112/134/164

Leinsamen-Vollkornbrötchen S. 114/156
Liebstöckel-Weizenschrot S. 160

Mandarinen-Müsle S. 108

Meerrettich-Roggenschrot	S. 122
Meerrettich-Weizenschrot	S. 98
Melissen-Roggenschrot	S. 158
Möhren-Kohlrabi-Salat	S. 160
Möhren-Rohkost	S. 100
Möhren-Salat	S. 106/170
Mohn-Vollkornbrötchen	S. 108/150
Nuß-Vollkornbrötchen	S. 126/168
Nuß-Weizenschrot	S. 112
Orangen-Chicorée-Salat	S. 142/160
Orangen-Müsle	S. 102
Orangen-Sauermilch-Dessert	S. 122
Paprika-Roggenschrot	S. 148
Paprika-Salat	S. 152
Pellkartoffeln	S. 110/158
Petersilien-Weizenschrot	S. 134
Pfeffer-Weizenschrot	S. 116
Pfirsich-Dessert	S. 140
Pfirsich-Müsle	S. 156
Pflaumen-Dessert	S. 170
Pimpernelle-Weizenschrot	S. 142
Radieschen	S. 106
Radieschen-Salat	S. 124/172
Reibekuchen	S. 122
Rettichsalat	S. 112/134/164
Roggen-Rohkostbrot	S. 142
Rohkostplatte	S. 136/166
Rosenkohlsalat	S. 148/158
Rosinen-Vollkornbrötchen	S. 132/174
Rosmarin-Kartoffeln	S. 116
Rosmarin-Weizenschrot	S. 178
Rote-Bete-Rohkost	S. 116
Rote-Bete-Salat	S. 110/170
Rotkohlsalat	S. 134
Rot-Weiß-Salat	S. 98/154
Rührei	S. 128
Sauerkraut-Rohkost	S. 154
Sauerkrautsalat	S. 124
Sellerie-Rohkost	S. 100/152
Sellerie-Salat	S. 130
Spargel	S. 140/158
Spiegelei	S. 178
Spinatsalat	S. 128/178
Strammer Max	S. 148
Schnittlauch-Roggenschrot	S. 176
Schnittlauch-Weizenschrot	S. 124
Tomateneckchen mit Gurkenwürfel	S. 122
Tomatengervais	S. 112
Tomaten in Meerrettichsoße	S. 104/176
Tomatenkörbchen mit Spargel	S. 140/158
Tomatensalat	S. 130
Trauben-Dessert	S. 134
Trauben-Müsle	S. 150/162
Vollkorn-Brot und -Brötchen	S. 181
Vollkorn-Hefezopf	S. 102/144
Vollkornpfannkuchen	S. 140/176
Vollkorn-Quarkstollen	S. 120/162
Vollkorn-Waffeln	S. 134
Vollreis	S. 170
Weißkohlsalat	S. 110
Weizenvollkornbrötchen	S. 96/138